全国中医药行业高等教育"十二五"规划教材

全国高等中医药院校规划教材（第九版）

健康评估

（新世纪第二版）

（供护理学专业用）

主　编　王　琦（北京中医药大学）
副主编　（按姓氏笔画排序）
　　　　李　春（广州中医药大学）
　　　　李　玲（浙江中医药大学）
　　　　陶弘武（辽宁中医药大学）
　　　　董　璐（上海中医药大学）

中国中医药出版社
·北　京·

图书在版编目（CIP）数据

健康评估/王琦主编. —2 版. —北京：中国中医药出版社，2012.8（2016.3重印）
全国中医药行业高等教育"十二五"规划教材
ISBN 978 - 7 - 5132 - 0938 - 0

Ⅰ.①健…　Ⅱ.①王…　Ⅲ.①健康—评估—医学院校—教材
Ⅳ.①R471

中国版本图书馆 CIP 数据核字（2012）第 109472 号

中 国 中 医 药 出 版 社 出 版
北京市朝阳区北三环东路 28 号易亨大厦 16 层
邮政编码　100013
传真　010 64405750
河北欣航测绘院印刷厂印刷
各地新华书店经销

*

开本 787×1092　1/16　印张 22.125　字数 494 千字
2012 年 8 月第 2 版　2016 年 3 月第 5 次印刷
书　号　ISBN 978 - 7 - 5132 - 0938 - 0

*

定价　36.00 元
网址　www.cptcm.com
社长热线　010 64405720
购书热线　010 64065415　010 64065413
书店网址　csln. net/qksd/
官方微博　http://e. weibo. com/cptcm

全国中医药行业高等教育"十二五"规划教材
全国高等中医药院校规划教材（第九版）
专家指导委员会

李连达（中国中医科学院研究员　中国工程院院士）

李金田（甘肃中医学院院长　教授）

吴以岭（中国工程院院士）

吴咸中（天津中西医结合医院主任医师　中国工程院院士）

吴勉华（南京中医药大学校长　教授）

肖培根（中国医学科学院研究员　中国工程院院士）

陈可冀（中国中医科学院研究员　中国科学院院士）

陈立典（福建中医药大学校长　教授）

陈明人（江西中医药大学校长　教授）

范永升（浙江中医药大学校长　教授）

欧阳兵（山东中医药大学校长　教授）

周　然（山西中医学院院长　教授）

周永学（陕西中医学院院长　教授）

周仲瑛（南京中医药大学教授　国医大师）

郑玉玲（河南中医学院院长　教授）

胡之璧（上海中医药大学教授　中国工程院院士）

耿　直（新疆医科大学副校长　教授）

徐安龙（北京中医药大学校长　教授）

唐　农（广西中医药大学校长　教授）

梁繁荣（成都中医药大学校长　教授）

程莘农（中国中医科学院研究员　中国工程院院士）

谢建群（上海中医药大学常务副校长　教授）

路志正（中国中医科学院研究员　国医大师）

廖端芳（湖南中医药大学校长　教授）

颜德馨（上海铁路医院主任医师　国医大师）

秘 书 长 王　键（安徽中医药大学校长　教授）

洪　净（国家中医药管理局人事教育司巡视员）

王国辰（国家中医药管理局教材办公室主任
　　　　全国中医药高等教育学会教材建设研究会秘书长
　　　　中国中医药出版社社长）

办公室主任 周　杰（国家中医药管理局科技司　副司长）

林超岱（国家中医药管理局教材办公室副主任
　　　　中国中医药出版社副社长）

李秀明（中国中医药出版社副社长）

办公室副主任 王淑珍（全国中医药高等教育学会教材建设研究会副秘书长
　　　　中国中医药出版社教材编辑部主任）

全国中医药行业高等教育"十二五"规划教材
全国高等中医药院校规划教材(第九版)

《健康评估》编委会

前　言

　　"全国中医药行业高等教育'十二五'规划教材"（以下简称："十二五"行规教材）是为贯彻落实《国家中长期教育改革和发展规划纲要（2010—2020）》《教育部关于"十二五"普通高等教育本科教材建设的若干意见》和《中医药事业发展"十二五"规划》的精神，依据行业人才培养和需求，以及全国各高等中医药院校教育教学改革新发展，在国家中医药管理局人事教育司的主持下，由国家中医药管理局教材办公室、全国中医药高等教育学会教材建设研究会，采用"政府指导，学会主办，院校联办，出版社协办"的运作机制，在总结历版中医药行业教材的成功经验，特别是新世纪全国高等中医药院校规划教材成功经验的基础上，统一规划、统一设计、全国公开招标、专家委员会严格遴选主编、各院校专家积极参与编写的行业规划教材。鉴于由中医药行业主管部门主持编写的"全国高等中医药院校教材"（六版以前称"统编教材"），进入2000年后，已陆续出版第七版、第八版行规教材，故本套"十二五"行规教材为第九版。

　　本套教材坚持以育人为本，重视发挥教材在人才培养中的基础性作用，充分展现我国中医药教育、医疗、保健、科研、产业、文化等方面取得的新成就，力争成为符合教育规律和中医药人才成长规律，并具有科学性、先进性、适用性的优秀教材。

　　本套教材具有以下主要特色：

　　1. 坚持采用"政府指导，学会主办，院校联办，出版社协办"的运作机制

　　2001年，在规划全国中医药行业高等教育"十五"规划教材时，国家中医药管理局制定了"政府指导，学会主办，院校联办，出版社协办"的运作机制。经过两版教材的实践，证明该运作机制科学、合理、高效，符合新时期教育部关于高等教育教材建设的精神，是适应新形势下高水平中医药人才培养的教材建设机制，能够有效解决中医药事业人才培养日益紧迫的需求。因此，本套教材坚持采用这个运作机制。

　　2. 整体规划，优化结构，强化特色

　　"'十二五'行规教材"，对高等中医药院校3个层次（研究生、七年制、五年制）、多个专业（全覆盖目前各中医药院校所设置专业）的必修课程进行了全面规划。在数量上较"十五"（第七版）、"十一五"（第八版）明显增加，专业门类齐全，能满足各院校教学需求。特别是在"十五""十一五"优秀教材基础上，进一步优化教材结构，强化特色，重点建设主干基础课程、专业核心课程，增加实验实践类教材，推出部分数字化教材。

　　3. 公开招标，专家评议，健全主编遴选制度

　　本套教材坚持公开招标、公平竞争、公正遴选主编的原则。国家中医药管理局教材办公室和全国中医药高等教育学会教材建设研究会，制订了主编遴选评分标准，排除各种可能影响公正的因素。经过专家评审委员会严格评议，遴选出一批教学名师、教学一线资深教师担任主编。实行主编负责制，强化主编在教材中的责任感和使命感，为教材质量提供保证。

　　4. 进一步发挥高等中医药院校在教材建设中的主体作用

　　各高等中医药院校既是教材编写的主体，又是教材的主要使用单位。"'十二五'行规教材"，得到各院校积极支持，教学名师、优秀学科带头人、一线优秀教师积极参加，凡被选中参编的教师都以高涨的热情、高度负责、严肃认真的态度完成了本套教材的编写任务。

5. 继续发挥教材在执业医师和职称考试中的标杆作用

我国实行中医、中西医结合执业医师资格考试认证准入制度，以及全国中医药行业职称考试制度。2004年，国家中医药管理局组织全国专家，对"十五"（第七版）中医药行业规划教材，进行了严格的审议、评估和论证，认为"十五"行业规划教材，较历版教材的质量都有显著提高，与时俱进，故决定以此作为中医、中西医结合执业医师考试和职称考试的蓝本教材。"十五"（第七版）行规教材、"十一五"（第八版）行规教材，均在2004年以后的历年上述考试中发挥了权威标杆作用。"十二五"（第九版）行业规划教材，已经并继续在行业的各种考试中发挥标杆作用。

6. 分批进行，注重质量

为保证教材质量，"十二五"行规教材采取分批启动方式。第一批于2011年4月，启动了中医学、中药学、针灸推拿学、中西医临床医学、护理学、针刀医学6个本科专业112种规划教材，于2012年陆续出版，已全面进入各院校教学中。2013年11月，启动了第二批"'十二五'行规教材"，包括：研究生教材、中医学专业骨伤方向教材（七年制、五年制共用）、卫生事业管理类专业教材、中西医临床医学专业基础类教材、非计算机专业用计算机教材，共64种。

7. 锤炼精品，改革创新

"'十二五'行规教材"着力提高教材质量，锤炼精品，在继承与发扬、传统与现代、理论与实践的结合上体现了中医药教材的特色；学科定位更准确，理论阐述更系统，概念表述更为规范，结构设计更为合理；教材的科学性、继承性、先进性、启发性、教学适应性较前八版有不同程度提高。同时紧密结合学科专业发展和教育教学改革，更新内容，丰富形式，不断完善，将各学科的新知识、新技术、新成果写入教材，形成"十二五"期间反映时代特点、与时俱进的教材体系，确保优质教材进课堂。为提高中医药高等教育教学质量和人才培养质量提供有力保障。同时，"十二五"行规教材还特别注重教材内容在传授知识的同时，传授获取知识和创造知识的方法。

综上所述，"十二五"行规教材由国家中医药管理局宏观指导，全国中医药高等教育学会教材建设研究会倾力主办，全国各高等中医药院校高水平专家联合编写，中国中医药出版社积极协办，整个运作机制协调有序，环环紧扣，为整套教材质量的提高提供了保障，打造"十二五"期间全国高等中医药教育的主流教材，使其成为提高中医药高等教育教学质量和人才培养质量最权威的教材体系。

"十二五"行规教材在继承的基础上进行了改革和创新，但在探索的过程中，难免有不足之处，敬请各教学单位、教学人员及广大学生在使用中发现问题及时提出，以便在重印或再版时予以修正，使教材质量不断提升。

国家中医药管理局教材办公室

全国中医药高等教育学会教材建设研究会

中国中医药出版社

2014年12月

编写说明

本教材是在新世纪全国高等中医药院校规划教材《健康评估》的基础上修订编写而成。随着健康观念和现代护理模式的转变，为护理对象提供高质量的以人为中心的、以护理程序为指导的系统化整体护理已在国内广为开展。护理程序始于健康评估，通过护士对护理对象因一种或多种健康问题或疾病产生的反应进行检查和逻辑分析，得出结论并提出护理诊断，为进一步确立护理目标、制订护理措施提供依据。此过程所需的知识和技能必须由相应的课程来解决。

本教材编写过程中十分注重教材与本课程目标和护理学科培养目标的一致性，全书从身体、心理、社会等方面全面阐述了健康评估的原理、方法和技能，体现了现代护理实践以人为中心的要求，其立足点是培养学生从护理角度做出护理诊断及监测和判断病情变化的能力，具有很强的护理学特征。

本教材删去上版教材中第七章"辨证护理的基础理论"部分，避免了与相关中医基础理论课程内容重复，同时保持教材内容的理论体系呈现一致性。修订后本教材共十一章，主要内容涉及健康评估方法、常见症状评估、体格检查、心理评估、社会评估、心电图检查、实验室检查、影像学检查、护理诊断和护理病历书写。

各章节内容力求既能体现基本理论、基本知识和基本技能，又能充分反映新思路和新概念。其中部分章节（心电图检查、实验室检查和影像学检查）编写内容考虑到中医院校学时特点和护理专业学科的实际需求，进行了适当的调整，使教材更符合教学需求和实际应用。本教材主要供全国高等中医药院校护理专业本科学生使用，同时可供其他层次中医护理教学及临床护理工作者参考。

本教材第一章、第二章由佟欣、王琦修订，第三章由李春和苏春香修订，第四章由张瑜、任海蓉、董璐、江志虹、李玲修订，第五章由田华修订，第六章由赵东旭修订，第七章由田华编写，第八章由李春、李丽编写，第九章由陶弘武、郝庆卯编写，第十章和第十一章由江志虹修订。

在本教材出版之际，参加修订编写的全体人员，对上一版教材的所有编者表示感谢。此外，由于时间紧迫，书中难免存在疏漏不足之处，敬请使用教材的师生和读者提出宝贵意见，以便重印再版时修订提高。

《健康评估》编委会

2012 年 5 月

目 录

第一章 绪 论

健康评估（health assessment）是研究诊断个体对健康问题反应的基本理论、基本技能和临床思维方法的学科，是在学习了医学基础课程、护理学基础课程之后，为过渡到临床各科学习而先期开设的临床课程。它既论述疾病的临床表现及其发生机制，个体对疾病的反应，又讲解问诊和体格检查的基本方法与技能，以及如何运用科学的临床思维方法去识别健康问题及人们对它的反应，为作出正确的护理诊断或判断，从而制订相应的护理措施提供依据。

评估的目的在于了解个体在健康和生命过程中的经历，包括健康、疾病和康复；寻找促进健康或增进最佳身体功能的有利因素；识别护理需要或临床问题，作出护理诊断，以作为选择护理干预方案的基础；评价治疗和护理的效果。欲达此目的，护士必须具有精深的基础、良好的专业知识和技能与丰富的实践经验。从一名学生到一名在临床上能作出护理诊断、决策的护士，要经过许多临床实践才能达到，学习健康评估只是各临床护理专业课程教学的起点，需经反复实践才能为临床各科学习打下基础。对此，学习者和教授者均应理解并付诸实践。

一、健康评估发展简史

早在南丁格尔（Florence Nightingle）时期，人们就已经意识到评估在护理中的重要性。Nightingle 视评估为"对疾病的观察"，她强调护理观察的重要性，是因为护士较医生更多地在患者床边。Nightingle 认为护士需要发展收集资料的技能，如观察和记录生命体征的能力。同时她强调与患者交谈以获取有关健康和疾病相关信息的重要性。在她的著作中，还提及评估需要收集、分析和解释资料。

随着护理的发展，护理的工作范围不断扩展，尤其是在家庭和社区从事独立工作的护士的出现，对护理评估的技能有了更高的要求，护士开始在收集患者资料的基础上提供护理。护士是否应实施全面的身体检查，资料的结果是否有助于实现护理的目标，目前仍是医学界广为争议的问题。许多护士认为使用传统上认为是属于医学范畴的体格检查来收集资料也是可行的，只要护士从中得出的资料有助于护理。

美国自 20 世纪 70 年代以来，开始重视在教学计划中培养护士收集资料的方法和技巧，包括全面的体格检查。大部分学士学位课程使用医学的模式培养护士的健康评估能力，这一模式的重点在于评估机体系统状况、并发症及治疗的效果。医学的评估模式已被很好地标准化了，包括以主诉、现病史、既往史、家族史、系统回顾等特定的问诊形式收集资料，随之是系统的体格检查。尽管医学的评估模式使护士能够辨认和监测疾病的过程，在当今的护理教育和护理实践中仍占着主导的地位，但并不能为评估个体的护理需要提供系统的工具。

20世纪50年代，Lydia Hall第一次提出了护理程序的概念。1967年，Yara和Walsh将护理程序划分为评估、计划、实施和评价4个部分。此后，护理程序在护理作为拥有自己知识体系的独立学科的背景下迅速发展起来。评估被进一步分为评估和诊断两个部分。

1967年，Black在有关护理程序的国际会议上提出护理评估的重点在于评估患者的需要。如果这样的评估是准确和有效的，护士就需要更多的教育。仅仅说患者有生理、心理、社会和精神的需要，而未能提出如何对需要进行具体的评估是不够的。Black提议采用Maslow"人的需要论"作为评估框架，指导护理评估。会议最终确立了护理评估的如下原则：①评估是护理程序的第一步；②评估是一个系统的、有目的的护患互动过程；③护理评估的重点在于个体的身体功能和日常生活能力；④评估过程包括收集资料和临床判断。

诸多护理理论模式产生于20世纪60年代和70年代，其目标在于明确护理的实质性内容并将其视为独立的学科。新模式的另一目的是对护理教学大纲进行结构性调整以支持专业教育。虽然这些理论模式有助于护理作为独立学科的发展，但并未能在很大程度上规范护理实践及促进有意义的研究的进展。

70年代早期，护理界开始寻求另一种方法以便将护理所特有的内容定义为一个专业。这种方法注重的不再是发展广义的护理理论，而在于对护理实践中护士能独立进行的、无需医生等其他专业人员监督和指导的临床判断进行定义和分类，以进一步明确护理的独立性。此即美国护理史中著名的"护理诊断运动"，这次运动的目的是对"病人的护理需要"、"护理问题"以及"病人问题"进行正式分类和命名。

分类工作涉及分类学的发展。分类学是一个能对各种相关事物进行描述和分类的系统，发展较好的分类系统应具备对系统内各构成部分进行分类和识别的原则、步骤及规则的理论。在护理中，这种分类工作产生了当今的护理诊断。这一时期的工作成果意味着护理已能够明确表达其与医疗不同的独立定义而趋于成熟。

护理诊断分类系统的发展为护士提供了一种服务于临床实践的语言，以便更好地描述护理在患者照顾中的侧重点。与此同时，确定护理诊断标准的工作也在不断发展，这些标准被称为诊断依据（defining characteristics）。诊断依据是构成护理诊断的基础。

连同护理诊断命名及诊断依据在内的护理诊断分类系统的发展，使护理在历史上首次系统、全面地确定了护士在健康评估过程中收集资料的性质和内容应包括与护理诊断相关的指标与信息，从而有助于建立护理诊断。

随着护理诊断的发展及护士开始在临床中运用护理诊断，人们发现确立护理诊断的困难来源于采用传统的医学模式组织和进行护理评估。尽管传统的医学模式有助于指导护士收集辨认临床问题和医疗诊断的资料，但却无助于护士收集与护理诊断相关的资料。于是护理开始寻求另一种能有效地收集与护理诊断相关的临床资料的护理评估系统，以利于作出护理诊断。

Gordon 于 1987 年提出了带有明显护理特征的、被称为功能性健康型态（functional health patterns，FHPs）的收集和组织资料的框架。FHPs 分类模式涉及人类健康和生命过程的 11 个方面：

1．**健康感知与健康管理**（health perception and health management） 个体对自身健康水平的认定及其维持健康的行为。

2．**营养与代谢**（nutrition and metabolism） 包括营养、体液平衡、组织完整性和体温调节等与新陈代谢和营养过程有关的问题。

3．**排泄**（elimination） 主要指排便和排尿的功能和模式。

4．**活动与运动**（activity and exercise） 个体从事日常生活活动及进行这些活动所需的能力、耐力和身体调适反应。

5．**睡眠与休息**（sleep and rest） 个体睡眠、休息和放松的模式。

6．**认知与感知**（cognition and perception） 主要包括感官经历和认知功能。

7．**自我感知与自我概念**（self perception and self concept） 个体对自我的态度，涉及其身份、身体意象和对自身的评价。

8．**角色与关系**（roles and relationship） 个体在生活中的角色及与他人关系的性质。

9．**性与生殖**（sexuality and reproduction） 包括性别认同、性角色行为、性功能和生育能力。

10．**压力与压力应对**（coping and stress tolerance） 个体对压力的感知及其处理方式。

11．**价值与信念**（values and beliefs） 个体的价值观和信仰。

FHPs 使有明显护理特征的、系统的、标准化的资料收集和分析方法成为可能。使用 FHPs 作为护理评估的形式和内容进一步强调了护理程序和临床护理推理，但其被接受的程度远不如传统医学评估模式在医疗评估过程中使用得那么普遍。即便如此，FHPs 模式已被越来越广泛地用于护理评估，以确定个体整体健康状况及其护理的需要。

二、健康评估的主要内容

健康评估的内容广泛，包括如何与患者交流并建立良好的护患关系，学习问诊的内容和方法、体格检查的内容和方法、辅助检查的内容和意义，以及如何运用诊断性推理分析、综合资料，对资料进行分组，以发现其中的意义并得出合乎逻辑的结论。

（一）症状评估

症状是指个体患病后对机体功能异常的主观感觉或自身体验，如疼痛、眩晕、乏力、恶心等。症状作为评估对象健康状况的主观资料，是健康史的重要组成部分。研究症状的发生、发展和演变以及由此而发生的患者生理、心理和社会适应等方面的反应，对形成护理诊断、指导临床护理监测起着至关重要的作用。本教材在详述各常见症状的临床表现和对个体影响的基础上，从护理的角度提出护理评估要点，培养学生通过症状评估作出护理诊断和预测可能出现的护理问题的能力。

（二）检体评估

检体评估是指评估者通过自己的感官或借助听诊器、血压表、体温表等辅助工具对个体进行细致观察与系统检查，找出机体正常或异常征象的评估方法，是获取护理诊断依据的重要手段。检体评估以解剖、生理和病理学等知识为基础，且具有很强的技术性。正确、娴熟的操作可获得明确的评估结果；反之，则难以达到评估的目的。

（三）心理、社会评估

本教材从自我概念、认知水平、情绪与情感、压力与压力应对、角色与角色适应、文化以及家庭等方面全面阐述了如何对个体进行评估。由于心理、社会资料主观成分居多，评估过程中无论是收集还是分析和判断资料均较困难，其结果亦不可简单地用正常和异常来划分。对此，学生在学习和实践的过程中应予以充分的重视。

（四）辅助检查

辅助检查包括心电图检查、影像学检查和实验室检查。辅助检查的结果作为客观资料的重要组成部分，可协助指导护士观察、判断病情，作出护理诊断。同时，学生在今后的临床学习中，多需要参考应用，通过本课程学习可奠定一定的基础。

（五）护理病历书写

护理病历是问诊、查体所获得的资料经过医学的思维加工后形成的书面记录，它既是护理活动的重要文件，也是患者病情的法律文件，其格式和内容均有具体的要求，学生应按要求认真学习和实践。

（六）护理诊断的步骤和思维方法

评估的最后阶段是诊断性推理。诊断性推理牵涉到对评估过程、观察结果和临床判断的评判性思维能力。这种推理关系到作出准确的护理诊断和病情判断的能力。初学者在学习诊断性推理的基础上，如能注意理论与实际相结合，将有助于提高临床护理诊断的水平。

三、学习方法和要求

健康评估是一门实践性很强的课程，教学方法与基础课程有很大的不同。除课堂教学、观看录像、示教室技能训练外，还要在病房、患者床旁进行。基本要求如下：

1. 基本概念要清楚，基本技能要熟练，基本知识要牢固。

2. 在深入领会各症状的病因、发病机制及对个体生理、心理、社会适应影响的基础上，能独立进行全面系统的问诊，理解患者的主诉和病史。

3. 能规范、正确、熟练地进行系统的体格检查；掌握常见异常体征及其临床意义；检查结果应达到熟练、准确的程度。

4. 掌握心理、社会评估的内容和方法，能独立地对患者进行心理、社会评估。

5. 熟悉心电图机操作，掌握正常心电图及常见异常心电图的图形分析及其临床意义。

6. 掌握实验室检查的标本采集要求、检验结果及其临床意义。

7. 掌握影像检查前的准备和检查结果的临床意义。

8. 能根据病史、体格检查和辅助检查资料，进行临床分析、综合，作出初步的护理诊断，并书写完整的护理病历首页。

第二章　健康评估方法

第一节　概　述

健康评估是一个系统收集评估对象的健康资料，并且对资料进行整理和分析，最终形成护理诊断的过程。健康评估所要收集的资料不仅包括评估对象的身体健康和功能状况，还包括心理健康和社会适应情况；不仅要获取有关评估对象健康状况的主观资料，还要获取客观资料。为使所收集的资料准确、全面和客观，评估者必须掌握健康评估的方法和技巧。此外，评估者还应明确从哪儿可以获取健康资料，以及所获资料的准确性和完整性。

一、健康资料的来源

健康资料主要来源于评估对象本人，如患病后的感受、对健康的认识及需求、对治疗及护理的期望等。这些资料只有评估对象最为清楚，最能准确地加以表述，因此也最可靠。

除评估对象外，还可从其他人员或记录中获取所需资料，包括：①评估对象的家庭成员或其他与之关系密切者：他们与评估对象一起生活或工作，对其生活或工作的环境、既往的生活习惯、健康状况以及对疾病或健康的态度等有较好的了解，而这些信息对确定护理诊断、制订护理计划等都有重要的参考价值；②目击者：指目睹评估对象发病或受伤过程的人员，可提供有关的病因、评估对象当时的状况等资料；③其他卫生保健人员：可了解与评估对象有关的诊疗措施、从医行为等；④目前或既往的健康记录或病历：如出生记录、儿童预防接种记录、健康体检记录或病历记录等。由此来源所获得的资料可进一步证实或充实从评估对象那儿直接得来的资料。

二、健康资料的类型

健康资料可以是评估对象的主观描述，也可以是体格检查、实验室或器械检查的结果。据此将其分为主观资料和客观资料两类。

（一）主观资料

是评估者通过对评估对象或相关人员的系统询问获取的资料。其中评估对象于患病后主观感觉到的不适和痛苦如疼痛、眩晕、恶心等，称为症状。症状是主观资料的重要组成部分。

（二）客观资料

为评估者通过体格检查、实验室检查或器械检查获取的资料。其中经评估者体格检查发现的，评估对象患病后机体解剖结构或生理功能发生的可察觉的改变，如黄疸、肝大、心脏杂音等，称为体征（sign）。

健康评估过程中，主观资料的获得可指导客观资料的收集，而客观资料则可进一步证实或补充所获得的主观资料。对于完整、全面的健康评估来说，主观资料和客观资料同等重要，因为两者都是形成护理诊断的重要依据。

第二节 收集健康资料的方法

收集健康资料的方法很多，包括问诊、体格检查以及查阅病历等，其中最常用、最基本的是问诊和体格检查。

一、问诊

（一）问诊的目的

问诊（interview）是采集病史最重要的手段。与采集病史有关的问诊不是个体相互间简单的文字信息或非文字信息的传递过程，也不是通过询问一连串问题用以填写护理病历的过程，而是发生在评估者与评估对象之间的、目标明确和有序的交谈过程。医疗问诊的主要目的在于了解疾病的发生、发展、诊治经过及既往健康状况等，以收集诊断疾病所需的病史资料。与医疗问诊不同的是，护理问诊侧重于了解评估对象的健康观念、功能状况、社会背景以及其他与健康、治疗和疾病相关的因素，以收集诊断评估对象对健康问题的生理、心理和社会反应所需的病史资料。

（二）影响问诊的因素与问诊注意事项

评估者与评估对象间的关系和文化差异、问诊技巧、环境、评估对象的年龄和健康状况等是影响问诊的主要因素。为使问诊有效地进行以达到预期的目的、获得真实可靠的健康资料，问诊过程中应注意下列问题：

1. 评估者与评估对象间的关系 问诊开始前，评估者应先向评估对象作自我介绍，说明问诊的目的是采集有关其健康的信息以便提供全面的护理，解释除收集身体、心理的资料外，还需要获得有关其个人和社会背景的资料，以使护理计划个体化，并向评估对象作出病史内容保密的承诺。问诊过程中，评估者应对评估对象持关爱和蔼的态度，对评估对象的陈述表示理解、认可和同情；不可采用责备性语言，如"你为什么不按时服药呢？"以免使评估对象产生防御心理；同时注意非语言的沟通，如始终保持与评估对象合适的目光接触、必要的手势和良好的体态语言等。以上举措有利于交谈双方建立良好的关系，使问诊能顺利地进行下去。问诊结束时，应对评估对象的合作表示感谢。

2. **问诊技巧**　问诊一般从主诉开始，有目的、有序、系统地进行。提问应先选择一般性易于回答的开放性问题，如"你感到哪儿不舒服？""病了多长时间了？"然后耐心听评估对象的陈述。开放性问题与辐射性思维相对应，以评估对象为中心，以了解其完整背景和关系为目的，因此，可使评估对象陈述的病史更客观、更全面。

为证实或确认评估对象叙述的病史，可用直接提问，如"请告诉我，过去你有过便秘、腹泻等问题吗？"应避免诱导性提问，如"你的粪便发黑吗？""你是在下午发热，对吗？"以免评估对象随声附和导致信息错误。正确的提问是"你的粪便是什么颜色？""你一般在什么时候发热？"问诊时还应避免使用有特殊含义的医学术语，如"你是否有过血尿？"因为即使是文化程度较高的评估对象对此也难免发生错误的理解，以致病史资料不确切。正确的提问方法是"你有没有尿色变红的情况？"

若评估对象回答问题时不能很好表达，评估者可提供有多项备选答案的问题，如"你的腹痛是钝痛、锐痛、绞痛，还是烧灼痛？"请评估对象从中选择。问诊中也可根据需要提一些闭合性的问题，如"你是否吸烟？"闭合性问题适用于获取有关年龄、婚姻、个人嗜好等方面的信息。

为确保所获病史资料的准确性，在问诊过程中必须对那些含糊不清、存有疑问或矛盾的内容进行核实。常用的核实方法有：①澄清：要求评估对象对模棱两可或模糊不清的内容作进一步的解释和说明，如"你说你感到压抑，请具体说一下是怎样的情况，好吗？"②复述：以不同的表达方式重复评估对象所说的内容，如"你说的是3天前开始不想吃东西，特别是油腻的食物，曾吐过一次，而且感觉全身无力，1天前发现尿色变深。是这样吗？"③反问：以询问的口气重复评估对象所说的话，但不加入自己的观点，并鼓励评估对象提供更多的信息，如"你说你夜里睡眠不好？"④质疑：用于评估对象所陈述的情况与评估者所观察到的不一致，或评估对象前后所说的情况不一致时，如"你说你对自己的病没有任何顾虑，可你的眼睛却红红的，能告诉我这是为什么吗？"⑤解析：对评估对象所提供的信息进行分析和推论，并与其交流。评估对象可以对你的解析加以确认、否认或提供另外的解释等。

当评估对象回答不确切时，要耐心启发，如"请再想一想，能不能再确切些"等，并给其足够的回答问题的时间。

3. **环境**　问诊环境应安静、舒适和具有私密性。

4. **文化**　不同文化背景的人在人际沟通的方式上存在着明显的差异。如美国人在交谈时双方的身体因亲疏不同而保持亲密的、个人的或社会的等不同距离，拉美人则不同。如果美国护士与来自拉美的评估对象在交谈过程中始终保持她认为是合适的距离，可能会使评估对象产生被对方歧视的误解，从而影响交谈过程。因此，评估者应熟悉自己与他人文化间的差异，以使问诊过程中自己的语言和行为能充分体现对他人文化的理解和尊重。

5. 年龄　不同年龄阶段的评估对象，由于所处的生理及心理发展阶段不同，参与交谈的能力亦不同。老年人可能存在听力、视力、记忆力等功能的减退，问诊时应注意减慢语速、提高音量，以及采取面对面交流的方式使其能看清评估者的表情和口型，问话要清楚、简单，问题应限于确实需要询问的方面。小儿多不能自述病史，应以其家长或成年亲属为主要询问对象。

6. 健康状况　病情许可时，应尽可能以评估对象本人为直接问诊对象。病情危重时，在作扼要的询问和重点检查后，应立即实施抢救，详细健康史稍后补充或从其亲属处获得。

（三）问诊内容

问诊的内容主要为住院护理病历首页所要求的病史内容。与医疗病史不同的是，医生关注的是患者的症状、体征及疾病的进展情况，护士关注的则是患者对其健康问题以及因之而带来的生理、心理和社会适应等改变所作出的反应。一般包括：

1. 一般资料（general data）　包括姓名、性别、年龄、婚姻、出生地、民族、职业、籍贯、住址、文化程度、医疗费支付形式、入院日期、记录日期、病史陈述者及可靠程度、入院方式、入院医疗诊断等。

2. 主诉（chief complaint）　为患者感觉最主要、最明显的症状或体征，即本次就诊的最主要原因及其持续时间。陈述时语句要简短扼要准确并高度概括，并注明主诉自发生到就诊的时间，如"发热、头痛16小时"，"乏力、纳差5天，尿黄3天"。记录主诉时必须使用患者自己的语言，而不是诊断性用语，如"糖尿病1年"应记述为"多食、多饮、多尿1年"。

3. 现病史（history of present illness）　现病史以主诉为中心，详细描述患者自患病以来健康问题发生、发展、演变和诊治的全过程，为病史的主体部分。可按以下内容和程序询问：

（1）起病情况与患病时间：包括起病缓急、在何种情况下发生及起病到就诊或入院的时间。

（2）主要症状及其特点：重点为主要症状出现的部位、性质、持续时间和程度，缓解或加重的因素。

（3）病因与诱因：具体询问与发病有关的病因如外伤、中毒、感染等，以及气候变化、环境改变、情绪、起居饮食失调等诱因。

（4）病情的发展与演变：包括发病过程中主要症状的变化及有无新近出现的症状。

（5）伴随症状：指与主要症状同时或随后出现的其他症状。伴随症状对判断有否并发症具有重要意义。

（6）诊治和护理经过：包括诊断名称，治疗用药、剂量、用药时间、疗效和不良反应，已采取的护理措施及其效果。

4. 既往史（past history）　既往史包括既往健康状况、曾患过的疾病（含传染病）、手术外伤史、输血史、预防注射和过敏史。

5. 功能性健康型态　各型态主要的问诊内容如下：

（1）健康感知与健康管理：自觉目前健康状况如何；为保持或促进健康所做的最重要的事情是什么及其对健康的影响，有无烟、酒、毒品嗜好，每日摄入量，有无药物成瘾或药物依赖，剂量及持续时间；是否经常做乳房的自我检查；平日能否服从医护人员的健康指导。对慢性病患者应进一步询问对自己所患疾病是否了解、有无需咨询的问题等。

（2）营养与代谢：食欲及日常食物和水分摄入的种类、性质、量，有无饮食限制；有无咀嚼或吞咽困难及其程度、原因和进展情况；近期体重变化及其原因；有无皮肤、黏膜的损害；牙齿有无问题等。

（3）排泄：每日排便与排尿的次数、量、颜色、性状，有无异常改变及其诱发或影响因素，是否应用药物。

（4）活动与运动：进食、改变体位、洗漱、如厕、洗澡、穿衣、行走、上下楼梯、购物、备餐等生活自理能力及其功能水平，有否借助轮椅或义肢等辅助用具；日常活动与运动方式、活动量、活动耐力，有无医疗或疾病限制。

（5）睡眠与休息：日常睡眠情况，睡眠后精力是否充沛，有无睡眠异常及其原因或影响因素，是否借助药物或其他方式辅助入睡。

（6）认知与感知：有无听觉、视觉、味觉、嗅觉、记忆力、思维能力、语言能力改变，视、听觉是否借助辅助用具；有无疼痛及其部位、性质、程度、持续时间；学习方式及学习中有何困难等。

（7）自我感知与自我概念：如何看待自己，自我感觉良好抑或不良；有无导致焦虑、抑郁、恐惧等情绪的因素。

（8）角色与关系：职业、社会交往情况；角色适应及有无角色适应不良；独居或与家人同住；家庭结构与功能，有无处理家庭问题方面的困难，家庭对患者患病或住院持何看法；是否参加社会团体；与朋友关系是否密切，是否经常感到孤独；工作是否顺利；经济收入能否满足个人生活所需。

（9）性与生殖：性别认同和性别角色、性生活满意程度、有无改变或障碍；女性月经史、生育史等。

（10）压力与压力应对：是否经常感到紧张，用什么方法解决（药物、酗酒或其他）；近期生活中有无重大改变或危机，当生活中出现重大问题时如何处理，能否成功，此时对其帮助最大者是谁等。

（11）价值与信念：有无宗教信仰等。

二、体格检查

（一）体格检查的目的

体格检查（physical examination）是检查者运用自己的感官或借助体温表、血压计、叩诊锤、听诊器等检查器具，客观地了解和评估机体健康状况的一组最基本的检查法。

体格检查一般于采集完护理病史后开始，其目的是进一步验证问诊中所获得的有临床意义的症状，发现患者所存在的体征，为确认护理诊断寻找客观的依据。

（二）体格检查的注意事项

1. 检查环境应安静、舒适和具有私密性，最好以自然光线作为照明。

2. 检查前先洗手，以避免医源性交叉感染。

3. 如被检查者为卧位，检查者应立于被检查者右侧，一般以右手进行检查。

4. 检查应按一定的顺序进行，以避免重复或遗漏。通常先进行生命征和一般检查，然后依次检查头、颈、胸、腹、脊柱、四肢、肛门、生殖器和神经系统，以避免不必要的重复或遗漏。

5. 做到手脑并用，边检查边思考其解剖位置关系及病理生理意义。

6. 根据病情变化，随时复查以及时发现新的体征，不断补充和修正检查结果，调整和完善护理诊断和护理措施。

7. 体格检查过程中要做到动作轻柔、准确、规范，内容完整而有重点，态度和蔼，并体现对被检查者的关爱。

（三）基本检查方法

体格检查的基本方法有视诊、触诊、叩诊、听诊和嗅诊5种。要熟练掌握和运用这些方法并使检查结果准确可靠，必须反复练习和实践，同时还要有丰富的医学基础知识和护理专业知识指导。

1. **视诊**（inspection）　视诊是以视觉来观察被检查者的全身或局部状态的检查方法。通过视诊可以观察到许多全身及局部的体征：全身状态如年龄、性别、发育、意识状态、营养、面容、表情、步态、姿势等；局部表现如皮肤黏膜颜色、头颅大小及胸廓、肌肉、腹部、骨骼、关节外形等。

视诊方法简单，适用范围广，可提供重要的诊断资料，但必须有丰富的医学知识和临床经验，通过深入、细致的观察，才能发现有重要意义的临床征象，否则会出现视而不见的情况。

2. **触诊**（palpation）　触诊是检查者通过手与被检查者体表局部接触后的感觉或被检查者的反应发现其身体某部有无异常的检查方法。手的不同部位对触觉的敏感度不同，其中以指腹和掌指关节的掌面最为敏感，触诊时多用这两个部位。而对于温度的分辨则以手背较为敏感。触诊的适用范围很广，可遍及全身各部位，但以腹部检查最重要。

触诊时，由于目的不同，施加的压力亦轻重不一，据此可分为浅部触诊法和深部触诊法。

（1）浅部触诊（light palpation）：将一手轻置于被检查部位，利用掌指关节和腕关节的协同动作，轻柔地进行滑动触摸。主要适用于体表浅在病变的检查。

（2）深部触诊（deep palpation）：用一手或双手重叠，由浅入深，逐步施加压力，以达深部（图2-1）。主要用以检查腹腔脏器大小及腹部包块。根据检查目的和手法的不同又可分为以下几种：

1）深部滑行触诊法：检查者以右手并拢的2、3、4指尖端逐渐触向腹腔脏器或包块，并在其上做上下左右滑动触摸。

2）双手触诊法：将左手置于被检查脏器或包块后部，并将被检查部位推向右手方向，这样可起到固定的作用，并可使被检查的脏器或包块更接近体表以利右手触诊。多用于肝、脾及腹部肿物的触诊。

图2-1　深部触诊法

3）深压触诊法：以拇指或并拢的2~3个手指逐渐深压触摸，以探测腹腔深在病变的部位或确定腹部压痛点，如阑尾压痛点、胆囊压痛点等。检查反跳痛，则是在深压的基础上迅速将手抬起，同时询问被检查者有无疼痛加剧或观察面部是否出现痛苦表情。

3. 叩诊（percussion）　叩诊是用手指叩击或手掌拍击体表某一部位，使之震动而产生音响，根据震动和音响的特点判断被检查部位的脏器有无异常的一种检查方法。叩诊可用于分辨被检查部位组织或器官的位置、大小、形状及密度，如确定肺下界、心界大小、腹水的有无及量等，在胸、腹部检查方面尤为重要。

（1）叩诊方法：根据叩诊手法与目的的不同，可分为间接和直接叩诊法两种。

1）间接叩诊法（indirect percussion）：检查者以左手中指第2指节紧贴叩诊部位，其他手指稍抬起，勿与体表接触。右手自然弯曲，以中指指端叩击左手中指第2指节前端。叩击方向与叩诊部位的体表垂直，叩诊时应以腕关节与掌指关节的活动为主，肘关节及肩关节不参与活动，叩击后右手立即抬起。叩击力量要均匀，叩击动作要灵活、短促、富有弹性。一个叩诊部位，每次可连续叩击2~3下。叩诊过程中左手中指第2指节移动时应抬起离开皮肤，不可连同皮肤一起移动（图2-2）。

正确姿势　错误姿势　　　　　　　　正确姿势　错误姿势
叩诊时手指放置于体表的姿势　间接叩诊法的姿势　　叩诊时手指的方向

图2-2　间接叩诊法正误图

2）直接叩诊法（direct percussion）：检查者用右手掌面直接拍击被检查的部位，借拍击的反响和指下的振动感来判断病变情况。主要适用于胸部、腹部面积较广泛的病变，如大量胸水或腹水等。用拳或叩诊锤直接叩击被检查部位，观察有无疼痛反应也属于直接叩诊。

（2）叩诊音（percussion sound）：由于被叩击部位的组织或脏器的密度、弹性、含气量及与体表的距离不同，叩击时产生的音响强弱（振幅）、音调高低（频率）及振动持续时间亦不同。据此临床上将其分为：

1）清音（resonance）：是一种音调较低、音响较强、振动时间较长的叩诊音，为正常肺部的叩诊音，提示肺组织的弹性、含气量、密度正常。

2）浊音（dullness）：是一种音调较高、强度较弱、振动持续时间较短的叩诊音。正常情况下产生于叩击被少量含气组织覆盖的实质脏器，如心脏和肝脏的相对浊音区；病理情况下可见于肺部炎症所致肺组织含气量减少时。

3）实音（flatness）：是一种音调较浊音更高、强度更弱、振动持续时间更短的叩诊音。正常情况下见于叩击无肺组织覆盖区域的心脏和肝脏所产生的音响；病理状态下见于大量胸水或肺实变等。

4）鼓音（tympany）：是一种音响较清音更强、振动持续时间亦较长的叩诊音，于叩击含有大量气体的空腔脏器时产生。正常情况下见于左前下胸部的胃泡区及腹部；病理性情况下见于肺内空洞、气胸和气腹等。

5）过清音（hyperresonance）：是一种介于鼓音与清音之间的叩诊音，音调较清音低，音响较清音强。临床上主要见于肺组织含气量增多、弹性减弱时，如肺气肿。

4. 听诊（auscultation） 听诊是检查者根据被检查者身体各部位发出的声音判断其正常与否的一种检查方法。听诊是体格检查的重要手段，在心、肺检查中尤为重要，常用以听取正常与异常呼吸音、心音、杂音及心律失常。

（1）听诊方法

1）直接听诊法（direct auscultation）：是用耳直接贴附在被检查者的体表进行听诊的方法。该法听得的体内声音很弱，目前仅用于某些特殊或紧急情况下。

2）间接听诊法（indirect auscultation）：为借用听诊器进行听诊的方法。因听诊器对声音有放大作用，所以听诊效果好。间接听诊法除可用于心、肺、腹部听诊外，还可听取血管音、皮下气肿音、肌束颤动音、关节活动音、骨摩擦音等。

（2）听诊注意事项

1）环境要安静、温暖、避风。寒冷可引起肌束震颤，产生附加音，影响听诊效果。

2）根据病情采取适当体位，充分暴露被检查部位，并使肌肉放松。

3）要正确使用听诊器。听诊器由耳件、体件和软管3部分组成。听诊前应检查耳件方向是否正确，软、硬管腔是否通畅。体件有钟型和膜型两种类型，钟型适用于听取低调的声音，如二尖瓣狭窄时的舒张期隆隆样杂音；膜型适于听取高调声音，如呼吸音、心音、肠鸣音等。使用时体件要紧贴被检查部位，避免与皮肤摩擦而产生附加音。

4）听诊时注意力要集中，听诊肺部时要摒除心音的干扰，听诊心脏时要摒除呼吸音的干扰。

5. 嗅诊（smelling） 嗅诊是通过嗅觉来辨别发自被检查者的异常气味与疾病之间

关系的一种检查方法。这些异常气味多来自皮肤、黏膜、呼吸道、胃肠道呕吐物、排泄物、脓液或血液等。常见的异常气味及其临床意义如下：

（1）汗液味：正常人的汗液无强烈刺激性气味。酸性汗味常见于发热性疾病如风湿热或长期服用水杨酸类药物的患者；特殊的狐臭味见于腋臭者；脚臭味见于脚癣合并感染者。

（2）呼气味：浓烈的酒味见于酒后；刺激性大蒜味见于有机磷中毒者；烂苹果味见于糖尿病酮症酸中毒者；氨味见于尿毒症者；腥臭味见于肝性昏迷。

（3）呕吐物：呕吐物呈酸臭味提示食物在胃内滞留时间过长，见于幽门梗阻患者；呕吐物出现粪臭味，见于肠梗阻患者。

（4）痰液味：正常痰液无特殊气味。血腥味见于大量咯血患者，恶臭味提示可能为厌氧菌感染。

（5）脓液味：脓液恶臭提示有气性坏疽或厌氧菌感染的可能。

（6）粪便味：腐败性粪臭味多因消化不良而引起；腥臭味见于痢疾患者。

（7）尿液味：尿液出现浓烈的氨味见于膀胱炎，系由于尿液在膀胱内被细菌发酵所致。

第三章　常见症状评估

第一节　发　热

机体在致热原作用下，或各种原因引起体温调节中枢功能紊乱，使产热增多，散热减少，体温升高超出正常范围，称为发热（fever）。

正常人体温相对恒定，一般为 36℃ ~ 37℃。正常体温在不同个体间稍有差异，并受昼夜、年龄、性别、活动程度、药物、情绪、环境等因素的影响而略有波动。

【发生机制】

1. **致热原性发热**　是导致发热的最主要因素。致热原可分为外源性和内源性两类。外源性致热原（exogenous pyrogen）包括病原体及其产物、抗原抗体复合物、无菌坏死组织、炎性渗出物等，不能直接作用于体温调节中枢，而是通过激活血液中的中性粒细胞、嗜酸性粒细胞和单核 - 吞噬细胞系统，使其形成并释放白介素 - 1（interleukin - 1，IL - 1）、肿瘤坏死因子（tumor necrosis factor，TNF）和干扰素（interferon，IFN）等内源性致热原（endogenous pyrogen）。内源性致热原可通过血 - 脑脊液屏障直接作用于体温调节中枢，使体温调定点上移。体温调节中枢对体温加以重新调节，发出冲动，一方面通过脊神经使骨骼肌阵缩，产热增多；另一方面通过交感神经使皮肤血管及竖毛肌收缩，排汗停止，散热减少。这一综合调节作用的结果是使产热大于散热，体温升高引起发热。

2. **非致热原性发热**　由于体温调节中枢直接受损，或存在引起产热过多或散热减少的疾病，影响正常体温调节过程，使产热大于散热，引起发热。

【病因】

分为感染性和非感染性两大类，以前者多见。

1. **感染性发热**（infective fever）　各种病原体如病毒、细菌、支原体、立克次体、螺旋体、真菌、寄生虫等引起的急性或慢性、局部性或全身性感染，均可出现发热。

2. **非感染性发热**（noninfective fever）　常见有以下几类原因：

（1）无菌性坏死物质吸收：包括机械性、物理性或化学性因素所致组织损伤，如大面积烧伤、内出血或大手术；血管栓塞或血栓形成所致心、肺、脾等内脏梗死或肢体坏死；恶性肿瘤、溶血反应所致组织坏死与细胞破坏等。

（2）抗原－抗体反应：如风湿热、血清病、药物热和结缔组织病等。

（3）内分泌与代谢疾病：如甲状腺功能亢进、严重脱水等。

（4）皮肤散热减少：如广泛性皮炎、慢性心力衰竭所致发热，多为低热。

（5）体温调节中枢功能失常：常见于中暑、安眠药中毒、脑出血或脑外伤等。其产生与体温调节中枢直接受损有关。高热无汗为这类发热的临床特点。

（6）自主神经功能紊乱：属功能性发热，多表现为低热。常见有原发性低热、感染后发热、夏季低热、女性月经前或早孕期以及剧烈运动后发生的低热。

【临床表现】

1. 发热的临床分度　按发热高低可分为：

（1）低热：37.3℃～38℃。

（2）中等度热：38.1℃～39℃。

（3）高热：39.1℃～41℃。

（4）超高热：41℃以上。

2. 发热的临床过程与特点　发热的临床过程一般分为3个阶段。

（1）体温上升期：此期的特点为产热大于散热，使体温上升。体温可在数小时内骤然上升达39℃～40℃或以上，多伴有寒战，见于疟疾、大叶性肺炎、败血症、急性肾盂肾炎、输液及某些药物反应；或于数日内缓慢上升达高峰，多不伴寒战，见于伤寒、结核病等。临床主要表现为皮肤苍白、畏寒或寒战。

（2）高热期：此期的特点为产热和散热过程在较高水平上保持相对平衡。体温上升至高峰后保持一段时间，持续时间的长短因病因而异，如疟疾可持续数小时，流行性感冒可持续数日，伤寒可持续数周。临床主要表现为皮肤潮红、灼热，呼吸深快，开始出汗并逐渐增多。

（3）体温下降期：此期特点为散热大于产热，体温随病因消除而降至正常水平。体温可于数小时内骤然降至正常，常伴大汗淋漓，多见于疟疾、急性肾盂肾炎、大叶性肺炎和输液反应等；或在数日内逐渐降至正常，如伤寒、风湿热等。临床主要表现为多汗、皮肤潮湿。

高热可致谵语、幻觉等意识改变，小儿易出现惊厥。发热时因胃肠功能异常，多有食欲低下、恶心、呕吐。持续发热使物质消耗明显增加，如果营养物质摄取不足，可致消瘦。发热致唾液腺分泌减少和出汗、失水，口腔黏膜干燥，有利于病原体的侵袭和生长，引起口唇疱疹、舌炎、齿龈炎等。体温下降期由于出汗、皮肤和呼吸道水分蒸发增多，如果饮水不足，可引起脱水，重者可发生休克。

3. 热型及其临床意义　热型（fever type）为发热时绘制于体温单上的体温曲线类型。不同病因可表现出不同的热型。常见热型如下：

（1）稽留热（continued fever）：体温持续在39℃～40℃以上，达数日或数周，24

小时波动不超过1℃。见于伤寒、大叶性肺炎高热期（图3-1）。

（2）弛张热（remittent fever）：体温在39℃以上，24小时以内波动范围超过2℃，但都在正常水平以上。见于败血症、风湿热、化脓性感染等（图3-2）。

图3-1　稽留热

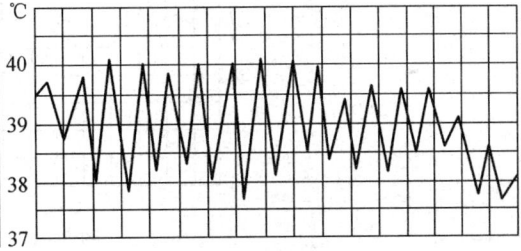

图3-2　弛张热

（3）间歇热（intermittent fever）：体温骤升达高峰后持续数小时，又迅速降至正常水平，无热期可持续一至数日，高热期与无热期反复交替出现。见于疟疾、急性肾盂肾炎等（图3-3）。

（4）回归热（recurrent fever）：体温骤升至39℃以上，持续数日后又骤降至正常水平，数天后体温又骤升，如此规律性交替出现。常见于回归热、霍奇金病等（图3-4）。

图3-3　间歇热

图3-4　回归热

（5）波状热（undulant fever）：体温渐升至39℃以上，持续数日后又渐降至正常水平，数日后体温又渐升，如此反复多次。常见于布鲁菌病（图3-5）。

图3-5　波状热

（6）不规则热（irregular fever）：体温曲线无一定规律。可见于结核病、风湿热、支气管肺炎等（图3-6）。

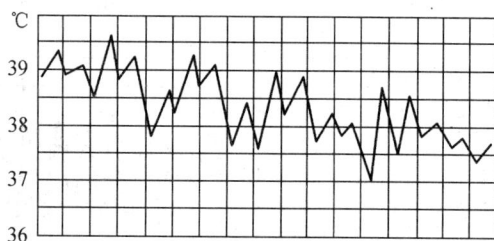

图3-6　不规则热

【护理评估要点】

1. 起病缓急、发热程度、病程、热型与诱因。

2. 发热对个体的影响，主要包括有无食欲与体重下降、脱水等营养与代谢型态的改变；有无意识障碍等认知与感知型态的改变；小儿高热者应注意观察有无惊厥发生。

3. 诊断、治疗与护理经过，包括有无用药，药物种类、剂量及疗效；有无采取物理降温措施，方法及其疗效。

【相关护理诊断】

1. **体温过高**　与病原体感染有关；与体温调节中枢功能障碍有关。

2. **体液不足**　与体温下降期出汗过多和/或液体量摄入不足有关。

3. **营养失调**　低于机体需要量：与长期发热，代谢率增高及营养物质摄入不足有关。

4. **潜在并发症**　意识障碍；惊厥。

第二节　疼　痛

疼痛（pain）是由于机体受到伤害性刺激所引起的痛觉反应。常伴有不愉快的情绪反应，强烈、持久的疼痛可致生理功能紊乱，甚至休克。

【病因与发生机制】

1. **发生机制与分类**　痛觉感受器为位于皮肤和其他组织内的游离神经末梢。各种物理、化学刺激作用于机体达到一定程度时，受损部位的组织释放出乙酰胆碱、5-羟色胺、组胺、缓激肽、钾离子、氢离子及酸性代谢产物等致痛物质。痛觉感受器受到致痛物质的刺激而发出冲动，经脊髓后根沿脊髓丘脑侧束进入内囊并传至大脑皮质痛觉感觉区，引起痛觉。

根据疼痛起始部位及传导途径，可将疼痛分为以下6类：

（1）皮肤痛：疼痛刺激来自体表，多因皮肤黏膜受损而引起。其特点为"双重痛觉"，即受到刺激后立即出现定位明确的尖锐刺痛（快痛）和1~2秒之后出现的定位不明确的烧灼样痛（慢痛）。

（2）躯体痛：指肌肉、肌腱、筋膜和关节等深部组织的疼痛。由于神经分布的差异性，这些组织对疼痛刺激的敏感性不同，其中以骨膜痛觉最敏感。机械和化学性刺激均可引起躯体痛，肌肉缺血是引起躯体痛的主要原因。

（3）内脏痛：主要因内脏器官受到机械性牵拉、扩张或痉挛、炎症、化学性刺激等引起。内脏痛的发生缓慢而持久，可为钝痛、烧灼痛或绞痛，定位常不明确。

（4）牵涉痛：内脏痛常伴有牵涉痛，即内脏器官疾病引起疼痛的同时在体表某部位亦发生痛感。牵涉痛与病变的内脏有一定的解剖相关性，如心绞痛可牵涉至左肩和左前臂内侧；胆囊疼痛可牵涉至右肩，胰腺疼痛可牵涉至左腰背部等。

（5）假性痛：指去除病变部位后仍感到相应部位疼痛，如截肢患者仍可感到已不存在的肢体疼痛。其发生可能与病变部位去除前的疼痛刺激在大脑皮质形成强兴奋灶的后遗影响有关。

（6）神经痛：为神经受损所致，可表现为剧烈灼痛或酸痛。

2. 常见疼痛的病因

（1）头痛（headache）：是指额、顶、颞及枕部的疼痛。常见病因有：

1）颅内病变：①感染：如脑膜炎、脑炎、脑脓肿等；②脑血管病变：如蛛网膜下腔出血、脑出血、高血压脑病、颅内压降低等；③颅内占位性病变：如脑肿瘤、颅内白血病浸润等；④颅脑外伤：脑震荡、脑挫伤、脑外伤后遗症等；⑤其他：如偏头痛、头痛性癫痫等。

2）颅外病变：①颅骨疾病；②颈椎病及其他颈部疾病；③神经痛：三叉神经、舌咽神经及枕神经；④眼、耳、鼻、齿疾病引起的牵涉性头痛。

3）全身性疾病：如流感、伤寒、高血压病、酒精或药物中毒、贫血、尿毒症等。

4）神经官能症：如癔症性头痛等。

（2）胸痛（chest pain）：胸部的感觉神经受到缺血、炎症、肌张力改变等因素的刺激后，产生痛觉冲动并传入大脑皮质痛觉中枢引起胸痛。常见病因有：①胸壁疾病：如带状疱疹、肋间神经炎、肋软骨炎、肋骨骨折等；②呼吸系统疾病病变波及壁层胸膜：如胸膜炎、自发性气胸、肺癌、肺梗死等；③循环系统疾病：如心绞痛、急性心肌梗死、急性心包炎、心脏神经官能症等；④食管疾病：如食管炎、食管癌等；⑤纵隔疾病：如纵隔炎、纵隔脓肿、纵隔肿瘤等。

（3）腹痛（abdominal pain）：多由腹部病变引起，亦可由胸部病变或全身性疾病引起。按病程可分为急性与慢性，按病变性质可分为功能性与器质性。其中属于外科范围的急性腹痛，临床上常称"急腹症"。

1）急性腹痛：①胃肠道穿孔；②腹腔脏器急性炎症：如急性胃炎、急性肠炎、急性胰腺炎、急性胆囊炎、急性腹膜炎等；③腹内空腔脏器梗阻或扩张：如肠梗阻、胆道蛔虫症、胆道或泌尿系统结石等；④腹内脏器扭转或破裂：如肠扭转、卵巢囊肿扭转、肝或脾破裂；⑤腹内血管阻塞：如肠系膜动脉血栓形成；⑥腹壁疾病：如腹壁挫伤、脓肿等；⑦胸部疾病引起的牵涉痛：如肺梗死、心绞痛、心肌梗死；⑧全身性疾病：如过敏性紫癜、尿毒症、铅中毒等。

2）慢性腹痛：①腹腔脏器慢性炎症：如反流性食管炎、慢性胃炎、慢性胆囊炎、慢性溃疡性结肠炎、结核性腹膜炎等；②消化性溃疡；③腹内脏器包膜张力增加：如肝炎、肝淤血、肝脓肿；④腹内肿瘤压迫或浸润；⑤胃肠神经功能紊乱：如胃肠神经官能症、肠易激综合征等；⑥中毒与代谢障碍：如尿毒症、铅中毒等。

【临床表现】

引起疼痛的病因和病变部位不同，疼痛的临床表现也不尽相同。皮肤痛的定位明确，疼痛部位常为病变所在部位。躯体痛与内脏痛定位较模糊，常伴牵涉痛，甚至以牵涉痛为突出表现，如心绞痛表现为左肩痛、左臂痛、上腹痛或牙痛，急性阑尾炎早期表现为上腹痛等。疼痛的性质可以是刺痛、刀割样痛、烧灼痛、绞痛、胀痛、酸痛或搏动性痛。疼痛程度可以是隐痛、钝痛或剧痛。疼痛的经过可以呈间歇性、阵发性、周期性、持续性或持续性伴阵发性加剧。不同病因引起的疼痛持续时间亦长短不一。临床上将持续时间在半年以内的疼痛称为急性疼痛，半年以上者称为慢性疼痛。急性疼痛以持续数分钟、数小时或数天之内者居多，常突然发生，经处理后很快消除或缓解；慢性疼痛则具有持续性、顽固性和反复发作的特点。常见疼痛表现特点如下：

1. **头痛**　全身性或颅内感染性疾病所致的头痛多为整个头部胀痛。高血压所致的头痛常集中于额部或整个头部。眼源性、鼻源性或牙源性头痛多浅在而局限。高血压性、血管性或发热性疾病所致的头痛多呈搏动性痛。肌肉收缩性头痛为重压感、紧缩感或钳夹样痛，可因活动或按摩而缓解。三叉神经痛常为面部阵发性电击样剧痛。急性脑膜炎头痛剧烈且伴有喷射样呕吐、意识障碍及视乳头水肿等。颅内肿瘤所致的头痛多呈慢性进行性加重。血管性或颅内压增高所致的头痛可因咳嗽、打喷嚏、转头等加重。

2. **胸痛**　胸壁炎症性病变所致的疼痛可伴有局部红、肿、热等表现，于呼吸、咳嗽或运动时加重。自发性气胸常于剧烈咳嗽或过度用力时发生一侧胸部尖锐刺痛，并向同侧肩部放射。肺梗死表现为突发性胸痛、呼吸困难和发绀，疼痛多位于胸骨后，向颈、肩部放射，呈刺痛、绞痛，随呼吸运动加剧。急性胸膜炎多为单侧胸痛，呼吸或咳嗽时加重。心绞痛和心肌梗死所致的疼痛多位于心前区、胸骨后或剑突下，心绞痛呈压榨性并有窒息感，可因劳累、情绪紧张等诱发，休息或含服硝酸甘油后可缓解；心肌梗死的疼痛更为剧烈，并向左肩及左臂内侧放射。食管及纵隔病变的疼痛位于胸骨后，食管炎多为烧灼痛；纵隔肿瘤、食管癌所致的疼痛呈进行性，吞咽时加重。

3. **腹痛**　胃、十二指肠病变所致疼痛位于上腹部，空肠、回肠病变所致的疼痛位于脐周，右下腹疼痛多因回盲部病变所致，结肠及盆腔病变所致的疼痛位于下腹部。胃、十二指肠溃疡多表现为周期性、节律性隐痛，合并幽门梗阻者则为胀痛，于呕吐后可缓解。胃癌疼痛无规律。胆道、胰腺疾病所致的疼痛多因进食而诱发或加重，可伴有放射痛。小肠及结肠病变所致的疼痛多为间歇性、痉挛性绞痛，结肠病变所致的疼痛可于排便后减轻。直肠病变所致的疼痛常伴有里急后重感。

不同患者因年龄、意志力、疼痛经历以及社会文化背景不同，对疼痛的反应也不同。儿童对疼痛较敏感，易产生恐惧心理，较小的儿童不能准确表达，常表现为哭闹不安。随年龄增长，疼痛经验及阅历增加，个体对疼痛的认识与理解力增强，可准确描述疼痛部位、性质及程度，并能采取措施减轻或缓解疼痛。老年人对疼痛刺激不敏感，反应迟缓，易掩盖病情的严重程度。不同个体对疼痛的耐受力及表达方式亦不同：疼痛时，有人哭闹、喊叫，有人愤怒或暗自忍受，有的人轻微疼痛即向人诉说，有的人即使疼痛严重也不轻易表现出来。

剧烈疼痛者还可伴有生理、心理和行为反应：①痛苦面容，大汗，血压升高，呼吸和心率增快，面色苍白，重者可休克；②呻吟、哭泣，为缓解疼痛而采取强迫体位，致骨骼肌过度疲劳；③休息、睡眠障碍；④胃肠功能紊乱，如食欲下降、恶心、呕吐；⑤产生恐惧、焦虑、抑郁、愤怒等情绪反应；⑥日常生活、工作及社会交往受影响。

【护理评估要点】

1. 有无与疼痛相关的疾病病史或诱因。

2. 疼痛的部位、性质与程度，发生与持续的时间，有无牵涉痛及其部位，有无使疼痛加重或缓解的因素。

3. 疼痛的反应和表达。

4. 疼痛对个体的影响，包括有无因剧烈疼痛影响睡眠所致的睡眠与休息型态改变；有无因疼痛影响工作和社会交往等角色与关系型态的改变；有无因急、慢性疼痛引起恐惧、焦虑、抑郁、愤怒等压力与压力应对型态的改变；有无疼痛所致肢体功能障碍或强迫体位等活动与运动型态的改变。

5. 诊断、治疗与护理经过，重点为止痛措施及其效果。

【相关护理诊断】

1. **急性/慢性疼痛** 与各种有害刺激作用于机体引起的不适有关。

2. **焦虑** 与疼痛迁延不愈有关。

3. **恐惧** 与剧烈疼痛有关。

第三节 水 肿

人体组织间隙内过多液体积聚称为水肿（edema）。液体在组织间隙内呈弥漫性分布时，为全身性水肿；液体积聚在身体某一局部组织间隙内时，为局部性水肿；体腔内液体积聚过多，称积液，如胸腔积液（胸水）、腹腔积液（腹水）、心包积液等。水肿可为隐性，也可为显性。组织间液积聚较少，体重增加在10%以下，指压凹陷不明显者，称隐性水肿；体重增加在10%以上，指压凹陷明显者，称显性水肿。通常意义下的水肿不包括脑水肿、肺水肿等内脏器官的局部水肿。

【发生机制】

正常情况下，血管内与血管外液体交换和体内与体外液体交换维持在动态平衡状态。毛细血管内静水压、血浆胶体渗透压、组织液静水压和组织液胶体渗透压是维持血管内外液体交换平衡的因素，当这些因素发生变化时，可引起组织间液生成过多或回吸收过少，形成水肿。肾脏在维持体内外液体交换平衡中起重要作用，任何原因导致球 - 管失衡均可使肾脏排水排钠减少，从而引起水钠潴留和全身性水肿。产生水肿的主要因素为：①毛细血管静水压增高：如充血性心力衰竭等；②血浆胶体渗透压降低：通常继发于各种原因引起的低蛋白血症，如营养不良、肝脏疾病、肾病综合征、严重腹泻等；③毛细血管通透性增高：如局部炎症、创伤及过敏反应等；④淋巴或局部静脉回流受阻：如丝虫病或血栓形成、血栓性静脉炎等；⑤水钠潴留：如继发性醛固酮分泌增多等。

【病因与临床表现】

1. 全身性水肿

（1）心源性水肿：主要为右心衰竭的表现，其特点为水肿首先出现于身体的下垂部位，重者可发生全身性水肿合并胸水和腹水。

（2）肾源性水肿：见于各型肾炎和肾病，其特点是初为晨起时眼睑与颜面水肿，以后可发展为全身性水肿。肾病综合征患者水肿显著，指压凹陷明显，可伴胸水和腹水。

（3）肝源性水肿：见于失代偿期肝硬化，其特点为以腹水为主要表现，也可先出现踝部水肿，逐渐向上蔓延，但头面部及上肢常无水肿。

（4）营养不良性水肿：见于慢性消耗性疾病、营养缺乏、蛋白质丢失过多性胃肠病、重症烧伤等，其特点为水肿多自足部开始逐渐扩展至全身，常伴有消瘦、体重减轻等。

（5）其他病因所致的全身性水肿：①黏液性水肿：见于甲状腺功能减退者，其特点为非凹陷性水肿，以下肢胫前较明显，也可出现于眼眶周围；②经前期紧张综合征：其特点为多于经前 7~14 天出现眼睑、踝部及手部轻度水肿，月经后水肿逐渐消退；③特发性水肿：原因未明，几乎只发生于女性，其特点为周期性水肿，主要见于身体下垂部位，于直立或劳累后出现，休息后减轻或消失，体重昼夜变化很大；④药物性水肿：见于肾上腺糖皮质激素、雄激素、雌激素、胰岛素等药物应用过程中，一般认为与水钠潴留有关。

全身性水肿者除上述不同病因的临床表现特点外，无论是隐性或显性水肿，均可因体内液体潴留而出现体重增加，常伴尿量减少。重者因心脏前负荷增加，出现脉搏增快，血压升高，甚至发生急性肺水肿。中至大量胸水或大量腹水者可因呼吸困难而使活动受限。长期持续水肿可导致水肿区组织、细胞营养不良，对感染的抵抗力下降，易发生皮肤溃疡和继发感染，伤口不易愈合。

2. 局部性水肿 因局部静脉或淋巴回流受阻，或毛细血管通透性增加所致。常见于局部炎症、肢体静脉血栓形成或栓塞性静脉炎、上腔或下腔静脉阻塞综合征、丝虫病、过敏等。

【护理评估要点】

1. 有无与水肿发生有关的疾病病史或用药史。
2. 水肿的特点、程度，使其加重或减轻的因素。
3. 每日饮食、饮水、钠摄入情况，体重及尿量的变化。
4. 水肿对个体的影响，主要为有无心脏前负荷增加的表现，有无活动受限等活动与运动型态的改变，有无皮肤溃疡和继发感染等营养与代谢型态的改变。
5. 诊断、治疗与护理经过，重点为有无使用利尿剂，药物种类、剂量、疗效或不良反应。

【相关护理诊断】

1. **体液过多** 水肿与右心功能不全有关，与肾脏疾病所致水钠潴留等有关。
2. **皮肤完整性受损/有皮肤完整性受损的危险** 与水肿所致组织、细胞营养不良有关。
3. **活动无耐力** 与胸、腹腔积液所致呼吸困难有关。
4. **潜在并发症** 急性肺水肿。

第四节 失 水

失水（dehydration）是指体液丢失所致的体液容量不足。

【病因与发生机制】

正常人水的摄入与排出保持动态平衡。水的来源有饮入水、食物水和代谢内生水，成人一般每日需摄入水量约2500ml。水的排出有肾脏、胃肠道、皮肤和肺4条途径。正常情况下，机体通过渗透压依赖性和容量－压力依赖性两个调节机制，改变肾脏排水和口渴中枢的兴奋性而维持水平衡。当某些原因使机体摄水量不足、水排出超过机体调节能力或水钠调节机制失调，即可出现失水。失水可分为3类：

1. **高渗性失水** 由于失水多于失钠，使细胞外容量减少而渗透压升高，反射性促使抗利尿激素分泌增多，肾脏远曲小管和集合管对水的重吸收增强，引起少尿和尿比重增高，并刺激下丘脑口渴中枢引起渴感。若因失水致循环血量减少，可使醛固酮分泌增多，导致钠潴留，血浆渗透压进一步升高。严重脱水时可出现脱水热。当细胞外液渗透压显著增高时，细胞内液转移到细胞外，造成细胞内脱水，脑细胞脱水可引起谵妄，甚至昏迷。见于：

（1）水摄入不足：如昏迷等危重病人补液不足或各种原因引起的咽水困难。

（2）水丢失过多：①呼吸道和皮肤失水过多：如高温环境或高热等导致大量出汗、喘息状态、气管切开；②肾失水过多：如尿崩症、糖尿病酮症酸中毒、大量渗透性利尿。

2. 低渗性失水　由于失钠多于失水，细胞外液渗透压降低，抗利尿激素分泌减少，肾小管对水分重吸收减少致尿量增加，同时细胞外液向细胞内转移，致使细胞外液量明显减少，易发生周围循环衰竭。重者细胞外水分向细胞内转移，可导致细胞水肿。见于：

（1）肾失水失钠过多：如急性肾功能不全多尿期、过度使用排钠利尿剂。

（2）胃肠道失水失钠过多：如反复呕吐、腹泻、胃肠减压等导致大量含钠消化液丢失。

（3）其他：高渗或等渗失水治疗过程中补充水分过多。

3. 等渗性失水　水与钠成比例地丧失，细胞外液呈等渗状态。由于等渗性失水时丢失的主要是细胞外液，可致有效循环血容量不足。见于：

（1）胃肠道失水过多：最常见于急性腹泻、胃肠减压、肠瘘和剧烈呕吐。

（2）其他：大面积烧伤，反复大量放胸、腹水。

【临床表现】

轻度失水者体重下降2%～4%，主要表现为疲乏、口渴、体位性低血压、尿量减少；中度失水者体重下降5%～9%，因组织间液和血容量明显减少，可表现为皮肤弹性下降、眼窝凹陷、静脉下陷、心悸、血压下降；重度失水者体重下降达10%以上，常出现循环衰竭和中枢神经系统功能障碍，如少尿、脉搏细弱、收缩压显著下降、谵妄、烦躁、嗜睡甚至昏迷。

不同类型失水的特点为：①高渗性失水：口渴明显，尿比重升高，血容量下降较轻，较少发生休克，重度失水时因脑细胞严重失水而出现脱水热、嗜睡、抽搐和昏迷；②低渗性失水：早期即有手足麻木、肌肉痉挛、恶心、呕吐等低钠血症表现，口渴不明显，尿比重下降，血容量不足出现早而明显，重度低钠血症可致脑细胞水肿而出现意识障碍；③等渗性失水：可无明显口渴，较早出现血容量不足的表现。

【护理评估要点】

1. 有无引起失水的疾病病史、环境和治疗因素。

2. 失水的临床表现特点及其严重程度，主要评估项目包括体重、出入液量、生命征、意识、尿比重、皮肤弹性、眼窝凹陷、静脉充盈情况等。

3. 失水对个体的影响，主要包括有无循环衰竭的表现，有无意识障碍等认知与感知型态的改变。

4. 诊断、治疗与护理经过，包括是否已检测血浆渗透压、血清电解质，是否已补液，补液的方式、量、成分、速度及其效果等。

【相关护理诊断】

体液不足　与液体摄入不足或丢失过多有关。

第五节　呼吸困难

呼吸困难（dyspnea）是指患者感觉空气不足、呼吸费力；客观表现为呼吸运动用力，可伴有呼吸频率、深度与节律的异常，重者鼻翼扇动、张口耸肩，甚至发绀。

【病因】

引起呼吸困难的主要原因是呼吸系统疾病和循环系统疾病。

1. **呼吸系统疾病**　包括：①气道阻塞：包括喉与气管疾病，如急性喉炎、喉水肿、喉癌、喉与支气管异物、气管肿瘤、气管受压（甲状腺肿大、纵隔肿瘤）、慢性阻塞性肺气肿、支气管哮喘、支气管肺癌等；②肺部疾病：如肺炎、肺脓肿、肺淤血、肺水肿等；③胸廓疾病：严重胸廓畸形、肋骨骨折、胸膜增厚、大量胸腔积液等；④神经肌肉疾病：急性多发性神经根炎、重症肌无力、呼吸肌麻痹等；⑤膈运动障碍：如膈麻痹、大量腹水、腹腔巨大肿瘤、妊娠末期等。

2. **循环系统疾病**　各种原因所致的左心和右心衰竭、心包积液、原发性肺动脉高压和肺栓塞等。

3. **中毒**　代谢性酸中毒（尿毒症、糖尿病酮症酸中毒），感染性中毒，吗啡或巴比妥类药物、有机磷杀虫剂等中毒。

4. **血液系统疾病**　重度贫血、高铁血红蛋白血症和一氧化碳中毒等。

5. **神经精神性因素**　颅脑外伤、脑血管病变、脑肿瘤、脑及脑膜炎症，以及精神因素所致的癔症性呼吸困难等。

【临床表现与发生机制】

1. **肺源性呼吸困难**　由于呼吸系统疾病引起的通气和（或）换气功能障碍，导致缺氧和二氧化碳潴留而引起。常见有3种类型：

（1）**吸气性呼吸困难**：见于各种原因引起的喉、气管、大气管的狭窄与阻塞，如喉炎、喉水肿、喉癌、气管肿瘤或气管内异物等。其特点为吸气费力，时间明显延长，重者因呼吸肌极度用力，吸气时胸骨上窝、锁骨上窝和肋间隙可出现明显凹陷，称"三凹征"（three concave sign），常伴干咳及高调吸气性喉鸣。

（2）**呼气性呼吸困难**：由于肺组织弹性减弱或细支气管痉挛、狭窄所致。见于慢性喘息性支气管炎、支气管哮喘、肺气肿等。其特点为呼气费力、呼气时间明显延长或缓慢，常伴哮鸣音。

（3）**混合性呼吸困难**：由于肺部广泛病变或胸腔病变压迫肺组织，使呼吸面积减少，影响了换气功能。见于大面积肺炎、弥漫性肺纤维化、大量胸腔积液和气胸等。其特点为呼吸浅快，吸气与呼气均感费力，常伴呼吸音减弱或消失，可有病理性呼吸音。

2. 心源性呼吸困难　主要是由于左心和/或右心衰竭引起，其中以左心衰竭所致呼吸困难较为严重。

（1）**左心衰竭**：左心衰竭发生呼吸困难的主要原因是肺淤血和肺泡弹性降低。其机制为肺淤血使气体弥散功能降低，肺泡弹性减退，肺组织扩张与收缩力降低，肺活量减少；肺泡张力增高，刺激牵张感受器，通过迷走神经反射性兴奋呼吸中枢以及肺循环压力升高对呼吸中枢形成反射性刺激。其特点为呼吸困难于活动时出现或加重，休息后减轻或缓解，仰卧加重，坐位减轻。病情较重者常被迫取半坐位或端坐呼吸。

急性左心衰竭时，常出现夜间阵发性呼吸困难，患者多在熟睡中突感胸闷、憋气，被迫坐起，惊恐不安，伴有咳嗽，轻者数分钟至数十分钟后症状逐渐减轻、缓解；重者高度气喘、面色青紫、大汗伴哮鸣音，甚至咯粉红色泡沫样痰或浆液性血性痰，两肺底有较多湿性啰音，心率增快，有奔马律。此种呼吸困难又称"心源性哮喘"（cardiac asthma）。

（2）**右心衰竭**：右心衰竭引起呼吸困难主要是由于体循环淤血，肝肿大和胸、腹水使呼吸运动受限，右心房与上腔静脉压增高，及酸性代谢产物增多兴奋呼吸中枢所致。患者常取半坐位以缓解呼吸困难。

3. 中毒性呼吸困难　尿毒症、糖尿病酮症酸中毒时，由于酸性代谢产物增多，刺激呼吸中枢引起呼吸困难。患者多表现为深长而规则的呼吸，可伴有鼾声，称为酸中毒大呼吸（Kussmaul 呼吸）。急性感染时，由于体温升高和酸性代谢产物刺激呼吸中枢，使呼吸快速、急促。吗啡、巴比妥类药物中毒时，呼吸中枢受抑制，致呼吸浅表、缓慢，也可有节律异常，如 Cheyne - Stokes 呼吸、Biots 呼吸。

4. 血液源性呼吸困难　因贫血、高铁血红蛋白血症等，红细胞携氧量减少，血氧含量下降，致呼吸急促、心率加快。急性大出血或休克时，因缺血及血压下降，呼吸中枢受到刺激而引起呼吸增快。

5. 神经精神性呼吸困难　重症颅脑疾病使颅内压增高，局部血流减少，可刺激呼吸中枢引起呼吸变慢变深，常伴有鼾声和呼吸节律异常，如呼吸遏止、双吸气样（抽泣样）呼吸。

癔症患者由于受精神或心理因素影响，可有发作性呼吸困难，其特点为呼吸频速浅表，可达 60～100 次/分钟，常因通气过度而出现口周、肢体麻木或手足搐搦等呼吸性碱中毒的表现。

呼吸困难因能量消耗增加和缺氧，患者体力活动耐力下降，日常生活活动（activity daily living，ADL）可受到不同程度的影响。临床上常以完成日常生活活动情况评定呼吸困难的程度：①轻度：可在平地行走，登高及上楼时气急，中度或重度体力活动后出现呼吸困难；②中度：平地慢步行走中途需休息，轻体力活动时出现呼吸困难，完成 ADL 需他人帮助；③重度：洗脸、穿衣，甚至休息时也感到呼吸困难，ADL 完全依赖他人帮助。

【护理评估要点】

1. 有无与呼吸困难相关的疾病病史及诱因。

2. 呼吸困难的特点、严重程度及对日常生活活动的影响。

3. 呼吸困难对个体的影响，主要为有无日常生活活动能力减退等活动与运动型态的改变；有无语言困难等认知与感知型态的改变。

4. 诊断、治疗与护理经过，重点为有无使用氧疗，氧疗浓度、流量和疗效等。

【相关护理诊断】

1. **低效性呼吸型态** 与上呼吸道梗阻有关；与心肺功能不全有关。

2. **活动无耐力** 气短：与呼吸困难所致能量消耗增加和缺氧有关。

3. **气体交换受损** 与心肺功能不全、肺部感染等引起有效肺组织减少、肺弹性减退有关。

4. **自理缺陷** 与呼吸困难有关。

5. **语言沟通障碍** 与严重喘息有关。

第六节 咳嗽与咳痰

咳嗽（cough）是人体的一种保护性反射动作，呼吸道内的分泌物或进入呼吸道的异物，可借咳嗽反射排出体外。咳痰（expectoration）是借助咳嗽将呼吸道内病理性分泌物排出口腔外的病态现象。

【发生机制】

1. **咳嗽** 咳嗽是由于延髓咳嗽中枢受到刺激引起。刺激主要来自呼吸道黏膜、肺泡和胸膜，经迷走神经、舌咽神经和三叉神经的感觉神经纤维传入，经喉下神经、膈神经及脊神经分别将冲动传至咽肌、声门、膈肌及其他呼吸肌，引起咳嗽动作。

2. **咳痰** 正常支气管黏液腺体和杯状细胞只分泌少量黏液，使呼吸道保持湿润。当咽、喉、气管、支气管和肺受到物理性、化学性、生物性、过敏性等因素刺激时，组织充血、水肿，毛细血管通透性增高，腺体分泌增加，漏出物、渗出物、黏液、浆液、组织坏死物等混合形成痰液。

【病因】

1. **呼吸系统疾病** 呼吸道受到各种刺激性气体、炎症、异物、肿瘤、出血等刺激。

2. **胸膜疾病** 胸膜炎症及胸膜受刺激，如气胸和胸腔穿刺。

3. **心血管系统疾病** 左心衰竭引起的肺淤血与肺水肿、左心房增大、心包炎、心包积液、肺栓塞、肺梗死等。

4. 中枢神经系统疾病　中枢神经病变如脑炎、脑膜炎等刺激大脑皮层与延髓的咳嗽中枢。

【临床表现】

咳嗽的病因不同，临床表现也可不同。咳嗽无痰或痰量甚少称干性咳嗽，其特点为咳嗽短促、断续、音调高，可单发、散发或呈阵发性，常见于急性咽喉炎、急性支气管炎早期、胸膜炎和肺结核等。咳嗽伴痰液称湿性咳嗽，多为连续性，见于慢性支气管炎、肺炎、支气管扩张和肺脓肿等。咳嗽可突然发生或长期慢性发作，前者见于吸入刺激性气体、呼吸道异物、气管或支气管分叉部受压迫；后者多见于慢性呼吸道疾病，如慢性支气管炎、支气管扩张症、肺结核和肺脓肿等。慢性支气管炎、支气管扩张症和肺脓肿所致的咳嗽于清晨或夜间变动体位时加剧，伴咳痰；左心衰竭、肺结核者则以夜间咳嗽多见。咳嗽声音可因声带或喉部病变而嘶哑，如喉炎、喉结核、喉癌和喉返神经麻痹；也可因极度衰弱或声带麻痹而低微或无声。此外，不同疾病，痰的性质、颜色、量、气味亦异。痰的性质可分为黏液性、浆液性、脓性、黏液脓性和血性。痰的颜色取决于其所含的成分：无色透明痰，见于急性支气管炎、支气管哮喘；黄色或黄绿色痰，提示化脓菌感染；肺炎球菌肺炎和肺梗死的痰因含变性血红蛋白而呈铁锈色或褐色；红色、粉红色痰含有血液，见于肺癌、肺结核和肺淤血。痰量少者仅数毫升，见于呼吸道炎症；痰量多时可达数百毫升。痰液静置后出现分层现象：上层为泡沫，中层为浆液或黏液，底层为脓液及坏死组织，见于支气管扩张或肺脓肿。脓痰伴恶臭气味提示厌氧菌感染，见于支气管扩张、肺脓肿。

长期剧烈、频繁咳嗽可致呼吸肌疲劳、酸痛，使患者不敢有效咳嗽和咳痰，并可致失眠、头痛、食欲减退。剧烈咳嗽可因脏层胸膜破裂发生自发性气胸，或因呼吸道黏膜上皮受损产生咯血，也可使胸、腹部手术伤口裂开。不能有效咳痰者，痰液潴留可诱发或加重肺部感染，并使通气与换气功能受损。

【护理评估要点】

1. 有无与咳嗽、咳痰相关的疾病病史或诱发因素。

2. 咳嗽的性质、持续时间、节律、音色及其与体位、睡眠的关系。

3. 痰的性质、颜色、量、气味、黏稠度及与体位的关系。

4. 能否有效咳嗽和咳痰。

5. 咳嗽的严重程度及对个体的影响，主要包括有无食欲减退、日常生活活动能力受限等活动与运动型态的改变，有无失眠等睡眠与休息型态的改变。对胸、腹部手术后剧烈、频繁咳嗽者要注意评估其伤口情况。

6. 诊断、治疗与护理经过，是否服用过止咳、祛痰药，药物的种类、剂量及疗效；有无采用促进排痰的护理措施。

【相关护理诊断】

1. **清理呼吸道无效** 与痰液黏稠有关；与极度衰竭、无力咳嗽有关。
2. **睡眠型态紊乱** 与夜间频繁咳嗽有关。

第七节 咯 血

咯血（hemoptysis）是指喉及喉以下呼吸道任何部位的出血，经口排出者，包括大量咯血、血痰或痰中带血。咯血量的多少与受损血管的性质及数量有直接关系，与病情的严重程度不完全一致。咯血需与口腔、鼻、咽部出血或上消化道出血引起的呕血鉴别。

【病因与发生机制】

引起咯血的原因很多，以呼吸系统和循环系统疾病常见。

1. **呼吸系统疾病** 为咯血常见病因。包括：①支气管疾病：常见有支气管扩张症、支气管结核、支气管肺癌和慢性支气管炎。其发生是由于炎症、肿瘤等损伤支气管黏膜及病灶处毛细血管，使其通透性增高或黏膜下血管破裂所致。②肺部疾患：常见有肺结核、肺炎、肺脓肿等。在我国肺结核为咯血的首推病因。引起咯血的肺结核病变，以浸润渗出、空洞和干酪性肺炎常见。其机制为病变使毛细血管通透性增高，血液渗出，致痰中带血丝、血点或小血块；小血管因病变侵蚀破裂，则为中等量咯血；空洞壁小动脉瘤破裂或继发的支气管扩张形成的动 - 静脉瘘破裂，则可引起大量咯血。

2. **循环系统疾病** 较常见的是二尖瓣狭窄、肺梗死、原发性肺动脉高压症、左心衰竭、肺淤血、肺动脉粥样硬化等。其发生与慢性肺淤血或肺静脉压升高，支气管黏膜下静脉曲张、破裂有关。

3. **全身性疾病** 包括：①血液病：如白血病、血小板减少性紫癜、再生障碍性贫血、血友病、弥散性血管内凝血等；②急性传染病：如流行性出血热、肺出血型钩端螺旋体病等；③自身免疫性疾病：如白塞病、结节性多动脉炎；④其他：如遗传性毛细血管扩张症、子宫内膜异位症等。

【临床表现】

咯血量差异甚大，少量咯血，可仅表现为痰中带血，每日咯血量在100ml以内。每日咯血量在100～500ml为中等量咯血。中等量以上咯血，咯血前患者先有胸闷、喉痒、咳嗽等先兆症状，咯出的血多为鲜红色，伴有泡沫或痰液。每日咯血量在500ml以上或一次咯血量在300～500ml为大量咯血。大量咯血时，常表现为咯出满口血液或短时间内咯血不止，常伴呛咳、脉速、出冷汗、呼吸急促、颜面苍白或紧张不安和恐惧感。大量咯血主要见于肺结核空洞、支气管扩张和慢性肺脓肿。咯血持续时间从偶尔一次至长年不停。支气管肺癌咯血主要表现为持续或间断痰中带血，慢性支气管炎剧咳时，可偶有痰中带血或血性痰。

咯血颜色和性状因不同病因而异。肺结核、支气管扩张症、出血性疾病等咯血颜色多鲜红；铁锈色血痰主要见于肺炎球菌性肺炎、肺吸虫和肺梗死；左心衰竭肺水肿时咯浆液性粉红色泡沫样痰。

大量咯血时因血液在支气管内滞留或失血，可产生各种并发症，常见有：①窒息：为咯血直接致死的重要原因。表现为大咯血过程中咯血突然减少或中止，继之气促、胸闷、烦躁不安或紧张、惊恐、大汗淋漓、颜面青紫，重者意识障碍。常发生于急性大咯血、极度衰竭无力咳嗽、应用镇静或镇咳药及精神极度紧张者。②肺不张：咯血后出现呼吸困难、胸闷、气急、发绀、呼吸音减弱或消失。③继发感染：咯血后发热、体温持续不退、咳嗽加剧，伴局部干、湿性啰音。④失血性休克：大咯血后出现脉搏增快、血压下降、四肢湿冷、烦躁不安、少尿等。

【护理评估要点】

1. 有无与咯血相关的疾病病史或诱发因素。
2. 确定咯血抑或呕血，咯血与呕血的鉴别见表3-1。

表 3-1　咯血与呕血的鉴别

	咯　血	呕　血
病　因	肺结核、支气管扩张、支气管肺癌、肺炎、肺脓肿、心脏病等	消化性溃疡、肝硬化、急性糜烂出血性胃炎、胆道疾病
出血前症状	喉部痒感、胸闷、咳嗽等	上腹部不适、恶心、呕吐等
出血方式	咯出	呕出，可为喷射状
血色	鲜红	棕黑或暗红，有时鲜红
血中混有物	痰、泡沫	食物残渣、胃液
酸碱反应	碱性	酸性
黑便	除外咽下血液，否则无	有，呕血停止后仍持续数日
出血后痰性状	痰中带血，常持续数日	无痰

3. 咯血量、血色、性状和持续时间。
4. 咯血的严重程度及对个体的影响，包括有无窒息、肺不张、继发感染、失血性休克等并发症，以及有无焦虑、恐惧等压力与压力应对型态的改变。

【相关护理诊断】

1. **有窒息的危险**　与大咯血所致血液滞留在大气道有关。
2. **有感染的危险**　与支气管内血液贮积有关。
3. **焦虑**　与咯血不止有关。

4. 恐惧 与大量咯血有关。

5. 组织灌注无效 与大量咯血所致循环血量不足有关。

第八节 发 绀

发绀（cyanosis）亦称紫绀，是指血液中脱氧血红蛋白（旧称还原血红蛋白）增多或血中含有异常血红蛋白衍生物所致皮肤、黏膜青紫的现象。发绀在皮肤较薄、色素较少和毛细血管丰富的末梢部位，如舌、口唇、鼻尖、颊部和甲床等处较明显。

【发生机制】

发绀是由于血液中血红蛋白氧合不全，当毛细血管内脱氧血红蛋白绝对量超过50g/L时，即可出现发绀；或由于血液中含有高铁血红蛋白、硫化血红蛋白等异常血红蛋白，其异常的结构，使部分血红蛋白丧失携氧能力，当血液中高铁血红蛋白达30g/L，硫化血红蛋白达5g/L时，也可出现发绀。但临床所见发绀，有时并不一定能确切反映动脉血氧下降情况，如严重贫血患者，即使氧合血红蛋白都处于还原状态，也不足以引起发绀。

【病因与临床表现】

1. 血液中脱氧血红蛋白增多

（1）中心性发绀：系由于心、肺疾病导致动脉血氧饱和度降低引起的发绀。其病因包括：①肺性发绀：常见于呼吸道阻塞、肺淤血、肺水肿、肺炎、肺气肿、肺纤维化、胸腔大量积液、积气等。由于呼吸系统疾病导致肺通气、换气功能或弥散功能障碍，使氧不能进入或不能进行交换，血中脱氧血红蛋白增多，引起发绀。②心性发绀：见于心力衰竭和发绀型先天性心脏病，如法洛（Fallot）四联征、艾生曼格（Eissenmenger）综合征等。前者主要是因肺内气体交换障碍；后者主要是因心脏与大血管间有异常通道，部分静脉血未经肺部氧合即经异常通道分流入体循环动脉血中，当分流量超过心排血量的1/3时，即可引起发绀。中心性发绀的特点为全身性发绀，除四肢与颜面外，亦可见于舌、口腔黏膜和躯干皮肤，发绀部位皮肤温暖，常伴有杵状指（趾）及红细胞增多。

（2）周围性发绀：由于周围循环障碍或周围血管收缩、组织缺氧所致。包括：①淤血性周围性发绀：见于右心衰竭、缩窄性心包炎等。因体循环淤血、周围血流缓慢，组织内氧被过多摄取，致脱氧血红蛋白增多所致。②缺血性周围性发绀：常见于严重休克，因循环血量不足、心搏量减少与周围血管痉挛性收缩，血流缓慢，周围组织缺血、缺氧导致发绀。此外，雷诺病、血栓闭塞性脉管炎等因肢体动脉闭塞或小动脉强烈收缩也可引起局部发绀。③周围毛细血管收缩：最常见于寒冷或接触低温水。周围性发绀的特点为肢体末梢与下垂部位发绀，如肢端、耳垂与鼻尖，发绀部位皮肤温度低，按摩或加温后发绀可消失。

（3）混合性发绀：为中心性与周围性发绀并存，常见于左心、右心和全心衰竭，或心肺疾病合并周围循环衰竭者。

2. 血液中存在异常血红蛋白衍生物

（1）高铁血红蛋白血症：以药物或化学物质中毒所致者多见。发绀是由于血液中血红蛋白分子的二价铁被三价铁取代，失去与氧结合的能力，当血中高铁血红蛋白含量达 30g/L 时，即可出现发绀。其原因多与服用伯氨喹啉、苯丙砜、非那西丁、磺胺等药物，或进食大量含有亚硝酸盐的变质蔬菜有关。高铁血红蛋白血症发绀的特点为急骤出现，暂时性，病情危重，经氧疗青紫不减，静脉血呈深棕色，若静脉注射亚甲蓝、硫代硫酸钠或大剂量维生素 C，可使青紫消退。

（2）硫化血红蛋白血症：有致高铁血红蛋白血症的化学物质存在，同时有便秘或服用硫化物者，可在肠内形成大量硫化氢，作用于血红蛋白，产生硫化血红蛋白，当血中硫化血红蛋白含量达 5g/L 时，即可出现发绀。

心肺疾病发绀者，由于缺氧常伴呼吸困难。

【护理评估要点】

1. 有无与发绀相关的疾病病史或药物、变质蔬菜摄取史。

2. 发绀的特点及其严重程度。

3. 发绀对个体的影响，包括有无呼吸困难等活动与运动型态的改变；有无焦虑、恐惧等压力与压力应对型态改变。

【相关护理诊断】

1. **活动无耐力** 与心肺功能不全所致机体缺氧有关。

2. **气体交换受损** 与心肺功能不全致肺淤血有关。

3. **低效性呼吸型态** 与肺泡通气、换气、弥散功能障碍有关。

4. **焦虑/恐惧** 与缺氧所致呼吸费力有关。

第九节　心　悸

心悸（palpitation）是一种自觉心脏跳动的不适感或心慌感。心悸时心脏搏动可增强，心率可快可慢，心律可规则亦可不规则。

【发生机制】

心悸的发生机制目前尚未完全清楚，一般认为与心动过速、期前收缩等所致心率与心排血量改变有关，并受心律失常出现及存在时间的长短、精神因素及注意力的影响。突然发生的心律失常，如阵发性心动过速，心悸多较明显。慢性心律失常，如心房颤动，因逐渐适应可无明显心悸。焦虑、紧张及注意力集中时心悸易出现。

【病因与临床表现】

1. 心脏搏动增强　心肌收缩力增强引起的心悸，可为生理性或病理性。生理性者常见于剧烈活动或精神过度紧张时；饮酒、浓茶或咖啡后；应用某些药物，如麻黄素、肾上腺素、阿托品、甲状腺片等。由上述生理性因素诱发的心悸，其临床表现特点为持续时间较短，可伴有胸闷等其他不适，一般不影响正常活动。

病理性心悸常见于高血压性心脏病、主动脉瓣关闭不全、风湿性二尖瓣关闭不全所致左心室肥大、先天性心脏病等所致心室增大，以及其他引起心排血量增加的疾病，如甲状腺功能亢进、发热、贫血、低血糖症等。病理性心悸的特点为持续时间长或反复发作，常伴有胸闷、气急、心前区疼痛、晕厥等心脏病的表现。

2. 心律失常　各种原因引起的心动过速（窦性心动过速、阵发性室上性心动过速或室性心动过速）、心动过缓（高度房室传导阻滞、窦性心动过缓、病态窦房结综合征）、心律不齐（房性或室性期前收缩、心房颤动）均可引起心悸。其严重程度与心脏病变程度常不一致。

3. 心脏神经官能症　由自主神经功能紊乱所引起，心脏本身并无器质性病变。多见于青壮年女性，发病常与焦虑、精神紧张、情绪激动等精神因素有关。其特点为患者除心悸外，常有心率加快、心前区刺痛或隐痛，可伴疲乏、头昏、头晕、失眠、耳鸣、注意力不集中、记忆力减退等神经衰弱的表现。

心悸所致不适可影响工作、学习、睡眠和日常生活，但一般无危险性。少数由严重心律失常所致者可发生猝死，此时多有血压降低、大汗、意识障碍、脉搏细速不能触及等。

【护理评估要点】

1. 有无与心悸发作相关的疾病病史或吸烟、饮刺激性饮料、精神受刺激等诱发因素。

2. 心悸发作的频率、持续与间隔时间，心悸发作时的主观感受及伴随症状。

3. 心悸对个体的影响，主要为有无焦虑、恐惧等压力与压力应对型态的改变；有无失眠等休息与睡眠型态的改变；有无日常生活受影响等活动与运动型态的改变。

4. 诊断、治疗及护理经过，包括是否用药，有无电复律、人工起搏治疗，已采取的护理措施等。

【相关护理诊断】

1. 活动无耐力　与心悸发作所致疲乏无力有关。

2. 焦虑/恐惧　与心悸发作所致不适及担心预后有关。

3. 潜在并发症　严重心律失常、心力衰竭、心脏骤停、Adams-Stokes综合征。

第十节　恶心与呕吐

恶心与呕吐（nausea and vomiting）是临床常见的症状。恶心为一种特殊的上腹部不适、紧迫欲吐的感觉，呕吐是指胃或部分小肠内容物通过食管逆流经口腔排出体外的现象。

【发生机制】

呕吐为一个复杂的反射动作，由机体的呕吐中枢支配。呕吐中枢位于延髓，包括神经反射中枢和化学感受触发带两个功能不同的结构。神经反射中枢接受来自消化道、大脑皮质、内耳前庭、冠状动脉及化学感受触发带的传入冲动，直接支配呕吐动作；化学感受触发带接受各种外来的化学物质、药物或内生代谢产物的刺激，并由此发出神经冲动，传至神经反射中枢引发呕吐。

整个呕吐过程可分为恶心、干呕和呕吐3个阶段。恶心时胃张力和蠕动减弱，十二指肠张力增强；干呕时胃窦部短暂收缩而胃上部放松；呕吐时胃窦部持续收缩，贲门开放，腹肌与膈肌收缩，腹压升高，致使胃内容物急速地从胃反流经食管、口腔排出体外。

【病因】

1. **反射性呕吐**　系指由来自内脏末梢神经的冲动，经自主神经传入纤维刺激呕吐中枢引起的呕吐。

（1）消化系统疾病：①口咽部刺激：如剧咳、鼻咽部炎症等；②胃肠疾病：如急慢性胃炎、消化性溃疡、幽门梗阻、肠梗阻、急性阑尾炎等；③肝、胆、胰疾病：急性肝炎、肝硬化、急性胆囊炎、急性胰腺炎等；④腹膜及肠系膜疾病：如急性腹膜炎。

（2）其他系统疾病：包括青光眼、屈光不正、尿路结石、急性肾盂肾炎、急性盆腔炎、急性心肌梗死、心力衰竭等。

2. **中枢性呕吐**　为由来自中枢神经系统或化学感受器的冲动刺激呕吐中枢引起的呕吐。

（1）中枢神经系统病变：①中枢神经系统感染：如脑炎、脑膜炎；②脑血管病：如脑出血、脑栓塞、高血压脑病、偏头痛；③颅脑外伤：如脑挫裂伤、颅内血肿；④颅内占位性病变。

（2）药物：如应用洋地黄、抗生素、抗肿瘤药物等。

（3）其他：妊娠、尿毒症、糖尿病酮症酸中毒、低钠血症、低钾血症等。

3. **前庭功能障碍性呕吐**　见于迷路炎、Ménière病、晕动病等。

4. **神经性呕吐**　见于胃肠神经官能症、神经性厌食等。

【临床表现】

恶心多伴有面色苍白、出汗、流涎、血压降低及心动过缓等迷走神经兴奋症状，常为呕吐的前驱表现，但也可仅有恶心而无呕吐，或仅有呕吐而无恶心。

呕吐的临床特点因病因不同而异。反射性呕吐常有恶心先兆，且胃排空后仍干呕不止。中枢性呕吐多无恶心先兆，呕吐剧烈呈喷射状，吐后不感轻松，可伴剧烈头痛和不同程度的意识障碍。前庭功能障碍性呕吐与头部位置改变有关，常有恶心先兆，并伴有眩晕、眼球震颤等。神经性呕吐与精神因素有关，表现为餐后即刻发生的多次少量呕吐，多不伴有恶心。由消化道梗阻引起的呕吐，呕吐物的性状与梗阻部位有关：低位肠梗阻的呕吐物常有粪臭味；十二指肠乳头以下梗阻的呕吐物常含较多胆汁；幽门梗阻的呕吐物多为宿食，有酸臭味。

剧烈频繁的呕吐可导致失水、代谢性碱中毒、低氯血症、低钾血症等水、电解质及酸碱平衡紊乱。长期严重呕吐还可引起营养不良。婴幼儿、老人、病情危重和意识障碍者，呕吐时易发生误吸而致肺部感染或窒息。

【护理评估要点】

1. 有无与恶心、呕吐相关的疾病病史或诱发因素。

2. 呕吐的特点，包括呕吐发生与持续的时间、频率，与体位、进食、药物、运动、情绪的关系，以及呕吐物的量、性状及气味等。

3. 恶心、呕吐对个体的影响，主要为有无进食、进液及体重变化，水、电解质及酸碱平衡紊乱等营养与代谢型态的改变。对于婴幼儿、老人、病情危重和意识障碍患者，还应评估可能导致误吸的危险因素如体位等，密切观察面色、有无呛咳及呼吸道通畅情况。

4. 诊断、治疗与护理经过，包括是否已做 X 线钡餐、胃镜、血糖、血尿素氮等检查及其结果，已采取的措施及效果等。

【相关护理诊断】

1. **恶心** 与急性胃炎、幽门梗阻、服用药物等有关。

2. **体液不足/有体液不足的危险** 与呕吐引起体液丢失及摄入量不足有关。

3. **营养失调** 低于机体需要量/有营养失调，低于机体需要量的危险；与长期频繁呕吐和食物摄入量不足有关。

4. **有误吸的危险** 与呕吐物误吸入肺内有关。

第十一节 呕血与黑便

呕血与黑便（hematemesis and melena）是上消化道出血的症状。呕血是指因上消化道疾病（屈氏韧带以上的消化器官，包括食管、胃、十二指肠、肝、胆和胰疾病）或全身性疾病导致上消化道出血，血液经口腔呕出的现象。黑便则指上消化道出血时部分血液经肠道排出，因血红蛋白在肠道内与硫化物结合成硫化亚铁，色黑而称之。由于黑便附有黏液而发亮，类似柏油，又称柏油便（tarry stool）。

【病因】

1．消化系统疾病

（1）食管疾病：食管炎、食管癌、食管异物、食管贲门黏膜撕裂、食管静脉曲张破裂、食管裂孔疝等。

（2）胃及十二指肠疾病：最常见为消化性溃疡，其次为服用非甾类抗炎药和应激所致的急性胃黏膜病变及慢性胃炎。胃癌由于癌组织缺血性坏死、糜烂或溃疡侵蚀血管等也可引起出血。

（3）肝胆疾病：肝硬化门脉高压时，食管下端－胃底静脉曲张破裂可引起出血；肝癌、肝动脉瘤破裂、胆囊或胆道结石、胆道寄生虫、胆囊癌、胆管癌等均可引起出血，大量血液流入十二指肠，造成呕血或黑便。

（4）胰腺疾病：急性胰腺炎合并脓肿或囊肿、胰腺癌破裂等。

2．血液疾病　血小板减少性紫癜、白血病、再生障碍性贫血、血友病、弥散性血管内凝血等。

3．其他　流行性出血热、钩端螺旋体病、败血症、尿毒症、肝功能衰竭等。

上述病因中，以消化性溃疡引起者最为常见，其次是食管或胃底静脉曲张破裂，再次为急性胃黏膜病变。

【临床表现】

呕血前多有上腹部不适及恶心，随之呕出血性胃内容物，继而排出黑便。一般呕血均伴有黑便，而黑便不一定有呕血。通常幽门以上部位出血以呕血为主，伴有黑便；幽门以下部位出血，多以黑便为主。呕血的颜色取决于出血量及血液在胃内停留的时间。出血量大或在胃内停留时间短，呕吐物呈鲜红色或混有血块，或为暗红色；出血量少或在胃内停留时间长，血红蛋白经胃酸作用变性，呕吐物可呈咖啡样。黑便的颜色与性状取决于出血量及肠蠕动的快慢。出血量大或肠蠕动快时，血液在肠道内停留时间短，形成紫红色稀便；反之，血液在肠道内停留时间长，形成较稠厚的黑便。

大量呕血和黑便可致失血性周围循环衰竭，其程度与出血量有关。出血量为血容量的 10%～15% 时，除头晕、畏寒外，多无血压、脉搏的变化；出血量达血容量的 20% 以上时，可有冷汗、四肢湿冷、心悸、脉搏增快等急性失血症状；出血量达血容量的 30% 以上时，则可出现脉搏细速、血压下降、呼吸急促、休克等急性周围循环衰竭表现。血液改变早期不明显，随组织液回渗或输液等致血液稀释，血红蛋白和红细胞可降低，出现贫血表现。长期反复黑便也可引起贫血。大量呕血者常有恐惧感，长期黑便者多有焦虑。

【护理评估要点】

1. 确定是否为呕血与黑便，注意排除鼻咽部出血、咯血及因进食大量动物血、铁剂、中药等所致的呕吐物呈咖啡色与黑色大便。

2. 有无与呕血与黑便相关的疾病病史或饮食不当、饮酒、服用肾上腺糖皮质激素、消炎痛、水杨酸类药物等诱发因素。

3. 呕血与黑便的次数、量、颜色、性状及其变化，以此可粗略判断出血量。黑便示出血量在 50～70ml 以上，呕血示胃内积血量达 250～300ml。由于呕血与黑便常混有呕吐物与粪便，失血量难以估计，临床上常根据全身反应估计出血量。如伴随体位改变（如由卧位变为坐、立位时）出现头晕、黑蒙、心悸、口渴、冷汗示血容量不足。

4. 呕血与黑便对个体的影响，主要为有无循环衰竭的表现，有无紧张、焦虑、恐惧等压力与压力应对型态的改变。

5. 诊断、治疗与护理经过，包括是否已做 X 线钡餐、胃镜、血常规等检查及其结果，已采取的措施及效果等。

【相关护理诊断】

1. **组织灌注不足**　与上消化道出血所致血容量不足有关。
2. **活动无耐力**　与呕血与黑便所致贫血有关。
3. **恐惧**　与大量呕血与黑便有关。
4. **潜在并发症**　急性周围循环衰竭。
5. **有误吸的危险**　与呕吐物误吸入肺内有关。

第十二节　便　血

便血（hematochezia）是指消化道出血，血液自肛门排出。便血颜色可呈鲜红、暗红或黑色。少量出血不造成粪便颜色改变，需经隐血试验才能确定，称为隐血便（occult blood）。

【病因】

1. **上消化道疾病**　见"呕血与黑便"节，视出血量与速度不同，可为便血，亦可形成黑便。

2. **下消化道疾病**

（1）小肠疾病：急性出血性坏死性肠炎、肠结核、肠伤寒、小肠肿瘤等。

（2）结肠疾病：急性细菌性痢疾、阿米巴痢疾、溃疡性结肠炎、结肠癌、结肠息肉、血吸虫病等。

（3）直肠肛管疾病：直肠息肉、直肠癌、痔、肛裂、肛瘘、肛管损伤等。

3. **全身性疾病**　白血病、血小板减少性紫癜、血友病、肝脏疾病、流行性出血热、败血症等。

【临床表现】

便血的临床特点因出血量、出血速度、出血部位及病因不同而异。出血量多、速度快或在肠道停留时间短时呈鲜红色便；在肠道内停留时间长则为暗红色。上消化道或小肠出血，粪便可为血液与粪便混合或全为血液。直肠、肛门或肛管出血，血色鲜红附于粪便表面，或为便后有鲜血滴出。急性出血性坏死性肠炎可排出洗肉水样血性便，有特殊腥臭味。急性细菌性疾病为黏液血便或脓血便。

短时间大量便血，可致急性失血性贫血及周围循环衰竭，但临床少见。长期慢性便血可出现乏力、头晕等贫血症状。

【护理评估要点】

1. 有无与便血相关的疾病病史或某些可致粪便发黑的食物与药物摄入史。

2. 确定是否为便血，排除：①因进食过多肉类、猪肝、动物血所致的粪便发黑，此类粪便隐血试验阳性，但进素食后转为阴性；②服用铋剂、炭粉或中药所致粪便发黑，此类粪便一般外观灰黑色无光泽，隐血试验阴性。

3. 便血的次数、量、颜色及其变化，以此可粗略判断出血量。但因受粪便量的影响，应结合全身反应才能准确估计。

4. 便血对个体的影响，有无焦虑、恐惧等压力与压力应对型态的改变。

【相关护理诊断】

1. **活动无耐力**　与长期慢性便血所致贫血有关。

2. **焦虑**　与长期便血病因不明有关。

第十三节　腹　泻

腹泻（diarrhea）是指排便次数增多，粪质稀薄并带有黏液、脓血或未消化的食物。腹泻可分为急性与慢性两种，病程超过2个月者为慢性腹泻。

【发生机制】

正常排便每日2～3次或每2～3日1次，粪便成形色黄，每日自粪便排出的水分约100～200ml。当某些原因引起胃肠分泌增加、吸收障碍、异常渗出或肠蠕动过快时，即可导致腹泻。腹泻发生机制较为复杂，多非单一因素所致，从病理生理角度可归纳为下列几个方面：

1. **分泌性腹泻**　因胃肠黏膜分泌过多液体而引起。常见于霍乱、沙门菌属感染，当细菌毒素刺激肠黏膜细胞内的腺苷环化酶，促使细胞内环磷酸腺苷（cAMP）含量增加，引起大量水与电解质分泌至肠腔，导致腹泻。某些胃肠道内分泌肿瘤如胃泌素瘤所致的腹泻也属分泌性腹泻。

2．**渗透性腹泻** 因肠腔内容物渗透压增高，阻碍肠内水与电解质吸收而引起，如口服硫酸镁、甘露醇等所致腹泻。

3．**渗出性腹泻** 因肠黏膜炎症、溃疡或浸润性病变，使病变处血管通透性增加致血浆、黏液、脓血渗出而引起，见于各种肠道炎症性疾病。

4．**肠蠕动增强性腹泻** 因肠蠕动过快，肠内食糜停留时间过短，未被充分吸收所致的腹泻，常见于肠炎、胃肠功能紊乱、甲状腺功能亢进等。

5．**吸收不良性腹泻** 由于肠黏膜面积减少或吸收障碍引起，见于小肠大部切除、吸收不良综合征等。

【病因】

1．**急性腹泻**

（1）**肠道疾病**：包括由病毒、细菌、真菌、原虫、蠕虫等感染所引起的肠炎及急性出血性坏死性肠炎、Crohn 病、溃疡性结肠炎急性发作等。

（2）**急性中毒**：进食毒蕈、河豚、鱼胆及砷、磷、铅、汞等化学物质所致的腹泻。

（3）**全身性感染**：败血症、伤寒或副伤寒等。

（4）**其他**：过敏性紫癜、变态反应性肠炎等。

2．**慢性腹泻**

（1）**消化系统疾病**：慢性萎缩性胃炎、胃大部切除后胃酸缺乏、肝硬化、慢性胆囊炎与胆石症、慢性胰腺炎、胰腺癌、肠结核、慢性细菌性痢疾、血吸虫病、钩虫病、结肠恶性肿瘤、Crohn 病、溃疡性结肠炎、吸收不良综合征等。

（2）**全身性疾病**：甲状腺功能亢进、肾上腺皮质功能减退、尿毒症等。

（3）**药物不良反应**：服用利血平、甲状腺素、洋地黄、某些抗肿瘤药物和抗生素等引起的腹泻。

【临床表现】

急性腹泻起病急，病程短，每日排便次数可达 10 次以上，粪便量多而稀薄。慢性腹泻起病缓慢、病程较长，多每日排便数次。

由于病因与发生机制不同，粪便的量及性状等亦有所不同。①分泌性腹泻多为水样便，排便量每日大于 1000ml，粪便无脓血及黏液，与进食无关，伴或不伴有腹痛；②渗出性腹泻粪便量明显少于分泌性腹泻，可有脓血或黏液，多伴有腹痛与发热；③渗透性腹泻粪便常含不消化食物、泡沫，恶臭，多不伴腹痛，禁食后腹泻可在 24 ~ 48 小时后缓解；④肠蠕动增强性腹泻多不伴有腹痛，粪便较稀，无脓血及黏液；⑤吸收不良性腹泻粪便含大量脂肪及泡沫，量多而臭，不伴腹痛，禁食后可缓解。

急性严重腹泻可因短时间丢失大量水分及电解质而引起失水、电解质紊乱及代谢性酸中毒。长期慢性腹泻可致营养不良、维生素缺乏、体重下降，甚至发生营养不良性水肿。排便频繁可因粪便刺激引起肛周皮肤糜烂及破损。长期腹泻可干扰患者休息和睡眠。

【护理评估要点】

1. 有无与腹泻相关的疾病病史、用药史、不洁饮食史。

2. 腹泻次数、粪便量、颜色、性状和气味，有无使腹泻加重或缓解的因素，如进食油腻食物、受凉等。

3. 腹泻对个体的影响，有无失水、消瘦和肛周皮肤破损等营养与代谢型态的改变；有无休息与睡眠型态的改变。

【相关护理诊断】

1. **腹泻** 与胃肠功能紊乱有关。

2. **体液不足/有体液不足的危险** 与急性腹泻所致体液丢失过多有关。

3. **营养失调/低于机体需要量** 与长期慢性腹泻有关。

4. **有皮肤完整性受损的危险** 与排便次数增多及排泄物对肛周皮肤的刺激有关。

第十四节　便　秘

便秘（constipation）是指排便次数 7 日内少于 2～3 次，粪便量少、干硬，伴排便困难。

【发生机制】

食物在消化道经消化与吸收后，剩余的食糜残渣自小肠运至结肠，在结肠内大部分水分与电解质被吸收后形成粪团，然后借结肠的集团运动送至乙状结肠及直肠。粪团进入直肠后，使直肠膨胀而产生机械性刺激，引起便意、排便反射和随后的一系列肌肉活动，包括直肠平滑肌推进性收缩，肛门内、外括约肌松弛，腹肌与膈肌收缩使腹压增高，最后将粪便排出体外。

正常排便需具备下述条件：①有足够引起正常肠蠕动的肠内容物，即足够的食物量、食物中含有适量的纤维素和水分；②肠道的肌张力及蠕动功能正常；③有正常的排便反射；④参与排便的肌肉功能正常。其中任何一项条件不能满足，即可发生便秘。

【病因】

1. 功能性便秘

（1）进食量少或食物中缺乏水和纤维素，对结肠运动的刺激减少。

（2）环境改变或精神因素等导致排便习惯受干扰或抑制。

（3）结肠运动功能障碍，如年老体弱、活动过少、肠易激综合征等。

（4）腹肌及盆肌张力下降致排便动力不足，如多次妊娠等。

（5）结肠冗长，粪团内水分被过多吸收。

（6）药物影响，如长期滥用泻药造成对药物的依赖；应用镇静止痛药、麻醉剂、抗抑郁药、抗胆碱能药、钙通道阻滞剂、神经阻滞剂等使肠肌松弛引起便秘。

2. 器质性便秘

（1）结肠梗阻或痉挛，如结肠良性或恶性肿瘤、各种原因导致的肠梗阻、肠粘连、Crohn 病。

（2）直肠或肛门病变致排便疼痛而惧怕排便，或引起肛门括约肌痉挛，如肛裂、肛瘘、痔疮或肛周脓肿。

（3）腹腔或盆腔内肿瘤压迫，如子宫肌瘤。

（4）全身性疾病致使肠肌松弛、排便无力，如甲状腺功能低下、糖尿病、尿毒症等。此外，铅中毒引起肠肌痉挛，也可造成便秘。

【临床表现】

自然排便次数减少，粪便量少，粪便干硬，难以排出，或粪便并不干硬，也难以排出。粪块长时间停留在肠道内可引起腹胀及下腹部疼痛，在直肠停留过久，可有下坠感和排便不尽感。粪便过于坚硬，排便时可致肛门疼痛或肛裂；便秘还可造成直肠、肛门过度充血，久之易致痔疮。便秘严重者因肠道毒素吸收可引起口苦、头昏、食欲不振等，长期便秘者可出现排便紧张和焦虑。

【护理评估要点】

1. 有无与便秘相关的疾病、用药史，有无进食量少、食物缺乏纤维素、活动量少、精神紧张、环境改变、长期服用泻药等诱发因素。

2. 排便频度、性状、量以及费力程度，并与既往排便情况相比较。

3. 便秘对个体的影响，有无肛周疼痛、肛裂、痔疮、头昏、食欲不振等表现，有无焦虑、紧张等压力与压力应对型态的改变。

4. 诊断、治疗与护理经过，包括促进排便措施及其效果。

【相关护理诊断】

1. 便秘 与饮食中纤维素量过少、运动量过少、排便环境改变、长期卧床有关。

2. 疼痛 与粪便过于干硬、排便困难有关。

3. 知识缺乏 缺乏有关排便机制及促进排便方面的知识。

第十五节 黄 疸

黄疸（jaundice）是由于血清中胆红素浓度增高，致皮肤、黏膜和巩膜发黄的症状和体征。正常血清胆红素为 $1.7 \sim 17.1 \mu mol/L$，血清胆红素升高至 $17.1 \sim 34.2 \mu mol/L$，临床不易察觉，称隐性黄疸，超过 $34.2 \mu mol/L$ 即出现黄疸。

【病因与发生机制】

体内的胆红素主要来源于血红蛋白。血循环中衰老的红细胞经单核－吞噬细胞系统破坏和分解，产生游离胆红素或非结合胆红素（unconjugated bilirubin，UCB）。非结合胆红素不溶于水，不能从肾小球滤过，故尿液中不出现非结合胆红素。当非结合胆红素经血循环至肝时，被肝细胞摄取，经葡萄糖醛酸转移酶的作用，与葡萄糖醛酸结合，形成结合胆红素（conjugated bilirubin，CB）。结合胆红素为水溶性，可经肾小球滤过从尿中排出。结合胆红素随胆汁排入肠道，经肠内细菌的脱氢作用还原为尿胆原。大部分尿胆原在肠道内进一步被氧化为尿胆素从粪便中排出，称粪胆素；小部分尿胆原在肠道内被重吸收，经门静脉回到肝内，其中大部分再转变为结合胆红素，又随胆汁排入肠道，形成"胆红素的肠肝循环"，小部分经体循环由肾脏排出体外（图 3 - 7）。

图 3 - 7　胆红素正常代谢示意图

正常情况下，胆红素进入与离开血循环保持动态平衡，故血中胆红素的浓度保持相对恒定。当胆红素产生过多，或肝细胞对胆红素的摄取、结合、排泄障碍，或肝内或肝外胆道阻塞时，均可致血清总胆红素浓度增高而发生黄疸。临床上根据黄疸的发生机制将其分为以下 3 种类型：

1. **溶血性黄疸**　由于红细胞破坏过多，形成大量非结合胆红素，超过肝细胞摄取、结合和排泄的能力，加之大量红细胞破坏所致的贫血、缺氧和红细胞破坏产物的毒性作用，降低了肝细胞对胆红素的代谢能力，使非结合胆红素在血中潴留，形成黄疸（图 3 - 8）。见于：①先天性溶血性贫血：如遗传性球形红细胞增多症、珠蛋白生成障碍性贫血等；②获得性免疫性溶血性贫血：如自身免疫性溶血性贫血、不同血型输血后溶血等。

2. **肝细胞性黄疸**　由于肝细胞损伤使其对胆红素的摄取、结合及排泄功能降低，

图 3-8 溶血性黄疸发生机制示意图

导致血中非结合胆红素增加。同时，未受损的肝细胞仍能将非结合胆红素转化为结合胆红素，但因肝细胞肿胀、坏死及小胆管内胆栓形成等原因，使部分结合胆红素不能顺利经胆道排出而反流入血，导致血中结合胆红素增加，从而引起黄疸（图 3-9）。见于病毒性肝炎、中毒性肝炎、肝硬化、钩端螺旋体病等各种引起肝细胞广泛损害的疾病。

图 3-9 肝细胞性黄疸发生机制示意图

3. 胆汁淤积性黄疸 由于各种原因引起胆道阻塞，使阻塞上方胆管内压力增高、胆管扩张，最终导致小胆管与毛细胆管破裂，胆汁中的胆红素反流入血而使血中结合胆红素升高。也可因肝内原因使胆汁生成和/或胆汁内成分排出障碍引起（图 3-10）。胆汁淤积可分为肝内性和肝外性，前者见于肝内泥沙样结石、毛细胆管型病毒性肝炎、原发性胆汁性肝硬化等；后者多由胆总管结石、狭窄、炎性水肿、肿瘤及蛔虫等阻塞引起。

图 3 - 10　胆汁淤积性黄疸发生机制示意图

【临床表现】

1. **溶血性黄疸**　一般黄疸较轻,皮肤呈浅柠檬黄色。急性溶血时可有高热、寒战、头痛及腰背痛,并有明显贫血和血红蛋白尿(尿呈酱油色)。重者可有急性肾功能衰竭。慢性溶血多为先天性,可有贫血和脾大。

2. **肝细胞性黄疸**　皮肤、黏膜浅黄至深黄色,常伴有乏力、食欲减退、肝区不适、肝区疼痛或轻度皮肤瘙痒等症状,重者可有出血倾向。

3. **胆汁淤积性黄疸**　黄疸多较严重,皮肤呈暗黄色,完全梗阻者可呈黄绿或绿褐色。尿色深如浓茶,粪便颜色变浅,典型者呈白陶土色。因血中胆盐潴留,常有皮肤瘙痒与心动过缓。因脂溶性维生素 K 吸收障碍,常有出血倾向。

黄疸患者可因肤色异常出现自我否认。严重皮肤瘙痒可影响患者睡眠。

【护理评估要点】

1. 确定有无黄疸,注意与胡萝卜素血症、阿的平等药物作用所致皮肤发黄相区别。

2. 粪、尿颜色,皮肤色泽深浅,是否伴有瘙痒及其程度。一般而言,黄染越深病情越重;梗阻越完全,皮肤瘙痒越严重,粪色越浅;黄疸伴皮肤瘙痒常提示黄疸程度较深,瘙痒减轻则表明病情好转,黄疸在消退。

3. 黄疸对个体的影响,有无因皮肤瘙痒所致的睡眠与休息型态改变;有无因皮肤、黏膜和巩膜发黄所致自我概念型态的改变;有无焦虑、抑郁等因面临各种检查所致压力与压力应对型态的改变。

【相关护理诊断】

1. **有皮肤完整性受损的危险**　与皮肤瘙痒有关。
2. **自我形象紊乱**　与黄疸所致皮肤、黏膜和巩膜发黄有关。
3. **焦虑**　与皮肤黄染病因不明有关。

第十六节　抽搐与惊厥

抽搐与惊厥（tic and convulsion）均属不随意运动。抽搐是指全身或局部骨骼肌重复、快速的抽动或强烈收缩，产生关节运动和强直。当肌肉收缩表现为强直性和阵挛性时称惊厥，多呈全身性和对称性，可伴有或不伴有意识丧失。惊厥与癫痫有相同与不同之处，癫痫大发作与惊厥的概念相同，而癫痫的其他类型则不属于惊厥。

【病因与发生机制】

目前发生机制尚未完全明了，可能系大脑运动神经元异常放电所致。异常放电可由代谢、营养、脑皮质肿物或瘢痕等激发，并与遗传、免疫、内分泌、微量元素、精神因素等有关。常见的病因有：

1. 脑部疾病

（1）感染：如脑炎、脑膜炎、脑脓肿等。

（2）外伤：产伤、颅脑外伤。

（3）肿瘤：包括原发性脑肿瘤、脑转移瘤。

（4）血管疾病：脑出血、蛛网膜下腔出血、脑栓塞、脑血栓形成、脑缺氧等。

（5）寄生虫病：脑型疟疾、脑囊虫病等。

（6）其他：先天性脑发育障碍、核黄疸等。

2. 全身性疾病

（1）感染：急性胃肠炎、中毒性菌痢、败血症、破伤风、狂犬病等。

（2）心血管疾病：Adams – Stokes 综合征、高血压脑病等。

（3）中毒：①内源性：如尿毒症、肝性脑病；②外源性：如酒精、苯、铅、砷、汞、阿托品、樟脑、有机磷杀虫药等中毒。

（4）代谢障碍：如低血糖状态、低钙血症、低镁血症、子痫等。

（5）风湿病：系统性红斑狼疮、脑血管炎等。

（6）其他：突然停用安眠药、抗癫痫药以及日射病、溺水、触电等。

3. 神经官能症　如癔症性抽搐和惊厥。

【临床表现】

不同病因所致抽搐与惊厥，临床表现各有其特征。常见者如下：

1. 全身性抽搐　以全身性骨骼肌痉挛为主要表现，典型者为癫痫大发作，表现为意识突然丧失，全身肌肉强直，呼吸暂停，继而四肢阵挛性抽搐，呼吸不规则，尿便失禁，发绀。发作半分钟自行停止，也可反复发作甚至呈持续状态。发作时可有瞳孔散大、对光反射迟钝或消失、病理反射阳性等。发作停止后不久意识恢复，醒后有头痛、全身乏力、肌肉酸痛等症状。

2. **局限性抽搐**　以身体某一局部肌肉收缩为主要表现，多见于手足、口角、眼睑等部位。低钙血症所致手足抽搐发作时，腕及手掌指关节屈曲，指间关节伸直，拇指内收，呈"助产士手"；踝关节伸直，足指下屈，足呈弓状，似"芭蕾舞足"。

惊厥发作可致跌伤、舌咬伤、二便失禁和肌肉酸痛；伴有意识障碍者可因呼吸道分泌物、呕吐物吸入或舌后坠堵塞呼吸道引起窒息。严重惊厥由于骨骼肌强烈收缩，机体氧耗量显著增加，加之惊厥所致呼吸改变，可引起缺氧；惊厥发作后患者可因发作失态而困窘。惊厥发作伴血压增高、脑膜刺激征、剧烈头痛、意识丧失等多见于危重急症。

【护理评估要点】

1. 有无与抽搐和惊厥相关的疾病病史或精神刺激、高热等诱发因素。

2. 抽搐与惊厥的发作频率、持续和间隔的时间、严重程度，抽搐是全身性抑或局限性，性质为持续强直性抑或间歇阵挛性，发作时意识状态，有无跌伤、舌咬伤等发作意外。

3. 有无血压增高、脑膜刺激征、剧烈头痛等提示危重急症的伴随症状和体征。

4. 抽搐与惊厥对个体的影响，包括有无排便、排尿失禁等排泄型态的改变；个人或家庭处理突发抽搐与惊厥所致的压力与压力应对型态的改变。

【相关护理诊断】

1. **有受伤的危险**　与惊厥发作所致的不受控制的强直性肌肉收缩和意识丧失有关。

2. **有窒息的危险**　与抽搐与惊厥伴意识障碍所致呼吸道分泌物误吸有关；与抽搐、与惊厥发作所致舌后坠堵塞呼吸道有关。

3. **恐惧**　与不可预知的惊厥发作及发作后困窘有关。

第十七节　意识障碍

意识障碍（conscious disturbance）是指人体对周围环境及自身状态的识别和察觉能力障碍的一种精神状态，严重的意识障碍表现为昏迷。

【发生机制】

意识由意识内容和其"开关"系统组成。意识的"开关"系统包括经典的感觉传导径路（特异性上行投射系统）及脑干网状结构（非特异性上行投射系统）。意识"开关"系统激活大脑皮质并使之维持一定水平的兴奋性，使机体处于觉醒状态。意识内容在意识觉醒状态的基础上产生，包括记忆、思维、理解、定向和情感等精神活动，以及通过视、听、语言和复杂运动等与外界保持密切联系的能力。清醒的意识活动有赖于大脑皮质和皮质下网状结构功能的完整，任何原因导致大脑皮质弥漫性损害或脑干网状结构损害，均可发生意识障碍。

【病因】

1．感染性因素

（1）颅内感染：如各种脑炎、脑膜炎、脑型疟疾等。

（2）全身严重感染：如败血症、伤寒、中毒性肺炎、中毒型菌痢等。

2．非感染性因素

（1）颅脑疾病：①脑血管疾病：如脑出血、脑栓塞、脑血栓形成、蛛网膜下腔出血、高血压脑病等；②脑肿瘤；③脑外伤：脑挫裂伤、脑震荡、颅骨骨折等；④癫痫。

（2）内分泌与代谢障碍：如甲状腺危象、甲状腺功能减退、糖尿病酮症酸中毒、低血糖昏迷、肝性脑病、肺性脑病、尿毒症等。

（3）心血管疾病：如心律失常所致 Adams – Stokes 综合征、严重休克等。

（4）中毒：如安眠药、有机磷杀虫药、酒精、一氧化碳、氰化物等中毒。

（5）物理性及缺氧性损害：如触电、溺水、高温中暑、日射病等。

【临床表现】

1．嗜睡（somnolence）　是程度最轻的意识障碍。患者处于持续睡眠状态，可被唤醒，醒后能正确回答问题和作出各种反应，当刺激停止后很快又入睡。

2．意识模糊（confusion）　为程度深于嗜睡的一种意识障碍。患者能保持简单的精神活动，但对时间、地点、人物的定向能力发生障碍。

3．昏睡（hypnody）　是接近人事不省的意识状态。患者处于熟睡状态，不易唤醒，虽经压迫眶上神经、摇动身体等强烈刺激可被唤醒，但很快又入睡。醒时答话含糊或答非所问。

4．昏迷（coma）　为最严重的意识障碍，按程度不同又可分为 3 个阶段：

（1）轻度昏迷：意识大部分丧失，无自主运动，对声、光刺激无反应，对疼痛刺激尚可出现痛苦表情或肢体退缩等防御反应。角膜反射、瞳孔对光反射、眼球运动和吞咽反射可存在。

（2）中度昏迷：对周围事物及各种刺激均无反应，对剧烈刺激可有防御反应。角膜反射减弱，瞳孔对光反射迟钝，无眼球转动。

（3）深度昏迷：意识完全丧失，全身肌肉松弛，对各种刺激全无反应，深、浅反射均消失。

5．谵妄（delirium）　为一种以兴奋性增高为主的高级神经中枢急性功能失调状态。表现为意识模糊、定向力丧失、幻觉、错觉、躁动不安、言语杂乱等。见于急性感染高热期、某些药物中毒、代谢障碍、循环障碍或中枢神经系统疾患等。部分患者可康复，部分可发展至昏迷。

意识障碍者感知能力、对环境的识别能力及日常生活自理能力均发生改变，尤其是昏迷者，由于意识部分或完全丧失所致无自主运动、不能经口进食、咳嗽与吞咽反射减弱或消失、排便与排尿控制能力丧失及留置导尿等，除血压、脉搏、呼吸等生命征可有改变外，易发生肺部及尿路感染、口腔炎、结膜炎、角膜炎、角膜溃疡、压疮、营养不良及肢体挛缩畸形等并发症，并可给其亲属带来巨大的照顾压力负荷。

【护理评估要点】

1. 有无与意识障碍相关的疾病病史或诱发因素。

2. 可通过与患者交谈，了解其思维、反应、情感活动、定向力等，必要时做痛觉试验、角膜反射、瞳孔对光反射检查，判断意识障碍的程度。也可按格拉斯哥昏迷评分表（Glasgow coma scale, GCS）对意识障碍的程度进行评估。评分项目包括睁眼反应、运动反应和语言反应。分测 3 个项目并予以计分，再将各项目分值相加求其总分，即可得到意识障碍程度的客观评分（表 3 - 2）。GCS 总分为 3 ~ 15 分，14 ~ 15 分为正常，8 ~ 13 分为意识障碍，≤7 分为浅昏迷，<3 分为深昏迷。评估中应注意运动反应的刺激部位应以上肢为主，并以其最佳的反应记分。

表 3 - 2　格拉斯哥昏迷评分量表

评分项目	反　　　应	得分
睁眼反应	正常睁眼	4
	呼叫后睁眼	3
	疼痛刺激后睁眼	2
	任何刺激无睁眼反应	1
运动反应	可按指令动作	6
	对疼痛刺激能定位	5
	对疼痛刺激有肢体退缩反应	4
	疼痛刺激时肢体过屈（去皮质强直）	3
	疼痛刺激时肢体过伸（去大脑强直）	2
	对疼痛刺激无反应	1
语言反应	能准确回答时间、地点、人物等定向问题	5
	能说话，但不能准确回答时间、地点、人物等定向问题	4
	用字不当，但字意可辨	3
	言语模糊不清，字意难辨	2
	任何刺激无语言反应	1

3. 通过动态观察或 GCS 动态评分可了解意识障碍演变的进程。GCS 动态评分是将每日 GCS 3 项记录值分别绘制成横向的 3 条曲线，曲线下降示意识障碍程度加重，病情趋于恶化；反之，曲线上升示意识障碍程度减轻，病情趋于好转。

4．生命征及瞳孔的变化。

5．意识障碍对个体的影响，主要包括有无口腔炎、角膜炎、结膜炎、角膜溃疡、压疮等营养与代谢型态的改变；有无肌肉萎缩、关节僵硬、肢体畸形所致活动与运动型态的改变；有无排便、排尿失禁等排泄型态的改变；有无亲属无能力照顾患者等角色与关系型态的改变。

【相关护理诊断】

1．**急性意识模糊**　与脑出血有关；与肝性脑病有关等。

2．**清理呼吸道无效**　与意识障碍所致咳嗽、吞咽反射减弱或消失有关。

3．**口腔黏膜受损**　与意识障碍所致生活自理能力下降或丧失及唾液减少有关。

4．**完全性尿失禁**　与意识丧失所致排尿失控有关。

5．**排便失禁**　与意识障碍所致排便失控有关。

6．**有外伤的危险**　与意识障碍所致躁动不安有关。

7．**营养失调/低于机体需要量**　与意识障碍所致不能正常进食有关。

8．**有皮肤完整性受损的危险**　与意识障碍所致自主运动消失有关；与意识障碍所致排便、排尿失禁有关。

9．**有感染的危险**　与意识障碍所致咳嗽、吞咽反射减弱或消失有关；与侵入性装置有关。

10．**照顾者角色困难**　与长期昏迷所致家庭照顾者角色不当有关。

第四章　体格检查

第一节　全身状态检查

全身状态检查是对被检查者一般状况的概括性观察，对判断病情及其严重程度具有重要意义。检查方法以视诊为主，同时配合触诊。检查内容包括性别、年龄、生命征、发育与体型、营养状态、意识状态、面容与表情、体位与步态等。

一、性别

正常成人性征明显，性别（sex）不难判断。性别检查的重点在于注意：①疾病对性征的影响：如肾上腺皮质肿瘤可使女性患者发生男性化，或男性乳房女性化以及其他第二性征的改变。②性染色体异常对性征的影响：染色体的数目和结构异常可致两性畸形。③性别与某些疾病的发生率：如甲状腺疾病和系统性红斑狼疮多发生于女性；消化道恶性肿瘤多见于男性；甲型血友病多见于男性，偶见于女性。④药物对性征的影响：如长期使用肾上腺糖皮质激素亦可使女性患者发生男性化。

二、年龄

年龄（age）可经问诊获知，在昏迷、死亡或隐瞒真实年龄等特殊情况下则需通过观察和检查估计。判断年龄多以皮肤的弹性与光泽、肌肉的状态、毛发的颜色和分布、面与颈部皮肤的皱纹，以及牙齿的状态等为依据。年龄与疾病的发生和预后密切相关，如佝偻病、麻疹、白喉等多见于幼儿与儿童；结核病、风湿热多见于青少年；动脉硬化与冠状动脉疾病多见于老年。青年人患病后易康复，老年人则相对较慢。

三、生命征

生命征（vital sign）是评价生命活动存在与否及其质量的重要征象，包括体温、脉搏、呼吸和血压。生命征为体格检查的重要项目之一，测量后应准确记录于护理病历及体温单上，以了解和评估患者的病情变化。

体温、脉搏、呼吸、血压的测量方法见《护理学基础》；体温的临床意义见第三章

第一节；呼吸、脉搏和血压的临床意义见本章第五节、第六节有关部分。

四、发育与体型

发育（development）正常与否通常以年龄、智力和体格成长状态（身高、体重及第二性征）及其相互间的关系来判断。发育正常者，其年龄、智力与体格成长状态相一致。正常成人头长为身高的1/7；胸围约等于身高的1/2；两上肢水平展开的指间距离约等于身高；身体上部量（头顶至耻骨联合上缘的距离）与下部量（身高减去上部量或耻骨联合上缘至足底的距离）之比约1:1。正常人各年龄组身高与体重之间有一定的关系。发育与种族遗传、内分泌、营养代谢、生活条件、体育锻炼等因素密切相关。

体型（habitus）是身体发育的外观表现，包括骨骼、肌肉的成长与脂肪分布的状态等。临床上将成人的体型分为3种类型：

1. 无力型（瘦长型）（asthenic type） 身高肌瘦，颈细长，肩窄下垂，胸廓扁平，腹上角小于90°。

2. 超力型（矮胖型）（sthenic type） 身短粗壮，颈粗短，肩宽平，胸围大，腹上角大于90°。

3. 正力型（匀称型）（ortho-sthenic type） 身体各部分匀称适中，腹上角90°左右。一般成人多为此型。

临床常见的异常体型有：①矮小体型：指成年男性身高低于145cm，女性低于135cm者。见于发育成熟前腺垂体功能低下所致垂体性侏儒（pituitary dwarfism）、小儿甲状腺功能减退所致呆小症（cretinism）和性早熟（sexual precosity）。②高大体型：见于发育成熟前腺垂体功能亢进所致巨人症（gigantism）和肢端肥大症；性腺功能减退使骨骺融合推迟，骨骼生长过度也可出现高大体型。

五、营养状态

营养状态（nutritional status）与食物的摄入、消化与吸收及代谢等因素有关，并受到心理、社会和文化等因素的影响，其好坏可作为评估健康和疾病程度的标准之一。营养过度或不良均可致营养状态的改变，前者引起肥胖，后者引起消瘦。

（一）营养状态的检查

1. 综合判断 主要根据皮肤、毛发、皮下脂肪和肌肉发育的情况进行评估。临床上常用良好、中等、不良3个等级对营养状态进行描述。

（1）良好：黏膜红润，皮肤光泽、弹性好，指甲、毛发润泽，皮下脂肪丰满，肌肉结实，肌肉及皮褶厚度正常，肋间隙及锁骨上窝深浅适中，肩胛部和股部肌肉丰满，体重和体质指数在正常范围。

（2）不良：皮肤黏膜干燥、弹性降低，指甲粗糙无光泽，毛发稀疏，皮下脂肪菲薄，肌肉松弛无力，肌肉及皮褶厚度低于正常，肋间隙、锁骨上窝凹陷，肩胛骨和髂骨嶙峋突出，体重和体质指数明显低于正常。

（3）中等：介于良好和不良之间。

2. 体重测量 测量一定时间内体重的增减是观察营养状态的常用方法之一。理想的体重可以下列公式粗略计算：理想体重（kg）＝身高（cm）－105；或理想体重（kg）＝［身高（cm）－100］×0.95（女性×0.90）。一般认为体重在理想体重±10%范围内为正常；超过正常的10%～20%为超重（overweight），超过正常的20%以上为肥胖（obesity）；低于正常的10%～20%为消瘦（emaciation），低于正常的20%以上为明显消瘦，极度消瘦称恶病质（cachexia）。

3. 皮褶厚度测量（skinfold thickness） 皮下脂肪可直接反映体内脂肪量，与营养状态关系密切，可作为评估营养状态的参考。最终对营养状态的评价结果应结合评估对象体重的变化和病史综合得出。常用测量部位有肱三头肌、肩胛骨下和脐旁等，以肱三头肌皮褶厚度（triceps skinfold，TSF）最常用。测量时被测者取立位，两上肢自然下垂，检查者站于其后，以拇指和示指在肩峰至鹰嘴连线中点的上方2cm处捏起皮褶，捏起点两边的皮肤需对称，然后用10g/mm^{2}的皮褶计测量，于夹住后3秒内读数。一般取3次测量的均值。正常成年男性皮褶厚度为8.4mm，女性为15.3mm。实测值相当于正常值的90%以上为正常；80%～90%为轻度体脂消耗；60%～80%为中度体脂消耗；小于60%为重度体脂消耗。

4. 肌肉厚度测量 肌肉厚度测量可反映肌肉状况，最常用的测量部位是上臂中点肌肉环围（midarm muscle circumference，MAMC）。测量方法为先用软尺经上臂中点（肩峰与尺骨鹰嘴连线中点）紧贴皮肤绕臂一圈，测得上臂中点环围（midarm circumference，MAC），同时测量肱三头肌皮褶厚度，然后计算上臂中点肌肉环围。计算公式为：MAMC（cm）＝MAC（cm）－［0.314×TSF（mm）/10］。MAMC成年男性为24.8cm，女性为21.0cm。实测值在正常值90%以上为正常；80%～90%为轻度营养不良；60%～80%为中度营养不良；小于60%为重度营养不良。

（二）异常营养状态

1. 营养不良（malnutrition） 营养不良主要由于摄食不足和/或消耗增多引起。多见于长期或严重的疾病，如消化道疾病所致摄食障碍或消化吸收不良，神经系统及肝、肾病变引起的严重恶心和呕吐，活动性结核、肿瘤、糖尿病、甲状腺功能亢进症等所致热量、蛋白质、脂肪消耗过多等。

2. 肥胖 肥胖最常见的原因为热量摄入过多，超过消耗量，亦与遗传、内分泌、生活方式、运动和精神因素有关。按病因可分为外源性肥胖和内源性肥胖。外源性肥胖主要与摄食过多有关，常有一定的遗传倾向，与生活方式、精神因素等亦有关系，表现为全身脂肪分布均匀，身体各部位无异常表现。内源性肥胖多由某些内分泌疾病引起，其脂肪分布多有显著特征性，如下丘脑病变所致肥胖性生殖无能综合征（Frohlich综合征）表现为大量脂肪积聚在面部、腹部、臀部和大腿，性器官和第二性征发育不全，肾上腺皮质功能亢进（Cushing综合征）表现为向心性肥胖。

六、意识状态

意识状态（consciousness）是大脑功能活动的综合表现，即对周围环境和自身状态的知觉状态。正常人意识清晰，反应敏捷精确，思维活动正常，语言流畅、字音清楚、词能达意。凡能影响大脑功能活动的疾病都可引起不同程度的意识改变，称为意识障碍。意识障碍的临床表现和评估见第三章第十七节。

七、面容与表情

面容（facial features）与表情（expression）的变化是个体情绪状态的重要标志，某些疾病发展到一定程度时会出现一些特征性的面容与表情，因此观察面容与表情的变化具有重要的临床价值。常见的典型面容如下：

1. **急性发热面容** 表情痛苦、躁动不安、面色潮红，有时可有鼻翼扇动、口唇疱疹等，见于急性发热性疾病如大叶性肺炎、疟疾、流行性脑脊髓膜炎等。

2. **慢性面容** 面容憔悴，面色灰暗或苍白，目光暗淡，见于慢性消耗性疾病如恶性肿瘤、严重结核病等。

3. **甲状腺功能亢进面容** 眼裂增大，眼球突出，目光闪烁，兴奋不安，呈惊愕状（图 4-1）。

4. **黏液性水肿面容** 面色苍白，颜面浮肿，睑厚面宽，目光呆滞，反应迟钝，眉毛、头发稀疏，见于甲状腺功能减退症（图 4-2）。

5. **二尖瓣面容** 面色晦暗，双颊紫红，口唇轻度发绀。见于风湿性心脏病二尖瓣狭窄（图 4-3）。

图 4-1 甲状腺功能亢进面容　　图 4-2 黏液性水肿面容　　图 4-3 二尖瓣面容

6. **肢端肥大症面容** 头颅增大，面部变长，下颌增大前突，眉弓及两颧隆起，唇舌肥厚，耳鼻增大（图 4-4）。

7. **满月面容** 面圆如满月，皮肤发红，常伴痤疮，唇可有小须，见于 Cushing 综合征及长期应用肾上腺糖皮质激素者（图 4-5）。

8. **面具面容** 面部呆板无表情似面具样，见于震颤性麻痹、脑炎、脑血管疾病、脑萎缩等。

图4-4 肢端肥大症面容

图4-5 满月面容

9. **贫血面容** 面色苍白，唇舌色淡，表情疲惫，见于各种贫血患者。

10. **肝病面容** 面色晦暗，双颊有褐色色素沉着，见于慢性肝病患者。

11. **肾病面容** 面色苍白，眼睑、颜面浮肿。

12. **病危面容** 又称 Hippocrates 面容。面部瘦削，面色铅灰或苍白，目光晦暗，表情淡漠，眼眶凹陷，鼻骨峭耸，见于大出血、严重休克、脱水、急性腹膜炎等。

八、体位

某些疾病时可出现一些特征性的体位（position）。常见体位如下：

1. **自动体位**（active position） 身体活动自如，不受限制，见于疾病早期或轻症患者。

2. **被动体位**（passive position） 患者不能自己随意调整或变换躯干和肢体的位置，见于极度衰弱或意识丧失者。

3. **强迫体位**（compulsive position） 患者为减轻疾病痛苦而被迫采取的体位。常见的强迫体位有：

（1）强迫仰卧位：患者仰卧，双腿屈曲，借以减轻腹部肌肉的紧张，见于急性腹膜炎等。

（2）强迫俯卧位：俯卧位可减轻脊背肌肉的紧张程度，见于脊柱疾病。

（3）强迫侧卧位：胸膜疾病患者多卧向患侧，以减轻胸痛；大量胸腔积液者多卧向患侧，有利健侧代偿性呼吸，减轻呼吸困难。

（4）强迫坐位：患者坐于床沿，两手置于膝盖或扶持床边，使膈肌下降，肺通气量增加；同时可减少回心血量，减轻心脏负担，见于心肺功能不全的患者。

（5）强迫蹲位：患者在步行或其他活动过程中，为缓解呼吸困难和心悸而采取的蹲踞体位或膝胸位，见于发绀型先天性心脏病患者。

（6）强迫停立位：患者在活动时因心前区疼痛突然发作，被迫即刻停立，并以右手按抚心前区，待稍缓解后，才离开原位，见于心绞痛。

（7）辗转体位：腹痛发作时，患者辗转反侧，坐卧不安，见于胆石症、胆道蛔虫症、肠绞痛。

（8）角弓反张位：因颈及脊背肌肉强直，以致患者头向后仰，胸腹前凸，背过伸，躯干呈弓形，见于破伤风、脑炎及小儿脑膜炎。

九、步态

步态（gait）是走动时所表现的姿态。正常人的步态因年龄、健康状况和所受训练的影响而不同。某些疾病可使步态发生改变，并具有一定的特征性。常见典型的异常步态有：

1. **蹒跚步态**（wadding gait） 走路时身体左右摇摆如同鸭步，见于佝偻病、大骨节病、进行性肌营养不良或先天性双侧髋关节脱位等。

2. **酒醉步态**（drunken gait） 行走时躯干重心不稳，步态紊乱如醉酒状，见于小脑疾患、酒精或巴比妥中毒。

3. **共济失调步态**（ataxic gait） 起步时一脚高抬，骤然垂落，双目下视，两脚间距很宽，摇晃不稳，闭目时不能保持平衡，见于脊髓疾病。

4. **慌张步态**（festinating gait） 起步困难，起步后小步急速前冲，身体前倾，越走越快，难以止步，见于震颤麻痹。

5. **跨阈步态**（steppage gait） 患足下垂，行走时必须高抬下肢才能起步，见于腓总神经麻痹（图4-6）。

6. **剪刀式步态**（scissors gait） 由于下肢肌张力增高，移步时下肢内收过度，两腿交叉呈剪刀状，见于脑性瘫痪与截瘫患者（图4-7）。

图4-6 跨阈步态　　图4-7 剪刀步态

7. **间歇性跛行**（intermittent claudication） 步行中因下肢突发性酸痛，患者被迫停止行进，需休息片刻后方能继续走动，见于脉管炎、腰椎管狭窄患者。

第二节　皮肤检查

外环境改变、体内疾病或其他因素的影响，均可致皮肤结构和/或功能发生变化而表现为皮肤病变和反应。皮肤的变化可为皮肤本身疾病所致，亦可为全身病变和反应的一部分。因此，皮肤检查是全身体格检查不可缺少的内容。

皮肤检查的方法主要为视诊，有时需配合触诊才能获得更清楚的印象。其内容主要包括颜色、湿度、温度、弹性、皮疹、完整性、出血及水肿等。

一、颜色

皮肤颜色（skin color）与种族遗传有关，并可因色素量、毛细血管分布、血液充盈度及皮下脂肪的厚薄而不同，同一个体不同身体部位、不同生理与疾病状态、不同环境下亦有所不同。

1. **苍白（pallor）**　皮肤黏膜苍白可由贫血、末梢毛细血管痉挛或充盈不足引起，见于寒冷、惊恐、休克、虚脱以及主动脉瓣关闭不全等。检查时，应以观察甲床、掌纹、结膜、口腔黏膜及舌质颜色为宜。

2. **发红（redness）**　皮肤发红系由于毛细血管扩张充血、血流加速以及红细胞量增多所致。生理情况下，可见于饮酒和运动；疾病情况下，见于发热或阿托品、一氧化碳中毒等。

3. **发绀（cyanosis）**　皮肤黏膜呈青紫色，常出现于唇、舌、耳垂、面颊及肢端。主要由单位容积血液中脱氧血红蛋白量增高引起，见于心、肺疾病，亚硝酸盐中毒等。

4. **黄染（stained yellow）**　皮肤黏膜发黄称黄染。因胆道阻塞、肝细胞损害或溶血性疾病致血清内胆红素浓度增高，使皮肤黏膜乃至体液及其他组织黄染者，称为黄疸。早期或轻微的黄疸仅见于巩膜、硬腭后部及软腭黏膜，较明显时才见于皮肤。黄疸所致巩膜黄染是连续的，近角膜缘处黄染轻，远角膜缘处黄染重。此外，过多食用胡萝卜、南瓜、橘子等引起血中胡萝卜素含量增高可使皮肤黄染，但其部位多在手掌、足底、前额及鼻部皮肤，一般不出现巩膜和黏膜黄染；长期服用阿的平、呋喃类药物亦可致皮肤、巩膜黄染，其特点为黄染以近角膜缘处最明显，以此可与黄疸区别。

5. **色素沉着（pigmentation）**　因表皮基底层的黑色素增多，使部分或全身皮肤色泽加深，称色素沉着。正常人身体外露部分、乳头、乳晕、腋窝、关节、肛门周围及外阴部位皮肤颜色较深。妊娠妇女面部、额部可有色泽沉着，称妊娠斑。老年人面部也可出现散在的色素沉着，称老年斑。全身皮肤色泽加深，口腔黏膜出现色素沉着，则为病理征象，常见于肾上腺皮质功能减退症、肝硬化、肝癌，以及使用砷剂、马利兰等药物者。

6. **色素脱失（depigmentation）**　皮肤丧失原有色素称为色素脱失，常见有白癜、白斑和白化症。白癜为多形性大小不等的色素脱失斑片，多见于身体外露部位，无自觉症状，也不引起生理功能改变，见于白癜风；白斑多呈圆形或椭圆形，常发生于口腔黏膜和女性外阴部，可能为癌前期病变；白化症为全身皮肤和毛发色素脱失，头发可呈浅黄色或金黄色，为遗传性疾病。

二、湿度

皮肤湿度（humidity of skin）主要与汗腺分泌功能、气温及湿度变化有关。在气温高、湿度大的环境中，出汗增多是生理调节反应。疾病情况下可有出汗过多或无汗（absent sweating）。发热期伴出汗，多见于风湿病、结核病等。甲状腺功能亢进症、佝偻病、淋巴瘤等常有出汗增多。大汗淋漓伴皮肤四肢发凉为冷汗（cold sweat），见于休克和虚脱患者。夜间睡后出汗为盗汗（night sweat），见于结核病。无汗时皮肤异常干燥，见于维生素 A 缺乏、黏液性水肿、硬皮病、脱水等。

三、温度

检查者以指背触摸被检查者皮肤评估皮肤温度。全身皮肤发热见于发热、甲状腺功能亢进；发冷见于休克、甲状腺功能减退等。局部皮肤发热见于疖、痈等炎症。肢端发冷见于雷诺病（Raynaud's disease）。

四、弹性

皮肤弹性（elasticity）与年龄、营养状态、皮下脂肪及组织间隙含液量有关。儿童与青年皮肤弹性好；中年以后皮肤弹性减弱；老年人皮肤弹性差。检查时常取手背或上臂内侧部位，用示指和拇指将皮肤捏起，1～2 秒钟后松开，观察皮肤皱褶平复速度。迅速平复者为弹性好或正常；平复缓慢者为弹性减弱，见于长期消耗性疾病、营养不良或严重脱水的患者。

五、皮疹

皮疹（skin eruption）多为全身性疾病的皮肤表现，常见于传染病、药物及其他物质所致的过敏反应。发现皮疹时应详细观察和记录其出现与消失的时间、发展顺序、分布部位、形状、大小、平坦或隆起、颜色，压之是否退色，有无瘙痒及脱屑等。常见皮疹如下：

1. **斑疹（maculae）** 局部皮肤发红，一般不高起皮面，见于斑疹伤寒、丹毒、风湿性多形性红斑等。

2. **玫瑰疹（roseola）** 是一种鲜红色的圆形斑疹，直径 2～3mm，多出现于胸腹部，为伤寒或副伤寒的特征性皮疹。

3. **丘疹（papules）** 为较小的实质性皮肤隆起，伴有皮肤颜色改变，见于药物疹、麻疹、猩红热、湿疹等。

4. **斑丘疹（maculopapule）** 在斑疹的底盘上出现丘疹为斑丘疹，见于风疹、药物疹、猩红热。

5. **荨麻疹（urticaria）** 为局部皮肤暂时性的水肿性隆起，大小不等，形态不一，苍白或淡红，伴瘙痒，消退后不留痕迹。为速发性皮肤变态反应所致，常见于异体蛋白性食物或药物过敏。

六、压疮

压疮（pressure sore）又称压力性溃疡，为局部组织长期受压，发生持续缺血、缺氧、营养不良所致的皮肤损害，多见于枕部、耳郭、肩胛部、肘部、髋部、骶尾部、膝关节内外侧、内外踝、足跟等身体受压部位。

压疮预测评估表（表 4－1）为临床用于预测压疮发生可能性的量表，其目的是确定被评估者是否处于发生压疮的危险中，以采取预防措施。

表 4 - 1 压疮预测评估表

病区　　床号　　姓名　　性别　　年龄　　住院号

危险因素/评分		项　　目	日　　期						
意识状态	4	意识清醒							
	3	反应迟缓							
	2	意识模糊							
	1	木僵/昏迷							
活动情况	4	行动自如							
	3	辅助可行							
	2	能够坐起							
	1	长期卧床							
肢体活动度	4	完全能动							
	3	稍微限制							
	2	极度限制							
	1	不能活动							
进食情况	4	进食足够							
	3	进食不足							
	2	进食量少							
	1	不能进食							
失禁/皮肤受潮	4	皮肤干爽							
	3	偶有受潮							
	2	经常受潮							
	1	持续受潮							
皮肤情况	4	皮肤正常							
	3	颜色异常							
	2	温度异常							
	1	干燥（脱水/水肿）							
评分范围 = 6 ~ 24 分		总评分：							
压疮危险评分等级		高度危险 = 6 ~ 12 分							
		中度危险 = 13 ~ 18 分							
		低度危险 = 19 ~ 23 分							
		无危险 = 24 分							

对已发生的压疮，临床上多根据组织损伤的程度对其进行分期：①1 期（淤血红肿期）：受压皮肤暗红，伴肿、痛、热，无破溃；②2 期（炎症浸润期）：红肿扩大、变硬，皮肤颜色由红转紫，并可有水疱形成，水疱破溃后，表皮脱落可形成潮湿红润的溃疡面；③3 期（浅表溃疡期）：皮肤破溃扩展，通过真皮层达脂肪组织，可继发感染；④4 期（坏死溃疡期）：坏死组织侵入肌肉层，感染向深部扩展，可破坏骨膜和骨质。

七、皮下出血

皮下出血（subcutaneous hemorrhage）的特点是局部皮肤青紫或黄褐色（陈旧性出血时），按之不退色，除血肿外一般不高出皮面。根据皮下出血的直径大小可将其分为以下几种：直径小于 2mm 称为淤点（petechia），直径 3～5mm 称为紫癜（purpura），直径 5mm 以上称为淤斑（ecchymosis），片状出血伴皮肤显著隆起称为血肿（hematoma）。出血斑点亦可发生于黏膜下。皮下出血常见于造血系统疾病、重症感染、某些中毒及外伤等。

八、蜘蛛痣

蜘蛛痣（spider angioma）是皮肤小动脉末端分支性扩张所形成的血管痣，形似蜘蛛。蜘蛛痣大小不等，多出现在上腔静脉分布的区域内，如面、颈、手背、上臂、前胸和肩部等处。检查时若压迫蜘蛛痣的中心，其辐射状小血管网即退色或消失，去除压力后又复出现。一般认为蜘蛛痣的发生与肝脏对体内雌激素的灭活作用减弱有关，常见于慢性肝炎、肝硬化。

九、水肿

轻度水肿视诊不易发现，需与触诊结合。以手指加压被检查部位皮肤（通常取胫骨前内侧皮肤）3～5 秒钟，若加压部位组织发生凹陷，称为凹陷性水肿（pitting edema）。颜面、胫骨前内侧及手足背皮肤水肿，伴皮肤苍白、干燥、粗糙，但指压后无组织凹陷，为黏液性水肿（myxedema），见于甲状腺功能减退症。下肢不对称性皮肤增厚、粗糙、毛孔增大，有时出现皮肤皱褶，指压无凹陷，亦可累及阴囊、大阴唇和上肢，为象皮肿，见于丝虫病。

根据水肿的轻重，可分为轻、中、重三度。

轻度：水肿仅见于眼睑、眶下软组织、胫骨前及踝部皮下组织，指压后组织轻度凹陷，平复较快。

中度：全身疏松组织均可见明显水肿，指压后出现较深的组织凹陷，平复缓慢。

重度：全身组织严重水肿，身体低垂部位皮肤张紧发亮，甚至有液体渗出，可伴胸腔、腹腔、鞘膜腔积液，外阴部也可有明显水肿。

第三节 浅表淋巴结检查

淋巴结分布于全身，一般检查只能发现身体各部浅表淋巴结的变化。正常浅表淋巴结较小，直径多在 0.2 ~ 0.5cm，质地柔软，表面光滑，无压痛，与毗邻组织无粘连，不易被触及。

一、正常浅表淋巴结的部位

浅表淋巴结以组群分布，一个组群的淋巴结收集一定区域的淋巴液，局部炎症或肿瘤可引起相应区域的淋巴结肿大。各浅表淋巴结部位如下：耳前淋巴结位于耳屏前方；耳后淋巴结位于耳后乳突表面、胸锁乳突肌止点处；枕后淋巴结位于枕部皮下，斜方肌起点与胸锁乳突肌止点之间；颌下淋巴结位于颌下腺附近，在下颌角与颏部之中间部位；颏下淋巴结位于颏下三角内，下颌舌骨肌表面两侧下颌骨前端中点后方；颈前淋巴结位于胸锁乳突肌表面及下颌角处；颈后淋巴结位于斜方肌前缘（图4-8）；锁骨上淋巴结位于锁骨与胸锁乳突肌形成的夹角处；腋窝淋巴结分为外侧淋巴结群、胸肌淋巴结群、肩胛下淋巴结群、中央淋巴结群和腋尖淋巴结群5群，分别位于腋窝外侧壁、胸大肌下缘深部、腋窝后皱襞深部、腋窝内侧壁近肋骨及前锯肌处和腋窝顶部（图4-9）；滑车上淋巴结位于上臂内侧，内上髁上方3~4cm，肱二头肌与肱三头肌肌间沟内；腹股沟淋巴结位于腹股沟韧带下方股三角内；腘窝淋巴结位于小隐静脉与腘静脉汇合处。

图4-8 头颈部浅表淋巴结分布图

二、检查方法

检查时将示、中、环三指并拢，以指腹紧贴检查部位，在指腹按压的皮肤与皮下组织间转动式滑动触诊。检查颈部淋巴结时让被检查者头稍低，使皮肤和肌肉放松，便于触诊。检查锁骨上淋巴结时，取坐位或卧位，头部稍向前屈，用双手进行触诊，左手触诊右侧，右手触诊左侧。检查腋窝时应以手扶被检查者前臂使其稍外展，以右手检查左侧，以左手检查右侧。检查滑车上淋巴结时，以左（右）手扶被检查者左（右）前臂，以右（左）手向滑车上部位触摸。

　　发现淋巴结肿大时应注意其部位、大小、数目、硬度、有无压痛、活动度、有无粘连，局部皮肤有无红肿、瘢痕、瘘管等，同时寻找引起淋巴结肿大的原发病灶。

图 4-9　腋窝淋巴结分布图

　　淋巴结检查应在相应身体部位检查过程中进行，为避免遗漏应注意淋巴结检查的顺序。头颈部淋巴结检查的顺序为：耳前、耳后、枕部、颌下、颏下、颈前、颈后、锁骨上淋巴结。上肢淋巴结检查的顺序为：腋窝（依次为尖群、中央群、胸肌群、肩胛下和外侧群淋巴结）、滑车上淋巴结；下肢淋巴结的检查顺序为：腹股沟、腘窝淋巴结。

三、淋巴结肿大的临床意义

（一）局部淋巴结肿大

　　1. 非特异性淋巴结炎　由所属部位的急、慢性炎症引起。急性炎症所致淋巴结肿大的特点为质地柔软、有压痛、表面光滑、无粘连；慢性炎症时质地较硬。

　　2. 淋巴结结核　常发生在颈部，呈多发性，质地较硬，大小不等，可互相粘连，或与周围组织粘连，晚期破溃后形成瘘管，愈合后形成瘢痕。

　　3. 恶性肿瘤淋巴结转移　转移淋巴结质地坚硬，表面光滑，与周围组织粘连，不易推动，一般无压痛。胃癌、食管癌多向左侧锁骨上淋巴结群转移，称 Virchow 淋巴结，为胃癌、食管癌转移的标志。

（二）全身淋巴结肿大

　　淋巴结肿大的部位可以遍及全身，大小不等，无粘连。可见于淋巴瘤、白血病、传染性单核细胞增多症等。

第四节　头部、面部与颈部检查

一、头部

（一）头发

检查时注意颜色、疏密度、质地、分布，有无脱发及脱发的类型与特点。脱发常由甲状腺功能减退、伤寒、头皮脂溢性皮炎、发癣等疾病，或放射治疗和肿瘤化疗后引起。

（二）头皮

观察头皮颜色，头皮屑，有无头癣、疖痈、外伤、血肿及瘢痕等。

（三）头颅

检查时注意头颅大小、外形及有无异常活动。头颅的大小以头围来衡量，测量时以软尺自眉间绕到颅后通过枕骨粗隆。成人头围平均≥53cm。头颅畸形常见有：①小颅（microcranial）：因囟门过早闭合引起，常伴智力障碍。②巨颅（macrocranial）：头颅增大，颜面很小，头皮静脉充盈，双目下视，巩膜外露，见于脑积水。③方颅（caput quadratum）：头顶平坦呈方形，多见于佝偻病或先天性梅毒。

二、面部

（一）眼

1. 眼睑

（1）睑内翻（entropion）：由于瘢痕形成使睑缘向内翻转，见于沙眼。

（2）上睑下垂（ptosis）：双侧上睑下垂见于重症肌无力；单侧上睑下垂见于蛛网膜下腔出血、脑炎、外伤等所致动眼神经麻痹。

（3）眼睑闭合不全（hypophasis）：双侧眼睑闭合不全见于甲状腺功能亢进症；单侧闭合不全见于面神经麻痹。

（4）眼睑水肿（blepharoedema）：常见于肾炎、营养不良、贫血、血管神经性水肿等。

2. 结膜　检查上睑结膜时需翻转眼睑，其方法为以示指和拇指捏住上睑中部的边缘，嘱被检查者向下看，此时轻轻向前下方牵拉，然后示指向下压迫睑板上缘，并与拇指配合将睑缘向上捻转即可将眼睑翻开。结膜充血见于结膜炎、角膜炎；颗粒与滤泡见于沙眼；结膜苍白见于贫血；结膜发黄见于黄疸。

3. 眼球　检查时注意眼球的外形和运动。

（1）眼球突出（exophthalmos）：双侧眼球突出见于甲状腺功能亢进症；单侧眼球

突出见于局部炎症或眶内占位性病变。

（2）眼球下陷（enophthalmos）：双侧下陷见于严重脱水；单侧下陷见于 Horner 综合征。

（3）眼球运动（ocular movement）：检查者将示指置于被检查者眼前 30~40cm 处，嘱其固定头部，眼球随检查者示指所指方向移动，按左→左上→左下，右→右上→右下 6 个方向顺序进行，分别检查 6 条眼外肌的运动功能。当动眼、滑车、展神经麻痹时可出现眼球运动障碍伴复视。由支配眼肌运动的神经麻痹所产生的斜视，称为麻痹性斜视，可由脑炎、脑膜炎、脑脓肿、脑血管病变、颅脑外伤、鼻咽癌所引起。

眼球震颤（nystagmus）是指双侧眼球有规律的快速往返运动。耳源性眩晕或小脑疾患可见眼球震颤。

4．角膜　检查时注意角膜的透明度，有无云翳、白斑、软化、溃疡、新生血管等。云翳与白斑发生在角膜的瞳孔区域可影响视力。角膜软化（keratomalacia）见于婴幼儿营养不良、维生素 A 缺乏等。角膜周围血管增生见于沙眼。角膜边缘及周围出现灰白色混浊环，多见于老年人，称为老年环（arcus senilis）。角膜边缘出现棕褐色环，称 Kayser-Fleischer 环，见于肝豆状核变性。

5．巩膜　巩膜呈不透明的瓷白色。发生黄疸时，巩膜最为明显。

6．虹膜　正常虹膜纹理近瞳孔处呈放射性排列，周边呈环形排列。纹理模糊或消失见于虹膜炎症、水肿和萎缩。虹膜形态异常或有裂孔见于虹膜粘连、外伤、先天性虹膜缺损等。

7．瞳孔　瞳孔为虹膜中央的孔洞。检查时应注意瞳孔的形状、大小，双侧是否等大、等圆，对光反射与集合反射是否正常等。

（1）形状：正常为圆形。青光眼或眼内肿瘤时可呈椭圆形；虹膜粘连时形状可不规则。

（2）大小：正常瞳孔直径 2~5mm，双侧等大。病理情况下，瞳孔缩小见于虹膜炎症、有机磷类杀虫药中毒、毒蕈中毒，或吗啡、氯丙嗪等药物反应。瞳孔扩大见于阿托品、可卡因等药物影响。双侧瞳孔大小不等，提示颅内病变，如脑外伤、脑肿瘤、脑疝等。双侧瞳孔不等大伴对光反射减弱或消失及意识不清，为中脑功能损害的表现。

（3）对光反射（pupillary light reflex）：检查者以手隔开被检查者两眼，用手电筒照射一侧瞳孔，正常人当眼受到光线刺激后双侧瞳孔立即缩小，移开光源后迅速复原。同侧瞳孔的变化称直接对光反射，对侧瞳孔的变化称间接对光反射。瞳孔对光反射迟钝或消失，见于昏迷患者；双侧瞳孔散大伴对光反射消失为濒死状态的表现。

（4）集合反射（convergence reflex）：嘱被检查者注视 1m 以外检查者的示指尖，然后将示指逐渐移近眼球约 10cm 处，正常人可见双眼内聚，瞳孔缩小。动眼神经功能受损时集合反射消失。

8．眼的功能检查

（1）视力（visual acuity）：视力检查包括远视力和近视力。检查远视力用远距离视力表，在距视力表 5m 处，两眼分别检查，能看清"1.0"行视标者为正常视力。如在

1cm 处不能辨认 0.1 行视标者，改为"数手指"，即辨认检查者所示的手指数。手指移近眼前 5cm 仍数不清者，改为指动检测，即受检者能否分辨检查者的手指运动。不能看到眼前手动者，检测其光感是否存在，如光感消失，即为失明。检查近视力用近距离视力表，在距视力表 33cm 处，能看清"1.0"行视标者为正常视力。

（2）色觉（color sensation）：色觉异常分为色弱和色盲两种。色弱为对某种颜色的识别能力减低；色盲为对某种颜色的识别能力丧失。色觉检查应在适宜的光线下，让受检者在 50cm 距离处读出色盲表上的数字或图像，如 5 ~ 10 秒内不能读出表上的彩色数字或图像，则可按色盲表的说明判断为某种色盲或色弱。

9. 眼底检查　眼底检查（examination of ocular fundus）需借助眼底镜方可进行，主要观察项目为视神经乳头、视网膜血管、黄斑区、视网膜各象限。颅内压增高时可见视乳头水肿，高血压、动脉硬化、慢性肾炎、糖尿病等可见眼底的特征性异常改变。

（二）耳

1. 外耳

（1）耳郭：检查时注意有无发育畸形、瘢痕、红肿、结节等。痛风患者可在耳郭上触及痛性小结；耳郭红肿并有局部发热和疼痛，见于感染。

（2）外耳道：观察皮肤是否正常，有无溢液。有黄色液体流出并有疼痛者为外耳道炎；外耳道内有局部红肿疼痛，并有耳郭牵拉痛则为疖肿；有脓液流出并有全身症状，为急性中耳炎；有血液或脑脊液流出，提示颅底骨折。

2. 中耳　观察鼓膜是否穿孔，注意穿孔位置，如有溢脓并有恶臭，可能为胆脂瘤。

3. 乳突　化脓性中耳炎引流不畅时可蔓延为乳突炎，检查时可见耳郭后皮肤红肿，乳突有明显压痛，严重者可继发耳源性脑脓肿或脑膜炎。

4. 听力　粗略的听力（audile）检查方法为：在静室内被检查者闭目坐于椅上，用手指堵塞非受检耳，检查者立于背后手持滴答表或用捻指声从 1m 以外逐渐向耳部移动，直至听到为止。听力正常时在 1m 处即可听到滴答声或捻指声。精确法为使用规定频率的音叉或电测听设备进行测试，对明确诊断更有价值。听力减退见于耵聍或异物阻塞外耳道、局部或全身血管硬化、中耳炎、听神经损害等。

（三）鼻

检查鼻部皮肤颜色、外形、鼻翼扇动，鼻道是否通畅，有无脓、血性分泌物，鼻窦有无压痛。

1. 外形　检查时注意鼻部皮肤颜色和鼻形的改变。鼻梁皮肤出现黑褐色斑点或斑片为日晒后或慢性肝病所致的色素沉着。鼻梁部皮肤出现红色斑块，病损处高起皮面并向两侧面颊部扩展，见于系统性红斑狼疮。鼻尖和鼻翼部位的皮肤发红，并有毛细血管扩张和组织肥厚，见于酒渣鼻。鼻腔完全堵塞，鼻梁宽平如蛙状，称为蛙状鼻，见于肥大的鼻息肉患者。鼻骨破坏后鼻梁塌陷，称鞍鼻，见于鼻骨骨折或先天性梅毒。

2．**鼻翼扇动** 吸气时鼻孔张大，呼气时鼻孔回缩，为呼吸困难的表现。

3．**鼻出血** 多为单侧，见于外伤、鼻腔感染、局部血管损伤、鼻腔肿瘤等。双侧出血多由全身性疾病引起，如流行性出血热、伤寒等发热性传染病，血小板减少性紫癜、再生障碍性贫血、白血病、血友病等血液系统疾病。

4．**鼻黏膜** 急性鼻黏膜肿胀伴有鼻塞和流涕，见于急性鼻炎。慢性鼻黏膜肿胀见于各种因素所致慢性鼻炎。

5．**鼻腔分泌物** 清稀无色的分泌物为卡他性炎症，黏稠发黄或发绿的分泌物为鼻或鼻窦化脓性炎症所致。

6．**鼻窦** 鼻窦（nasal sinus）共 4 对（图 4 - 10），皆有窦口与鼻腔相通，当引流不畅时易发生炎症。鼻窦炎时可出现鼻塞、流涕、头痛和鼻窦压痛。各鼻窦区压痛检查法如下：

图 4 - 10　鼻窦

（1）上颌窦：检查者双手固定于被检查者的两侧耳后，将拇指分别置于左右颧部向后按压，询问有无压痛。

（2）额窦：检查者两手固定于被检查者两侧耳后，双手拇指分别置于左右眼眶上缘内侧，向后、向上按压，询问有无压痛。

（3）筛窦：检查者双手固定于被检查者两侧耳后，双手拇指分别置于鼻根部与眼内眦之间，向后方按压，询问有无压痛。

（4）蝶窦：解剖位置较深，不能在体表进行检查。

7．**嗅觉检查**

（1）嗅觉检查的方法：包括心理物理测试和嗅觉诱发电位及嗅电图、功能磁共振成像或嗅觉电磁成像等。其中嗅觉心理物理测试是嗅觉的基本测试，是对嗅觉感受功能的定性和定量的主观测试，需要受试者对刺激做出语言或有意识的明确反应。临床常用的嗅觉检查方法，大体上分为主观嗅觉检查法和客观嗅觉检查法两大类。其中应用最多的是主观嗅觉检查法，临床检查时可将含有 5 种常见气味的溶液（如蒜、醋、香精、酒精、煤油等）分别装于形状相同的 5 个褐色小瓶中，以一侧鼻孔嗅之，通过辨别气味测试被检查者的嗅觉功能。

（2）嗅觉障碍分类

1）根据嗅觉受损部位分为外周性、中枢性和混合性嗅觉障碍。其中外周性嗅觉障碍是由鼻腔的病理改变引起的嗅觉障碍；中枢性嗅觉障碍是指嗅觉中枢通路受损，如颅脑外伤、颅内肿瘤等引起；混合性嗅觉障碍可由上述两种因素引起。

2）根据嗅觉受损性质分为器质性和精神性嗅觉障碍。器质性嗅觉障碍可见于鼻窦炎、鼻腔相关手术后损伤；精神性嗅觉障碍是指由各种精神因素引起的嗅觉障碍。

3）根据嗅觉受损程度分为嗅觉丧失和嗅觉减退。临床又分为全部、部分和特殊嗅觉丧失和嗅觉减退三种情况。

（四）口

1．**口唇** 注意口唇颜色，有无疱疹、口角糜烂或歪斜。正常人口唇红润光泽；口唇苍白见于贫血、虚脱；口唇深红并有疮疹见于急性发热性疾病；口唇发绀为血液中脱氧血红蛋白增多所致，见于心肺功能不全；口唇呈樱桃红色见于一氧化碳中毒。口唇干燥，见于严重脱水患者。口角歪斜见于面神经瘫痪或脑血管意外病患者。

2．**口腔黏膜** 注意口腔黏膜颜色，有无出血点、溃疡及真菌感染。正常人口腔黏膜光洁呈粉红色。黏膜淤点、淤斑或血疱，见于出血性疾病；相当于第2磨牙的颊黏膜处针尖大小的白色斑点，称为麻疹黏膜斑（Koplik 斑），为麻疹的早期体征；黏膜溃疡见于口腔炎症；黏膜上有白色或灰白色凝乳块状物，为白色念珠菌感染所引起，多见于重病衰弱者或长期使用广谱抗生素和抗肿瘤药物后。

3．**牙齿** 检查时注意有无龋齿、残根、缺牙和义齿等。

4．**牙龈** 正常牙龈呈粉红色，检查时注意牙龈颜色，有无肿胀、溢脓、溃疡及出血。牙龈肿胀、溢脓见于慢性牙周炎；牙龈出血见于牙石或出血性疾病；牙龈游离缘出现蓝灰色点线称为铅线，为铅中毒的特征。

5．**舌** 正常人舌质淡红，表面湿润，覆有薄白苔，伸出居中，活动自如无颤动。检查时嘱被检查者伸出舌头，舌尖翘起，左右侧移，以观察舌质、舌苔及舌的运动状态。舌头萎缩，舌面光滑呈粉红色或红色，见于贫血；舌紫见于心肺功能不全；舌鲜红伴舌乳头肿胀凸起类似草莓，称草莓舌（strawberry tongue），见于猩红热或长期发热的患者；舌面干燥，舌体缩小，称干燥舌（dry tongue），见于严重脱水、阿托品作用或放射线治疗后。伸舌有细微震颤，见于甲状腺功能亢进症，偏斜见于舌下神经麻痹。

6．**咽部及扁桃体** 被检查者坐于椅上，头稍后仰，张口发"啊"音，检查者用压舌板在舌的前2/3与后1/3交界处迅速下压，此时软腭上抬，在照明的配合下可见软腭、悬雍垂、软腭弓、扁桃体、咽后壁等。注意咽部颜色、对称性，有无充血、肿胀、分泌物及扁桃体大小。

急性咽炎时，咽部黏膜充血、红肿，黏液腺分泌增多；慢性咽炎时，咽部发红，表面粗糙，可见淋巴滤泡呈簇状增生。扁桃体肿大分为3度：不超过咽腭弓者为Ⅰ度；超过咽腭弓者为Ⅱ度；达到或超过咽后壁中线者为Ⅲ度（图4-11）。

7．**腮腺** 正常人腺体薄软，不能触及其轮廓。腮腺导管开口位于上颌第2磨牙相对的颊黏膜上。检查时注意导管口有无分泌物。急性腮腺炎时，腮腺肿大，视诊可见以耳垂为中心的隆起，有压痛，腮腺导管口红肿。

三、颈部

（一）颈部姿势与运动

正常人颈部直立，两侧对称，活动自如。头不能抬起，见于严重消耗性疾病晚期、

图 4 – 11　扁桃体肿大分度

重症肌无力等；颈部运动受限伴疼痛，可见于软组织炎症、颈肌扭伤、颈椎疾病等；颈项强直为脑膜受刺激的特征，见于脑膜炎、蛛网膜下腔出血等。

（二）颈部血管

1. 颈静脉　正常人坐位或半坐位（即上身与水平面呈 45°角）时，颈静脉多不显露。如坐位或半坐位时，颈静脉明显充盈，称为颈静脉怒张，提示静脉压增高，见于右心衰竭、缩窄性心包炎、心包积液或上腔静脉阻塞综合征。

2. 颈动脉　正常人静息状态下颈部动脉搏动不易看到。如在静息状态下出现明显的颈动脉搏动，多见于主动脉瓣关闭不全、高血压、甲状腺功能亢进症及严重贫血者。

（三）甲状腺

正常甲状腺表面光滑，柔软不易触及。甲状腺检查方法如下：

1. 视诊　被检查者取坐位，头稍后仰，嘱其做吞咽动作的同时，观察甲状腺的大小和对称性。正常人甲状腺外观不突出。

2. 触诊　检查者立于受检者前面，一手拇指施压于一侧甲状软骨，将气管推向对侧，另一手示指、中指在对侧胸锁乳突肌后缘向前推挤甲状腺，拇指在胸锁乳突肌前缘触诊，配合吞咽动作，重复检查，可触及被推挤的甲状腺。用同法检查另一侧甲状腺。亦可立于受检者后面，一手示指、中指施压于一侧甲状软骨，将气管推向对侧，另一手拇指在对侧胸锁乳突肌后缘向前推挤甲状腺，示指、中指在其前缘触诊甲状腺，配合吞咽动作，重复检查。用同法检查另一侧甲状腺。

甲状腺肿大可分 3 度：不能看出肿大但能触及者为 I 度；能看到肿大又能触及，但在胸锁乳突肌以内者为 II 度；超过胸锁乳突肌外缘者为 III 度。

3. 听诊　触及肿大的甲状腺时应以钟型听诊器置于肿大的甲状腺上进行听诊。甲状腺功能亢进时，可闻及连续性静脉"嗡鸣"音。

甲状腺肿大见于甲状腺功能亢进、单纯性甲状腺肿或甲状腺肿瘤等。

（四）气管

正常人气管位于颈前正中部。检查时让被检查者取坐位或仰卧位，使颈部处于正中位置。检查者将右手示指与环指分别置于两侧胸锁关节上，然后将中指置于气管之上，观察中指是否在示指与环指中间。正常人两侧距离相等，两侧距离不等示有气管移位。一侧胸腔积液、积气、纵隔肿瘤时，气管向健侧移位；肺不张、肺纤维化、胸膜增厚粘连时，气管向患侧移位。

第五节　胸部检查

胸部是指颈部以下和腹部以上的区域。胸部检查应在安静、温暖和光线充足的环境中进行。被检查者取坐位或卧位，尽可能暴露检查部位，按视、触、叩、听顺序，先检查前胸部和侧胸部，然后检查背部，同时左右对称部位应进行对比检查。

一、胸部的体表标志

胸部体表标志包括骨骼标志、自然陷窝、人工划线和分区，这些标志在胸部检查时用于标记正常胸部脏器的位置和轮廓，也用于描述体征的位置和范围，还可用于标记胸部穿刺或手术的部位等。

（一）骨骼标志

1. 胸骨角（sternal angle） 又称 Louis 角，为胸骨柄与胸骨体交界处的突起，其两侧分别与左右第 2 肋软骨相连接，为前胸壁计数肋骨的重要标志。胸骨角还标志左右主支气管分叉、主动脉弓和第 5 胸椎水平（图 4 - 12）。

图 4 - 12　前胸壁骨骼标志

2．**剑突**（xiphoid process）　为胸骨体下端突起部，呈三角形，其底部与胸骨体相连接（图4－12）。

3．**腹上角**（epigastric angle）　为前胸下缘左右肋弓在胸骨下端会合形成的夹角。正常70°～110°，体型瘦长者较锐，矮胖者较钝。其后为肝脏左叶、胃及胰腺所在区域（图4－12）。

4．**肋间隙**（intercostal space）为两肋之间的间隙。前胸壁的水平位置多以肋间隙标志，方法为由胸骨角确定第2肋骨，其下的间隙为第2肋间隙，余依此类推（图4－12）。

5．**脊柱棘突**（spinous process）为后正中线的标志。颈部第7颈椎棘突最为突出，其下为第1胸椎，常以此作为计数胸椎的标志（图4－13）。

6．**肩胛骨**（scapula）　位于后胸壁脊柱两侧第2～8肋骨间。肩胛骨的下端称肩胛下角。两上肢自然下垂时肩胛下角一般平第7后肋水平或第7肋间隙，为后胸壁计数肋骨的重要标志（图4－13）。

图4－13　后胸壁骨骼标志

（二）自然陷窝和解剖区域

1．**胸骨上窝**（suprasternal fossa）　为胸骨柄上方的凹陷，气管位于其后（图4－14）。

图4－14　前胸壁自然陷窝和人工划线

2．**锁骨上窝**（supraclavicular fossa）（左、右）　为左、右锁骨上方的凹陷，相当于两肺尖的上部（图4－14）。

3．**锁骨下窝**（infraclavicular fossa）（左、右）　为左、右锁骨下方的凹陷，相当于两肺上叶肺尖的下部、第3肋前下缘（图4-14）。

4. **腋窝**（axillary fossa）**（左、右）**　为左、右上肢内侧与胸壁相连的凹陷（图4-15）。

5. **肩胛上区**（suprascapular region）**（左、右）**　为左、右肩胛冈上方的区域（图4-16）。

6. **肩胛区**（scapular region）**（左、右）**　为左、右肩胛冈以下肩胛下角水平以上，肩胛骨内缘以外的区域，后正中线将此区分为左右两部分（图4-16）。

7. **肩胛下区**（infrascapular region）**（左、右）**　为两肩胛下角连线与第12胸椎水平线之间的区域，后正中线将此区分为左右两部分（图4-16）。

8. **肩胛间区**（interscapular region）**（左、右）**　为肩胛下角水平线以上，左、右肩胛骨内缘之间的区域，后正中线将此区分为左、右两部分（图4-16）。

图4-15　侧胸壁自然陷窝
和人工划线

图4-16　后胸壁自然陷窝和人工划线

（三）人工划线

1. **前正中线**（anterior midline）　又称胸骨中线，为通过胸骨正中的垂直线（图4-14）。

2. **锁骨中线**（midclavicular line）**（左、右）**　为通过锁骨的肩峰端与胸骨端两者中点所作的垂直线（图4-14）。

3. **腋前线**（anterior axillary line）**（左、右）**　为通过腋窝前皱襞沿前侧胸壁向下的垂直线（图4-15）。

4. **腋后线**（posterior axillary line）**（左、右）**　为通过腋窝后皱襞沿后侧胸壁向下的垂直线（图4-15）。

5. **腋中线**（midaxillary line）**（左、右）**　自腋窝顶端于腋前线和腋后线之间中点向下的垂直线（图4-15）。

6. **后正中线**（posterior midline）　为通过椎骨棘突或沿脊柱正中下行的垂直线

（图4-16）。

7. 肩胛线（scapular line）（左、右） 为两臂自然下垂时通过肩胛下角的垂直线（图4-16）。

二、胸壁、胸廓与乳房

（一）胸壁

胸壁（chest wall）检查主要通过视诊和触诊来完成。

1. 静脉 正常胸壁无静脉显露。当上腔静脉或下腔静脉血流受阻建立侧支循环时，胸壁静脉充盈或曲张。上腔静脉阻塞时，静脉血流方向自上而下；下腔静脉阻塞时，静脉血流方向自下而上，通过检查血流方向可明确诊断。

2. 皮下气肿 气管、肺或胸膜破裂，气体逸至胸部皮下组织称为皮下气肿（subcutaneous emphysema）。视诊可见胸壁外观肿胀，触诊能感觉到气体在组织内移动，形成捻发感或握雪感。皮下气肿多由自发性气胸、纵隔气肿、胸部外伤、肋骨骨折等引起。

3. 胸壁压痛 正常胸壁无压痛。肋骨骨折、肋软骨炎、胸壁软组织炎、肋间神经炎时，局部胸壁可有压痛。骨髓异常增生、急性白血病患者胸骨下端常有压痛和叩击痛。

（二）胸廓

正常成人胸廓两侧大致对称，呈椭圆形。成年人胸廓前后径与左右径之比约为1:1.5，小儿和老年人胸廓前后径略小于左右径或相等，故呈圆柱形。常见的胸廓外形改变见图4-17。

图4-17 胸廓外形的改变

正常胸　桶状胸　漏斗胸　鸡胸

1. 扁平胸（flat chest） 胸廓扁平，前后径短于左右横径的一半，见于瘦长体型者，亦可见于慢性消耗性疾病如肺结核、肿瘤晚期等。

2. 桶状胸（barrel chest） 胸廓前后径与左右径几乎相等，呈圆桶状，肋骨斜度变小，肋间隙增宽饱满，腹上角增大，见于肺气肿患者，亦可见于老年人或矮胖体型者。

3. 佝偻病胸（rachitic chest） 为佝偻病所致的胸廓改变，多见于儿童。包括：

（1）鸡胸（pigeon chest）：胸骨下端前突，胸廓前侧胸壁肋骨凹陷，胸骨上下距离较短，形如鸡的胸廓。

（2）佝偻病串珠（rachitic rosary）：为前胸部各肋软骨与肋骨交界处串珠状隆起。

（3）肋膈沟（Harrison's groove）：为胸部前下肋骨外翻，自胸骨剑突沿膈附着部位的胸壁向内凹陷形成的沟状带。

4. 漏斗胸（funnel chest） 前胸下部内陷呈漏斗状，多为先天性畸形。

5. 胸廓一侧变形 胸廓单侧隆起，多见于大量胸腔积液、气胸等；胸廓一侧凹陷，多见于肺或胸膜纤维化、肺不张、广泛胸膜增厚和粘连等。

6. 胸廓局部隆起 见于胸壁皮肤肿块或结节、胸腔肿瘤、心脏扩大、心包积液及主动脉瘤等。

7. 脊柱畸形（spinal deformity） 多因脊柱前凸、后凸或侧凸，

脊柱侧弯　　　　脊柱后突

图 4-18　脊柱畸形

导致胸廓两侧不对称（图 4-18），见于先天性畸形、脊柱外伤和结核等。

（三）乳房

乳房（breast）检查应有良好的照明，患者取坐位或仰卧位，充分暴露胸部，一般先视诊，再触诊。

1. 视诊 正常儿童和男子乳房较小，乳头约位于锁骨中线第4肋间隙处。女性乳房在青春期逐渐增大，呈半球形，乳头也逐渐增大呈圆柱状，乳头和乳晕色泽较深。妊娠和哺乳期乳腺增生，乳房明显增大，乳晕扩大，颜色加深。乳房检查应注意以下内容：

（1）对称性：正常女性坐位时两侧乳房基本对称；两侧乳房不对称者，见于乳房发育不良、先天畸形、囊肿、炎症或肿瘤等。

（2）乳房皮肤：皮肤发红提示局部炎症，常伴局部热、肿、痛；癌性淋巴管炎者皮肤呈深红色，不伴热、痛；癌细胞侵犯致乳房淋巴管阻塞引起淋巴水肿，局部皮肤外观呈"橘皮样"；局部皮肤下陷，可能是乳腺癌早期体征，在双臂上举过头或双手叉腰时更为明显。此外还应注意乳房有无溃疡、瘢痕或色素沉着。

（3）乳头：注意乳头位置、大小、是否对称、有无倒置或内翻。乳头回缩如自幼发生，为发育异常；如近期发生，则可能为癌变。血性乳头分泌物见于肿瘤，黄色分泌物见于慢性囊性乳腺炎等。

2. 触诊 被检查者取坐位或仰卧位。坐位时，嘱被检查者先下垂两臂，再高举双臂过头或双手叉腰配合检查；仰卧位时，应在被检查者肩下置一小枕，再嘱其将手臂置于枕后。检查者将示指、中指和无名指并拢，用指腹触诊。为便于记录，通常以乳头为中心作一垂直线和水平线，将乳房分为4个象限（图4-19）。检查时先检查健侧乳房，再检查患侧乳房。每侧乳房依次按外上象限、外下象限、内下象限、内上象限由浅入深触诊，最后触诊乳头。触诊时注意：

图4-19 乳房的分区

（1）**质地和弹性**（consistency and elasticity）：正常乳房触诊有弹性颗粒感和柔韧感，随不同年龄而有区别。青年人乳房柔软，质地均匀一致；中年人可触及乳腺中的小叶；老年人多呈纤维结节感。月经期乳房小叶充血，触诊有紧张感；妊娠期乳房增大饱满有柔韧感；哺乳期呈结节感。乳房炎症和新生物浸润时局部硬度增加，弹性消失。

（2）**压痛**（tenderness）：乳房局部压痛提示炎症，恶性病变初期较少出现压痛。

（3）**包块**（masses）：触及乳房包块应注意其与周围组织有无粘连等。乳房触诊后，还应常规检查双侧腋窝、锁骨上窝及颈部淋巴结有无肿大或异常。

三、肺和胸膜

肺和胸膜检查是胸部检查的重点之一。检查环境要温暖，被检查者取坐位或仰卧位，充分暴露胸部。按视诊、触诊、叩诊和听诊的顺序，依次评估前胸、侧胸和后背。

（一）视诊

1. 呼吸运动（respiratory movement） 呼吸运动是通过膈肌和肋间肌的收缩和松弛完成的，吸气时膈肌收缩、横膈下降、腹壁外隆，同时肋间肌收缩，胸廓前部向上外方移动，胸廓扩张。呼气时膈肌松弛，腹壁回缩，同时肋间肌放松，肋骨向下方移动。呼吸运动的视诊内容如下：

（1）**呼吸运动类型**：正常成年男性和儿童的呼吸以膈肌运动为主，胸廓下部和腹壁动度较大，形成腹式呼吸；成年女性呼吸则以肋间肌运动为主，形成胸式呼吸。实际上两种呼吸不同程度同时存在。当胸壁或肺疾病如肺炎、胸膜炎、肺水肿或肋骨骨折时，胸式呼吸减弱，腹式呼吸增强；大量腹水、肝脾极度肿大、腹腔巨大肿瘤或妊娠晚期，腹式呼吸减弱，胸式呼吸增强。

（2）**呼吸困难**：根据呼吸困难主要出现在吸气相还是呼气相，判定是吸气性呼吸困难、呼气性呼吸困难或混合性呼吸困难。详见第三章第五节"呼吸困难"。

2. 呼吸频率和深度（respiratory frequency and depth） 正常成人平静呼吸时呼吸频率为16～20次/分钟，呼吸与脉搏频率之比为1:4，新生儿呼吸频率约44次/分钟，随年龄增长而减少。异常可出现频率和深浅的改变（图4-20）。

（1）呼吸过速（tachypnea）：指呼吸频率超过 24 次/分钟，见于剧烈运动、发热、甲状腺功能亢进、心肺功能不全等。

（2）呼吸过缓（bradypnea）：指呼吸频率低于 12 次/分钟，见于颅内高压、麻醉或镇静药过量。

（3）呼吸深度变化：常见有：①呼吸浅快：见于肺炎、胸膜炎、呼吸肌麻痹等。②呼吸深大：见于糖尿病酮症酸中毒和尿毒症酸中毒、剧烈运动、情绪激动或癔症等。

3. 呼吸节律（respiratory rhythm）　正常成人静息状态下呼吸均匀而整齐，病理情况下可出现各种呼吸节律的变化（图 4－21）。

图 4－20　呼吸频率和深度的变化　　　　图 4－21　呼吸节律的变化

（1）潮式呼吸（tidal breathing）：又称 Cheyne－Stokes 呼吸。表现为呼吸由浅慢逐渐变得深快，再由深快转为浅慢，随之出现呼吸暂停，周而复始，多见于脑炎、脑膜炎、颅内压增高及某些中毒等。其发生系由于呼吸中枢兴奋性降低，对呼吸节律的调节失常，提示病情危重，预后不良。

（2）间停呼吸（meningitic breathing）：又称 Biots 呼吸。表现为在规则的呼吸中突然停止一段时间，又开始规则呼吸。其发生原因同潮式呼吸，但提示病情更为严重，常为临终前表现。

（3）叹息样呼吸（sighing breathing）：表现为在一段正常呼吸中插入一次深大呼吸，并常伴有叹息声。多为功能性改变，见于神经衰弱、精神紧张或抑郁症。

（二）触诊

触诊可对视诊中的异常发现作进一步评估，也可弥补视诊不能发现的异常体征。触诊的重点内容如下：

1. 胸廓扩张度（thoracic expansion）　一般在胸廓前下部呼吸动度最大的部位及背部检查。触诊前胸时，检查者两手置于胸廓前下部对称部位，拇指指向剑突。触诊背部时，双拇指在后中线两侧与中线平行于第 10 肋水平，其余手指对称平置于被检查者胸廓两侧并将两侧皮肤向中线推挤。嘱被检查者做深呼吸，比较呼吸运动的范围和对称性（图4-22）。单侧胸廓扩张度减弱见于病侧大量胸水、气胸、胸膜增厚粘连、肺不张、肺炎等；双侧胸廓扩张度减弱见于双侧胸膜增厚、肺气肿或双侧胸膜炎等；双侧胸廓扩张度增强见于胸腔内巨大肿瘤、急性腹膜炎等。

2. 语音震颤（vocal fremitus） 语音震颤为被检查者发出声音时，声波沿气道及肺泡传到胸壁所引起的震动，可用手掌触及，又称触觉语颤（tactile fremitus），根据其强度变化，用以判断胸内病变的性质。检查时，检查者将双手掌的尺侧缘或指腹轻放在被检查者胸壁的对称部位，嘱被检查者重复发"yi"的长音，从上到下，从内到外，先前胸后背部，比较两侧相同部位语音震颤是否对称，有无增强或减弱（图4-23）。

图4-22 胸廓扩张度检查方法示意图

图4-23 语音震颤检查方法示意图

语音震颤的强度受发音强弱、音调高低、胸壁厚度以及支气管至胸壁距离等因素的影响。通常前胸壁胸骨角附近及背部第4胸椎棘突处声音最强，由上至下呈对称性逐渐减弱，但两侧对称部位震颤强度应一致。正常成年男性和消瘦者较儿童、女性和肥胖者为强，前胸上部较下部强，右胸上部较左胸上部强。

语音震颤增强主要见于：①肺组织实变，如大叶性肺炎、肺梗死；②靠近胸壁肺内有大的空腔并且周围有炎性浸润，如肺脓肿、肺结核空洞。

语音震颤减弱或消失见于：①肺泡含气量增多，如肺气肿；②支气管阻塞，如阻塞性肺不张；③大量胸腔积液或积气；④胸膜高度增厚粘连；⑤胸壁皮下气肿。

3. 胸膜摩擦感（pleural friction fremitus） 当胸膜有炎症时，因纤维蛋白沉积于胸膜表面，使其表面粗糙，呼吸时脏、壁层胸膜互相摩擦，用手触及似皮革相互摩擦的感觉，于动度较大的胸廓下前侧部最易触及，屏住呼吸，则此感觉消失。一般在呼气相和吸气相均可触及，以吸气末与呼气初最明显。胸膜摩擦感常见于以下疾病：①胸膜炎症，如结核性胸膜炎、化脓性胸膜炎及其他原因引起的胸膜炎；②胸膜原发或继发肿瘤；③胸膜高度干燥，如严重脱水；④肺部病变累及胸膜，如肺炎、肺梗死等；⑤其他，如糖尿病、尿毒症等。

（三）叩诊

胸部叩诊是用外力叩击胸壁使胸壁及胸壁下组织振动并发出声音。

1. 叩诊方法　常用有直接叩诊和间接叩诊两种方法。

（1）直接叩诊：检查者右手四指并拢，以指腹对胸壁进行直接拍击。主要用于检查大面积病变。

（2）间接叩诊：此法应用最为普遍。检查者以左手中指为板指，平贴肋间隙，板指与肋骨平行，叩肩胛间区时，板指与脊柱平行。用右手中指指端叩击板指第 2 指节指骨前端，每次叩击 2~3 次。叩击力量均匀、轻重适宜，循自上而下、由外向内的顺序，依次叩诊前胸、侧胸和背部。叩诊时应进行上下左右对照。

2. 影响叩诊音的因素　叩诊音与肺泡含气量和胸壁厚薄等因素有关。胸壁组织增厚，如肌肉发达、肥胖、乳房较大和水肿等，可使叩诊音变浊。胸腔积液影响震动传播，叩诊音变浊。肺内含气量、肺泡张力和弹性改变，如深吸气时叩诊音调增高。

3. 叩诊音的分类　见第二章第二节。

4. 正常胸部叩诊音　正常胸部叩诊音为清音，各部略有不同。前胸上部较下部稍浊；右上肺较左上肺稍浊；左腋前线下方因靠近胃泡叩诊呈鼓音；右腋下部因受肝脏影响叩诊稍浊；背部较前胸部稍浊（图 4-24）。

5. 异常胸部叩诊音　正常肺部清音区范围内如出现浊音、实音、过清音或鼓音即为异常叩诊音，提示肺、胸膜或胸壁有病理改变。异常叩诊音的类型取决于病变的性质、范围大小及部位的深浅。

图 4-24　正常前胸部叩诊音

（1）异常浊音或实音：见于肺部含气减少或肺内不含气的病变，如肺炎、肺水肿、肺结核、肺肿瘤、胸腔积液及胸膜增厚等。

（2）过清音：见于肺弹性减弱而肺含气量增多时，如肺气肿。

（3）鼓音：见于肺内含气量明显增多，如气胸，或肺内空腔性病变直径大于 3~4cm 且靠近胸壁，如肺大泡、肺结核巨大空洞。

6. 肺界的叩诊

（1）肺下界：正常人平静呼吸时两侧肺下界大致相等，于锁骨中线、腋中线和肩胛线上分别是第 6、第 8 和第 10 肋间隙。因体型、发育情况不同，肺下界位置稍有差异。病理情况下肺下界上升见于肺不张、膈肌麻痹、鼓肠、腹水、腹腔巨大肿瘤等。肺下界下降见于肺气肿、腹腔内脏下垂等。

（2）肺下界移动度：肺下界移动度相当于深呼吸时的横膈移动范围。检查时先于平静呼吸时在肩胛线上叩出肺下界的位置，划一标记；然后嘱受检者深吸气屏住呼吸，同时向下叩至清音转为浊音处划一标记；再嘱其深呼气屏住呼吸，再由上而下叩出肺下

界并标记。深吸气和深呼气两个肺下界之间的
距离即肺下界移动度，一般移动度为 6 ~ 8cm
（图 4 - 25）。肺下界移动度变小见于肺气肿、
肺不张、肺纤维化、肺水肿和肺部炎症；肺下
界移动度消失见于大量胸腔积液、积气和广泛
胸膜粘连。

图 4 - 25　肺下界移动度

（四）听诊

听诊是胸部最重要的检查方法。听诊时，
被检查者取坐位或卧位，微张口做均匀呼吸，
必要时做深呼吸或咳嗽数次后听诊。听诊顺序自上而下，从前胸到侧胸再到背部，注意
在左右对称部位进行对比。

1. 正常呼吸音

（1）支气管呼吸音（bronchial breath sound）：为吸入气流经声门、气管、主支气管
时形成湍流所产生的声音，颇似抬舌后经口腔呼气所发出的"ha"声。其特点为音响
强而高调，吸气相短于呼气相。正常人在喉部，胸骨上窝，背部第6、7颈椎及第1、2
胸椎附近可闻及。

（2）肺泡呼吸音（vesicular breath sound）：吸气时气流经气管、支气管进入肺泡，
冲击肺泡壁，使肺泡由松弛变为紧张，呼气时又由紧张变为松弛，这种肺泡的弹性变化
和气流移动形成的声音为肺泡呼吸音，类似上齿咬下唇吸气时发出的"fu"声。其特点为柔和吹风样，音调较低，音响较弱，吸气相长于呼气相。正常人除支气管呼吸音和支气管肺泡呼吸音的部位外，其余部位均可闻及，以乳房下部、肩胛下部和腋窝下部较强，肺尖和肺下缘较弱。矮胖者肺泡呼吸音较瘦长者弱，男性肺泡呼吸音较女性强。

肺泡呼吸音

支气管肺泡呼吸音

支气管呼吸音

图 4 - 26　三种正常呼吸音
示意图

（3）支气管肺泡呼吸音（bronchovesicular breath sound）：又称混合性呼吸音，兼有支气管呼吸音与肺泡呼吸音的特点。其特点为吸气音与肺泡呼吸音相似，但音调较高且较响亮，呼气音与支气管呼吸音相似，但强度较弱、音调较低、时间较短。正常人于胸骨两侧第1、2肋间，肩胛间区第3、4胸椎水平及肺尖前后可闻及（图 4 - 26）。

2. 异常呼吸音

（1）异常肺泡呼吸音（abnormal vesicular breath sounds）：为病理情况下肺泡呼吸音
的强度、性质或时间的变化。

1）肺泡呼吸音减弱或消失：因肺泡通气量减少，气体流速减慢或呼吸音传导障碍
所致，可在局部、单侧或双侧出现。常见于：①胸廓活动受限，如胸痛、肋间神经痛、
肋骨骨折等；②呼吸肌疾病，如重症肌无力、膈肌麻痹、膈痉挛等；③上、下呼吸道阻

塞，如喉头水肿、气管肿瘤、慢性支气管炎等；④压迫性肺膨胀不全，如胸腔积液、气胸等；⑤腹部疾患影响膈下降，如腹水、肠胀气、腹腔内巨大肿瘤等。

2）肺泡呼吸音增强：主要由于肺泡通气功能增强，气体流速加快所致。双侧增强见于剧烈运动、发热、贫血、代谢亢进或酸中毒；一侧肺泡呼吸音增强见于肺结核、肺炎、肺肿瘤、气胸、胸水等一侧肺组织病变，健侧代偿性通气增强时。

3）呼气音延长：因下呼吸道阻力增加，呼气时气道狭窄更明显而使呼气时间延长，见于慢性支气管炎、支气管哮喘和阻塞性肺气肿。

4）呼吸音粗糙：为支气管黏膜水肿或炎症，使内壁不光滑或狭窄，气流通过不畅所致，见于支气管或肺部炎症的早期。

（2）异常支气管呼吸音（abnormal bronchial breath sounds）：在正常肺泡呼吸音区域闻及支气管呼吸音，即为异常支气管呼吸音，又称管状呼吸音。常发生在：①肺组织实变：肺组织实变范围较大，位置较浅表时，支气管呼吸音容易通过较致密的肺实变组织传导到体表而被闻及，如大叶性肺炎实变期；②肺内大空腔：肺内有较大空腔与支气管相通，且周围有炎症时，吸入气在空腔中发生共鸣，并通过空腔周围实变组织传导到体表，常见于肺脓肿或肺结核空洞；③压迫性肺不张：胸腔积液上方组织因受压变得致密，有利于支气管呼吸音的传导，可在积液上方闻及较弱的支气管呼吸音。

（3）异常支气管肺泡呼吸音（abnormal bronchovesicular breath sounds）：在正常肺泡呼吸音的部位闻及支气管肺泡呼吸音即为异常支气管肺泡呼吸音，系由于肺实变区域与正常肺组织掺杂或肺实变区域被正常肺组织遮盖所致，常见于支气管肺炎、肺结核、大叶性肺炎早期或胸腔积液上方肺膨胀不全的区域。

3. 啰音 啰音是呼吸音以外的附加音，分为干啰音和湿啰音两种。

（1）干啰音（rhonchus）

1）形成机制：系由于气流通过狭窄或部分阻塞的气道发生湍流产生的声音。其病理基础为：①气管、支气管炎症使管壁黏膜充血、肿胀、分泌物增加，支气管平滑肌痉挛；②管腔内异物、肿瘤或分泌物部分阻塞；③管壁外淋巴结或肿瘤压迫。

2）听诊特点：吸气与呼气时均可闻及，以呼气时明显，持续时间较长，强度、性质和部位容易改变，瞬间内数量可明显增减。

3）分类：干啰音按性质可分为低调和高调两种。低调的干啰音称为鼾音，如同熟睡中的鼾声，多发生于气管或主支气管；高调的干啰音类似于鸟叫、飞箭或哨笛音，发生在较小支气管或细支气管，通常称为哮鸣音（wheezing rale）。

4）临床意义：干啰音可局限分布或广泛分布，局限分布见于支气管内膜结核、肺癌和支气管异物。广泛分布见于慢性喘息型支气管炎、支气管哮喘、心源性哮喘和阻塞性肺气肿等。

（2）湿啰音（moist rale）

1）形成机制：系由于吸气时气流通过气道内稀薄分泌物使形成的水泡破裂所产生的声音，又称水泡音（bubble sound）；或由于小支气管壁因分泌物黏着而陷闭，当吸气时突然张开重新充气所产生的爆裂音（crackles）。湿啰音的病理基础与细支气管内有渗出液、痰液、血液、黏液和脓液等有关。

2）听诊特点：多出现于吸气相，也可出现于呼气早期，以吸气末较明显，断续而短暂，一次常连续多个出现，部位较恒定，性质不易变化，大、中、小水泡音可同时存在，咳嗽后可减轻或消失。

3）分类：湿啰音可分为大、中、小水泡音和捻发音（crepitus）。大水泡音发生于气管、主支气管或空洞部位，多出现在吸气早期。昏迷或濒死者无力排出呼吸道分泌物，于气管处可闻及大水泡音，有时不用听诊器亦可闻及，称痰鸣（wheezy phlegm）。中水泡音发生于中等大小的支气管，多出现在吸气中期。小水泡音发生在小细支气管，多于吸气后期出现。捻发音是一种极细而又均匀一致的湿啰音，多出现在吸气末，如同用手指在耳旁搓捻一束头发所听到的声音。见于正常老年人或长期卧床者，于深呼吸数次或咳嗽后消失，一般无临床意义。持续存在的捻发音见于肺淤血、肺泡炎或肺炎早期。

4）临床意义：湿啰音出现在局部，见于局部病变，如支气管扩张、肺结核或肺炎等。两肺底部湿啰音，见于左心功能不全所致的肺淤血、支气管肺炎。两肺满布湿啰音，见于急性肺水肿或严重支气管炎。

4. 语音共振（vocal resonance） 又称听觉语音，其产生机制同语音震颤的相似，通过听觉感受，较触诊更敏感。检查时嘱受检查者发出"yi"的长音，同时用听诊器听取语音。听诊时应上下左右比较。正常人闻及的语音共振音节含糊难辨。病理情况下语音可增强、减弱或消失，其临床意义同语音震颤。

5. 胸膜摩擦音（pleural friction rub） 正常胸膜表面光滑，胸膜腔内微量液体起润滑作用，呼吸时无声响，当胸膜发生炎症时，由于纤维素渗出，表面粗糙，随呼吸出现摩擦音。其特点为吸气和呼气时均可闻及，以吸气末或呼气初最为明显，屏气时即消失，深呼吸或听诊器加压时声音可增强。摩擦音可在短时间内出现、消失或复现，也可持续数日或更久。摩擦音可发生于任何部位，以前下侧胸壁最易闻及。胸水增多时，两层胸膜被分开，摩擦音可消失。摩擦音见于纤维素性胸膜炎、肺梗塞、胸膜肿瘤和尿毒症等。

四、心脏

心脏检查（examination of heart）是全身体格检查的重要部分，对了解心脏病的病因、性质、部位、程度有很大帮助。检查时被检查者可取仰卧位或坐位，充分暴露胸部，环境安静、温暖以利于听诊，光线来源于被检查者左侧，适于视诊。按视诊、触诊、叩诊、听诊的顺序进行。

（一）视诊

视诊内容包括心前区外形、心尖搏动与心前区异常搏动。

1. 心前区外形 正常人前胸左右对称，无异常隆起和凹陷。心前区局部隆起常提示先天性心脏病或风湿性心脏病伴心脏增大；心前区外观饱满提示大量心包积液；鸡胸和漏斗胸伴心前区隆起，提示可能合并先天性心脏病。

2. 心尖搏动

（1）正常心尖搏动：坐位时，正常心尖搏动（apical impulse）位于第 5 肋间左锁骨中线内 0.5 ~ 1.0cm 处，搏动范围直径 2.0 ~ 2.5cm。肥胖、女性乳房悬垂时不易看见。

（2）异常心尖搏动：包括位置、强弱和范围的变化。

1）位置的变化：生理情况下，心尖搏动位置可因体位、体型、年龄、妊娠等有所变化。病理情况下，心尖搏动位置可因下列疾病发生改变：①心脏疾病：左室增大时，心尖搏动向左下移位；右室增大时，心尖搏动向左移位，甚至可稍向上；全心增大时，心尖搏动向左下移位，伴心界向两侧扩大。②胸部疾病：一侧胸腔积液或气胸，心尖搏动随心脏移向健侧；一侧肺不张或胸膜粘连，心尖搏动稍移向患侧。③腹部疾病：大量腹水或腹腔巨大肿瘤等使腹内压增高，横膈抬高，心尖搏动随之向上移位。

2）心尖搏动强弱及范围的变化：生理情况下，胸壁增厚或肋间隙变窄时，心尖搏动减弱，搏动范围减小；胸壁较薄或肋间隙增宽时，心尖搏动增强，范围较大。剧烈运动或情绪激动时，心尖搏动增强。病理情况下，心尖搏动减弱见于扩张型心肌病、心肌梗死等心肌病变；心尖搏动减弱或消失见于心包积液，左侧胸腔大量积液、积气或肺气肿；心尖搏动增强，范围大于直径 2cm 见于左室肥大、甲状腺功能亢进、发热和严重贫血，尤以左室肥大明显，可呈抬举性心搏。

3. 心前区异常搏动（abnormal precordial pulsation） 胸骨左缘第 2 肋间搏动，可见于肺动脉高压。胸骨左缘第 3、4 肋间或剑突下搏动，多见于右心室肥大。

（二）触诊

触诊内容为心尖搏动及心前区搏动、震颤和心包摩擦感。检查者以右手全手掌、手掌尺侧或 2 ~ 4 指腹触诊。检查震颤时常用手掌尺侧，检查心尖搏动时多用手指指腹。

1. 心尖搏动及心前区搏动 对于确定心尖搏动的位置、强弱和范围，触诊较视诊更准确。左室肥大时触诊的手指可被强有力的心尖搏动抬起，称抬举性搏动（heaving apex impulse），为左室肥大的重要体征。

2. 震颤（thrill） 震颤是指触诊时手掌感觉到的一种细微振动，又称猫喘，为器质性心血管病的特征性体征，多见于心脏瓣膜狭窄及某些先天性心脏病。一般情况下，触诊有震颤者可闻及杂音。

3. 心包摩擦感（pericardium friction rub） 心包摩擦感是一种与胸膜摩擦感相似的心前区摩擦振动感，以胸骨左缘第 4 肋间处最易触及，坐位前倾或呼气末明显，见于急性心包炎。当心包渗液增多时，使心包膜脏层与壁层分离，则摩擦感消失。

（三）叩诊

心脏叩诊用于确定心界，判断心脏大小、形状及其在胸腔内的位置。心脏不含气，其不被肺遮盖的部分叩诊呈绝对浊音（实音）；其左右缘被肺遮盖的部分，叩诊呈相对浊音（图4-27）。叩心界是指叩诊心相对浊音界，反映心脏的实际大小。

1. **叩诊方法** 被检查者取坐位时，检查者左手板指与肋间垂直，仰卧位时与肋间平行。叩诊力度不可过强或过弱，用力要均匀。先叩左界，后叩右界，由下而上，自外向内循序渐进。叩诊心左界时，从心尖搏动最强点外2~3cm处（一般为第5肋间左锁骨中线稍外）开始，由外向内叩诊至叩诊音由清音变为浊音时，示已达心脏边界，用笔作一标记，如此逐一肋间向上叩诊，直至第2肋间。叩诊心右界时，先叩出肝上界，于肝浊

图4-27 正常心脏浊音界

音界的上一肋间（通常为第4肋间）开始，由外向内叩出浊音界，作出标记，按肋间依次向上至第2肋间。用硬尺测量前正中线至各标记点的垂直距离，再测量左锁骨中线距前正中线的距离，以记录心脏相对浊音界的位置。

2. **正常心界** 正常心左界在第2肋间几乎与胸骨左缘一致，第3肋间以下向左下逐渐形成一向外凸起的弧形。心右界几乎与胸骨右缘平齐，但在第4肋间处向外稍偏离胸骨右缘1~2cm。正常成人左锁骨中线至前正中线的距离为8~10cm。正常人心界与前正中线的距离见表4-2。

表4-2 正常心脏相对浊音界

右（cm）	肋间	左（cm）
2~3	1	2~3
2~3	2	3.5~4.5
3~4	3	5~6
	4	7~9

注：左锁骨中线距前正中线8~10cm。

3. **心浊音界改变及其临床意义** 心浊音界的大小、形态、位置可因心脏本身病变或心外因素的影响而发生改变。

（1）**心脏本身病变**

1）左心室增大：心界向左下扩大，心腰部（主动脉与左室交界处向内凹陷的部分）加深，使心界呈靴形。最常见于主动脉瓣关闭不全，又称主动脉型心（图4-28），也可见于高血压性心脏病。

图4-28 主动脉型心浊音界

图4-29 二尖瓣型心浊音界

2）右心室增大：轻度增大时，心绝对浊音界扩大，相对浊音界无明显变化；显著增大时，相对浊音界向左右扩大，以向左扩大明显，常见于肺心病。

3）左、右心室增大：心浊音界向两侧扩大，且左界向左下扩大，称普大型心。常见于扩张型心肌病、重症心肌炎和全心衰竭。

4）左心房与肺动脉扩大：胸骨左缘第2、3肋间心浊音界向外扩大。心腰部饱满或膨出，心界呈梨形，又称二尖瓣型心（图4-29），常见于二尖瓣狭窄。

5）心包积液（hydropericardium）：心包积液达一定量时，心界向两侧扩大，并随体位改变而变化。坐位时心浊音区呈三角形，仰卧位时心底部浊音区明显增宽呈球形，此种变化为心包积液的特征性体征（图4-30）。

坐位　　　　　平卧位

图4-30　心包积液的心浊音界

（2）心外因素：一侧胸腔大量积液或积气时，患侧心界叩不出，健侧心界向外移位；肺气肿时，心浊音界变小或叩不出；腹腔大量积液或巨大肿瘤时，膈肌上抬，心脏呈横位，叩诊时心界向左扩大。

（四）听诊

听诊是检查心脏最重要的方法，也是较难掌握的基本技能之一。心脏听诊的目的，在于听取心脏正常的或病理的音响。

1.**听诊方法**　听诊时被检查者取仰卧位或坐位，必要时可改变体位，或嘱被检查者做深吸气或深呼气，或适当运动后听诊，以更好地辨别心音或杂音。

2.**心脏瓣膜听诊区**　心脏各瓣膜开闭时产生的声音，沿血流方向传导至胸壁不同部位，于体表听诊最清楚处即为该瓣膜听诊区。瓣膜听诊区与其解剖部位不完全一致，传统的心脏瓣膜听诊区有5个（图4-31）。

（1）二尖瓣区（mitral area，MA）：位于心尖搏动最

M为二尖瓣听诊区；P为肺动脉瓣听诊区；A₁为主动脉瓣听诊区；A₂为主动脉瓣第二听诊区；T为三尖瓣听诊区

图4-31　心脏瓣膜解剖部位及瓣膜听诊区

强点。心脏大小正常时，多位于第 5 肋间左锁骨中线稍内侧；心脏增大时，听诊部位随之向左或左下移位。

（2）肺动脉瓣区（pulmonary area，PA）：胸骨左缘第 2 肋间。

（3）主动脉瓣区（aortic area，AA）：胸骨右缘第 2 肋间。

（4）主动脉瓣第二听诊区：胸骨左缘第 3、4 肋间。

（5）三尖瓣区（tricuspid area，TA）：胸骨体下端左缘或右缘。

3. 听诊顺序 心脏听诊顺序通常按逆时针方向从二尖瓣区开始，依次至肺动脉瓣区、主动脉瓣区、主动脉瓣第二听诊区和三尖瓣区。

4. 听诊内容 主要包括心率、心律、心音、额外心音、杂音及心包摩擦音。

（1）心率（heart rate）：为每分钟心搏的次数。一般在心尖部听取第一心音，计数 1 分钟。正常成人心率多为 60~100 次/分钟，3 岁以下儿童多在 100 次/分钟以上，老年人多偏慢。成人心率超过 100 次/分钟，婴幼儿心率超过 150 次/分钟，称为心动过速。运动、兴奋、激动等生理情况下心率增快可达 100~150 次/分钟；病理情况下见于发热、贫血、甲状腺功能亢进、心力衰竭和休克。心率低于 60 次/分钟，称为心动过缓，见于颅内压增高、阻塞性黄疸、甲状腺功能低下、二度或三度房室传导阻滞，或服用普萘洛尔、美托洛尔等药物。心动过缓亦可见于健康人，尤其是运动员、长期从事体力劳动者，安静时心率可低于 60 次/分钟，但无临床意义。

（2）心律（cardiac rhythm）：为心脏跳动的节律。正常成人心律规则，青年和儿童的心律在吸气时可增快，呼气时可减慢，这种随呼吸而出现的心律不齐称为窦性心律不齐，一般无临床意义。听诊能发现的最常见的心律失常是期前收缩和心房颤动。

1）期前收缩（premature beat）：是在规则心律基础上提前出现的心跳。听诊特点为：①在规则的节律中提前出现的心音，其后有一较长间歇；②提前出现的心跳，第一心音增强，第二心音减弱；③长间歇后出现的第一个心跳，第一心音减弱。如每一次正常心搏后出现一次期前收缩称二联律，每两次正常心搏后出现一次期前收缩称三联律。二联律和三联律多为病理性。

2）心房颤动（atrial fibrillation）：由于心房内异位节律点发出异位冲动产生的多个折返所致。其听诊特点为：①心律绝对不规则；②第一心音强弱不等；③脉率少于心率，这种脉搏脱漏现象称为脉搏短绌（pulse deficit）。心房颤动常见于二尖瓣狭窄、冠状动脉硬化性心脏病或甲状腺功能亢进症和各种心脏病等。

（3）心音（cardiac sound）：正常心音有 4 个，按出现的先后命名为第一心音（S_1）、第二心音（S_2）、第三心音（S_3）和第四心音（S_4）。通常只能听到第一和第二心音。第一心音与第二心音是听诊心音的首要环节，只有正确区分第一和第二心音之后，才能判定心室收缩期和舒张期，确定异常心音或杂音出现的时期，以及与第一和第二心音的时间关系。

1）正常心音：正常第一心音出现于心室收缩早期，标志着心室收缩的开始，主要由房室瓣关闭引起的振动所产生；第二心音出现于第一心音之后，标志着心室舒张的开始；主要由半月瓣和主动脉瓣关闭引起的振动所产生。第一心音与第二心音的听诊特点见表 4-3。

表4-3　第一心音与第二心音听诊特点

	第一心音	第二心音
音调	较低	较高
强度	较响	较 S_1 弱
性质	较钝	较清脆
所占时间	较长，持续约0.1秒	较短，约0.08秒
与心尖搏动关系	同时出现	之后出现
听诊部位	心尖部最清楚	心底部最清楚

2）异常心音：包括心音强度改变和心音性质改变。

心音强度改变包括：①第一心音改变：S_1 的变化与心肌收缩力、心室充盈情况、瓣膜弹性及位置有关。S_1 增强常见于二尖瓣狭窄、高热、甲状腺功能亢进或心动过速；S_1 减弱常见于二尖瓣关闭不全、心肌炎、心肌病、心肌梗死或左心衰竭等；S_1 强弱不等见于心房颤动和频发室性早搏。②第二心音改变：影响 S_2 强度的主要因素为主动脉、肺动脉内的压力及半月瓣的完整性和弹性。主动脉瓣区第二心音（A_2）增强主要见于高血压、动脉粥样硬化症等；肺动脉瓣区第二心音（P_2）增强主要见于肺心病、二尖瓣狭窄时的肺淤血；主动脉瓣区第二心音（A_2）减弱主要见于主动脉瓣狭窄、主动脉瓣关闭不全等；肺动脉瓣区第二心音（P_2）减弱主要见于肺动脉瓣狭窄、肺动脉瓣关闭不全等。③第一、第二心音同时改变：S_1、S_2 同时增强，见于心脏活动增强时，如劳动、情绪波动、贫血等；S_1、S_2 同时减弱，见于心肌炎、心肌病、心肌梗死等心肌严重受损或左侧胸腔大量积液、肺气肿或休克等循环衰竭时。

心音性质改变：以钟摆律最常见。在心尖区听诊时，第一心音因心肌严重病变失去原有低钝特征而与第二心音相似，且多有心率增快，致收缩期与舒张期时限几乎相等，听诊有如钟摆的"di da"声，故称钟摆律（pendulum rhythm）或胎心率。为大面积急性心肌梗死和重症心肌炎的重要体征。

（4）额外心音（extra cardiac sound）：指在 S_1、S_2 之外闻及的附加心音。大部分出现于舒张期，也可出现于收缩期，其中以舒张早期额外心音最多见，临床意义也较大。由于发生在 S_2 之后，与原有的 S_1 和 S_2 组成的节律，在心率 >100 次/分时，犹如马奔跑的蹄声，故又称舒张早期奔马律（protodiastolic gallop）。其发生是由于舒张期心室负荷过重，在舒张早期心房血液快速注入心室时，引起已过度充盈的心室壁产生的振动所致。舒张早期奔马律的听诊特点为：出现在 S_2 之后，音调较低，强度较弱，以心尖部及呼气末听诊最明显。舒张早期奔马律的出现提示心脏功能失去代偿，常见于严重的心肌损害或心力衰竭。

（5）心脏杂音（cardiac murmur）：是指除心音和额外心音以外的异常声音，其特点为持续时间较长，强度、频率不同，可与心音完全分开或连续，甚至完全掩盖心音。

1）杂音产生机制：杂音是由于血流速度加快、管径异常或心腔内漂浮物，致血流由层流变为湍流或漩涡，不规则的血流撞击心壁、瓣膜、腱索或大血管壁，使之产生振动，从而在相应部位产生的声音（图4-32）。

2）杂音听诊的要点：杂音听诊有一定难度，应按下述要点听诊，以识别杂音的特点，判定其临床意义。

最响部位：一般杂音在某瓣膜区最响，提示病变位于该区相应瓣膜。

时期：发生在第一心音与第二心音之间的杂音称收缩期杂音（systolic murmur, SM）。发生在第二心音与下一心动周期第一心音之间的杂音称舒张期

图4-32　心脏杂音产生机制示意图

杂音（diastolic murmur, DM）。连续出现在收缩期和舒张期的杂音称连续性杂音（continuous murmur）。一般认为舒张期和连续性杂音均为病理性器质性杂音，而收缩期杂音则有器质性和功能性两种可能，应注意区分。

性质：杂音性质常以吹风样、隆隆样、叹息样、机器样、乐音样描述。按音调高低可分为柔和和粗糙两种。功能性杂音柔和，器质性杂音较粗糙。临床上根据杂音性质推断不同病变，如二尖瓣区收缩期粗糙的吹风样杂音，提示二尖瓣关闭不全；舒张期隆隆样杂音是二尖瓣狭窄的特征；主动脉瓣区舒张期叹息样杂音为主动脉瓣关闭不全的特征；机器样杂音见于动脉导管未闭；乐音样杂音见于感染性心内膜炎、梅毒性心脏病。

强度：即杂音的响度。杂音的强弱与多种因素有关：①狭窄程度：一般狭窄越重，杂音越强，但若严重狭窄以致通过血流极少，杂音反而减弱或消失。②血流速度：血流速度增加时杂音可增强。③压力阶差：狭窄口两侧压力阶差越大，杂音越强，如室间隔缺损面积大，左右室之间压力阶差小，则杂音减弱甚至消失。④心肌收缩力：推动血流的力量越大杂音越强，心力衰竭时心肌收缩力减弱，杂音减弱。

收缩期杂音强度一般采用Levine 6级分级法表示（表4-4）。记录杂音强度时，以杂音的级别为分子，6级为分母，例如杂音强度为4级，则记录为4/6级杂音。一般认为3/6级及以上的收缩期杂音多为器质性，具有病理意义，但应结合杂音性质、粗糙程度等判定。舒张期杂音多为器质性，一般不分级，如分级，分级标准仍采用Levine 6级分级法。

表4-4　杂音强度分级

级别	听 诊 特 点	震颤
1	很弱，安静环境下仔细听诊才能听到	无
2	较易听到，不太响亮	无
3	明显的杂音，较响亮	无或可能有
4	杂音响亮	有
5	杂音很响，但听诊器离开胸壁即听不到	明显
6	杂音震耳，即使听诊器离开胸壁一定距离也能听到	强烈

体位、呼吸和运动对杂音的影响：①体位：改变体位可使某些杂音的强度发生变化，如左侧卧位可使二尖瓣杂音更明显；前倾坐位使主动脉瓣关闭不全的舒张期杂音更明显；仰卧位可使二尖瓣、三尖瓣关闭不全和肺动脉瓣关闭不全的舒张期杂音更明显。②呼吸：呼吸可改变左、右心室的排血量及心脏的位置从而影响杂音的强度。深吸气可使与右心相关的杂音增强；深呼气可使与左心相关的杂音增强；吸气后紧闭声门，用力做呼气动作，胸腹腔内压增高，回心血量减少，可使左、右心发生的杂音减轻。③运动：运动时心率加快，心排血量增加，可使器质性杂音增强。

3）杂音的临床意义：根据杂音发生的时间、性质与强度，可以判断不同的生理或病理状态。

收缩期杂音：①二尖瓣区：包括功能性、相对性和器质性杂音。功能性杂音较常见，可见于部分正常健康人、剧烈运动、发热、贫血、甲状腺功能亢进等；听诊特点为吹风样，性质柔和，一般在2/6级以下。相对性杂音因左心室扩大所引起，见于高血压性心脏病、贫血性心脏病、扩张型心肌病，听诊特点为吹风样，性质柔和。器质性杂音主要见于风湿性心脏病二尖瓣关闭不全；听诊特点为吹风样，性质粗糙、响亮、高调，多占据全收缩期，强度常在3/6级以上，可遮盖第一心音，向左腋下或左肩胛下传导，呼气及左侧卧位时明显。②三尖瓣区：大多由于右心室扩大所致的相对性三尖瓣关闭不全引起，极少数为器质性。③主动脉瓣区：以主动脉瓣狭窄引起的器质性杂音多见，听诊特点为喷射样或吹风样，性质粗糙，向颈部右侧传导，常伴震颤及 A_2 减弱。④肺动脉瓣区：以功能性多见，常见于健康儿童和青少年。肺动脉高压时，可致肺动脉瓣相对关闭不全，产生相对性杂音。⑤其他部位：室间隔缺损时，可在胸骨左缘第3、4肋间听到响亮而粗糙的收缩期杂音，常伴震颤。

舒张期杂音：①二尖瓣区：可因器质性或相对性二尖瓣狭窄引起。器质性主要见于风湿性心脏病二尖瓣狭窄，听诊特点为舒张中晚期隆隆样杂音，常伴震颤、S_1 增强或开瓣音。相对性杂音最常见于主动脉瓣关闭不全引起的相对性二尖瓣狭窄，此音又称 Austin Flint 杂音，听诊特点为性质柔和，无震颤和开瓣音。②主动脉瓣区：主要见于主动脉瓣关闭不全，听诊特点为舒张早期叹气样杂音，于胸骨左缘第3肋间最清晰，坐位及呼气末屏住呼吸时更明显，杂音向心尖部传导。③肺动脉瓣区：器质性病变引起者少见，多见于由肺动脉高压、肺动脉扩张所致的肺动脉瓣相对关闭不全，听诊特点为呈叹气样，于胸骨左缘第2肋间最响，平卧或吸气时增强。常见于二尖瓣狭窄、肺源性心脏病等。

连续性杂音：最常见于动脉导管未闭。听诊特点为于第一心音后不久开始，持续整个收缩期和舒张期，性质响亮、粗糙，似机器转动的噪声，故又称机器样杂音，于胸骨左缘第2肋间稍外侧处最响。

(6) 心包摩擦音（pericardial friction sound）：是指壁层和脏层因心包炎症或其他原因发生纤维蛋白沉着而变得粗糙，心脏搏动时，互相摩擦产生的振动。听诊特点为性质粗糙，与心跳一致，与呼吸无关，屏气时摩擦音仍出现。心包摩擦音可在整个心前区闻及，但以胸骨左缘第3、4肋间最响，坐位前倾时更明显。心包摩擦音常见于感染性心包炎（结核性、化脓性），也见于非感染性心包炎，如尿毒症性、肿瘤性、创伤性、放射损伤性、风湿性疾病和急性心肌梗死等。

（五）心脏功能分级

心功能评估目前普遍采用美国纽约心脏病学会（NYAH）的分级方案，根据患者体力活动后的自觉症状进行分级，简便易行。其缺点为缺乏心功能改变的客观指标。心脏功能可分为如下 4 级：

Ⅰ级：（代偿期）体力活动不受限制，无心衰症状。

Ⅱ级：较重体力活动可引起呼吸困难、心悸等症状，但一般日常活动不受限制。

Ⅲ级：轻度体力活动即有明显症状，活动明显受限制，休息后症状消失。

Ⅳ级：体力活动完全受限，休息时仍有心力衰竭的症状和体征。

第六节　周围血管检查

周围血管检查主要是通过对动脉、静脉和毛细血管的检查，了解周围循环状况。

一、皮肤颜色和温度

（一）皮肤颜色

视诊皮肤颜色，尤其是手、足等肢端皮肤颜色的改变，可了解肢端血液循环的情况。用于观察皮肤颜色改变的方法有：

1. 指压试验　用手指轻压患者指（趾）端或甲床，观察毛细血管充盈时间，了解肢端动脉血液供应情况。正常人指（趾）端饱满，皮肤呈粉红色。压迫时局部呈白色，松压后迅速恢复粉红色。若充盈缓慢或皮肤颜色苍白或发绀，示动脉血液供应不足。

2. 毛细血管搏动征（capillary pulsation sign）　检查者用手指轻压患者指甲末端，或以清洁的玻片轻压其口唇黏膜，若见红、白交替的节律性微血管搏动现象，称毛细血管搏动征。常见于脉压增大的疾病，如主动脉瓣关闭不全和甲状腺功能亢进症等。

（二）皮肤温度

正常人体各部的温度不同，自躯干至四肢逐渐降低，足趾的温度最低。一般手的温度高于足的温度，腕及踝以下皮肤温度变化较大，血管舒张时，肢体远端的皮肤温度高于腕及踝部。同一个体对称部位的皮肤温度相差较大，或同一侧肢体上某一部分的皮肤温度显著降低，提示温度较低部位的动脉血流减少。

二、脉搏

脉搏（pulse）的检查主要是触诊浅表动脉，一般多在桡动脉。常用并拢的示指、中指和环指的指腹进行触诊。

（一）脉率

脉率的生理和病理变化及其意义与心率基本一致，但在某些心律失常，如心房颤动、频发室性期前收缩等时，由于部分心搏的心排血量显著减少，使周围血管不产生搏动，以至脉率低于心率，即脉搏短绌（pulse deficit）。

（二）脉律

脉搏的节律反映心脏搏动的节律。正常人脉律规则，当心脏发生异常冲动或传导障碍时，出现各种心律失常，其表现可以是有规律的不规则，如期前收缩二联律、三联律，亦可以完全无规律，如心房颤动。

（三）紧张度

脉搏的紧张度与动脉收缩压高低有关，检查时以示指、中指和环指的指腹置于桡动脉上施加压力触诊即可。正常人动脉壁光滑、柔软，并有一定弹性，用近端手指压迫时其远端动脉不能触及。如需较大力量按压时方可使远端手指触不到脉搏，示脉搏的紧张度较大。动脉硬化时，可触知动脉壁弹性消失，呈条索状。动脉硬化严重时，动脉壁不仅硬，且有迂曲，呈结节状。

（四）强弱

脉搏的强弱与心搏量、脉压和周围血管阻力的大小有关。心搏量增加、脉压差增大、周围血管阻力减低时，脉搏有力而振幅大，称为洪脉（bounding pulse），见于高热、甲状腺功能亢进、严重贫血等；反之，脉搏减弱，称为细脉（microsphygmia），见于心力衰竭、休克、主动脉瓣狭窄等。

（五）脉波

脉搏波形（pulse wave）是将血流通过动脉时，动脉内压上升和下降的情况用脉波计描计出来的曲线。检查者也可根据脉搏触诊粗略地估计脉搏波形。常见异常脉波的特征和临床意义如下：

1. **水冲脉（water-hammer pulse）** 脉搏骤起骤降，急促而有力，有如潮水冲涌。检查时检查者左手指掌侧紧握患者右手腕桡动脉处，将其前臂抬举过头，感受桡动脉的搏动。如感知明显的水冲脉，表明脉压差增大，主要见于主动脉瓣关闭不全，也可见于严重贫血、甲状腺功能亢进症、动脉导管未闭等。

2. **交替脉（pulsus alternans）** 指节律规则而强弱交替出现的脉搏。其产生与心肌收缩力强弱交替有关，为左心衰竭的重要体征之一。

3. **奇脉（paradoxical pulse）** 指平静吸气时脉搏明显减弱或消失的现象。其产生与左心室排血量减少有关，见于大量心包积液、缩窄性心包炎等。

4. **脉搏消失（asphygmia）** 即无脉，主要见于严重休克、多发性大动脉炎或肢体动脉栓塞。

三、血管杂音和周围血管征

(一)静脉杂音

由于静脉压力低,静脉杂音(venous murmur)多不明显。肝硬化时,由于门静脉高压,腹壁侧支循环静脉扩张,血流增速,在上腹部或脐周可听到一种连续的静脉嗡鸣音,称为肝静脉嗡鸣音。

(二)动脉杂音

动脉杂音(arterial murmur)多见于周围动脉,常见动脉杂音有:①颈部血管杂音,以甲状腺功能亢进时甲状腺部位的连续性杂音最常见;②多发性大动脉炎致血管狭窄,在累及部位可闻及收缩期杂音;③肾动脉狭窄时,可在上腹部及腰背部听到收缩期杂音;④在动-静脉瘘的病变部位可闻及连续性杂音。

(三)周围血管征

1. 枪击音(pistol shot sound) 是指在四肢动脉处听到的一种短促的如同开枪时的声音。主要见于脉压增大的患者,如主动脉瓣关闭不全、甲状腺功能亢进症、严重贫血等。听诊部位常选择股动脉,部分病人在肱动脉、足背动脉处也可听到。

2. 杜柔双重音(Duroziez sign) 将听诊器体件放置于股动脉上,稍加压力,在收缩期与舒张期皆可听到吹风样杂音,为连续性。这是由于脉压增大时,听诊器加压,人为造成动脉狭窄,血流往返于狭窄处形成杂音。此杂音见于主动脉瓣关闭不全。

3. 颈动脉搏动(carotid arterial pulse) 在脉压增大的情况下,查体时可发现颈动脉搏动或伴点头运动。

(四)血压

血压的测量方法和注意事项见《护理学基础》。

1. 血压标准 流行病学研究证实,血压水平随年龄增长而升高,随性别、种族、职业、生理情况和环境条件不同而有差异,因而正常血压与高血压之间的界限有时难以划分,经历了数次修订。中国高血压联盟参照世界卫生组织/国际高血压联盟的新标准,将高血压定义为:未服抗高血压药情况下,收缩压 ≥ 140mmHg 和(或)舒张压 ≥ 90mmHg。18 岁以上成人的血压按不同水平分类如表 4-5,患者收缩压与舒张压属于不同级别时,应按两者中较高级别分类。

2. 血压变动的临床意义

(1)高血压(hypertension):血压高于正常标准即称为高血压。主要见于原发性高血压病,亦可见于其他疾病,如肾脏疾病、肾上腺皮质和髓质肿瘤、肢端肥大症、甲状腺功能亢进、颅内压增高等,称继发性高血压。

（2）低血压（hypotension）：指血压低于 90/60mmHg。常见于休克、急性心肌梗死、心力衰竭、心包填塞、肺梗塞、肾上腺皮质功能减退等，也可见于极度衰弱者。

表4-5 成人血压水平的定义和分类

类 型	收缩压（mmHg）	舒张压（mmHg）
理想血压	<120	<80
正常血压	<130	<85
正常高值	130～139	85～89
1级高血压（轻度）	140～159	90～99
亚组：临界高血压	140～149	90～94
2级高血压（中度）	160～179	100～109
3级高血压（重度）	≥180	≥110
单纯收缩期高血压	≥140	<90
亚组：临界收缩期高血压	140～149	<90

（3）两上肢血压不对称：正常人两上肢血压相似或有轻度差异，两上肢血压相差大于 10mmHg 则属异常，主要见于多发性大动脉炎、先天性动脉畸形、血栓闭塞性脉管炎等。

（4）上下肢血压差异常：袖带法测量时，正常人下肢血压较上肢血压高 20～40mmHg，如出现下肢血压等于或低于上肢血压，则提示相应部位动脉狭窄或闭塞。见于主动脉缩窄、胸腹主动脉型大动脉炎、闭塞性动脉硬化、髂动脉或股动脉栓塞等。

（5）脉压增大和减小：脉压 >40mmHg 为脉压增大，多见于主动脉瓣关闭不全、动脉导管未闭、动-静脉瘘、甲状腺功能亢进、严重贫血和主动脉硬化等；脉压 <30mmHg 为脉压减小，见于主动脉瓣狭窄、心力衰竭、低血压、心包积液、缩窄性心包炎等。

第七节　腹部检查

腹部检查中以触诊最为重要。检查腹部时，为避免触诊、叩诊刺激胃肠蠕动，使肠鸣音发生变化，可按视诊、听诊、叩诊、触诊的顺序进行，但在记录病历时仍按视、触、叩、听诊的顺序。

一、腹部体表标志与分区

（一）体表标志

腹部的范围上以膈肌为顶，下以骨盆为底，前面及侧面为腹壁，后面为脊柱及腰肌。其内包含腹膜腔及腹腔脏器等。为准确描述和记录腹部病变的位置，必须熟悉腹部的体表标志、腹部分区、各区内脏器的分布及其在体表的投影。常用以下体表标志（图

4 - 33)：

1. **肋弓下缘（costal margin）** 由第 8 ~ 10 肋软骨构成，其下缘为体表腹部上界，常用于腹部分区、胆囊定位及肝脾测量的定位。

2. **脐（umbilicus）** 为腹部的中心，平第 3 ~ 4 腰椎之间，为腹部分区和腰椎穿刺的定位标志。

3. **腹股沟韧带（inguinal ligament）** 两侧腹股沟韧带与耻骨联合上缘共同构成体表腹部下界。

4. **腹上角（epigastric angle）** 为两侧肋弓至剑突根部的交角，用于判断体型及肝脏测量的定位。

图 4 - 33　腹部前面体表标志示意图

5. **腹中线（medioventral line）** 为前正中线至耻骨联合的延续。

6. **腹直肌外缘（lateral border of rectus muscles）** 相当于锁骨中线的延续，右侧腹直肌外缘与肋弓下缘交界处为胆囊点。

7. **髂前上棘（anterior superior iliac spine）** 髂棘前上方突出点，为腹部九区分法及阑尾压痛点的定位标志。

8. **肋脊角（costovertebral angle）** 背部两侧第 12 肋骨与脊柱的交角，为检查肾区叩击痛的部位。

（二）腹部分区

1. **九区分法** 由两条水平线和两条垂直线将腹部分成为 9 个区。上水平线为两侧肋弓下缘最低点的连线，下水平线为两侧髂前上棘连线；两条垂直线为通过左右髂前上棘至腹中线连线的中点所作的垂直线。四线相交将腹部分为左右季肋部、左右腰部、左右髂部及上腹部、脐部和下腹部 9 个区域，是目前常用的腹部分区法。各区命名及其脏器的分布如下（图 4 - 34）。

（1）**左季肋部（left hypochondrium）**：胃、脾、结肠脾曲、胰尾、左肾上腺、左肾上部。

（2）**左腰部（left lumber region）**：降结肠、空肠或回肠、左肾下部。

（3）**左下腹部（left iliac region）**：乙状结肠、女性左侧卵巢及输卵管、男性左侧精索及淋巴结。

图 4 - 34　腹部体表九区分法示意图

(4) 上腹部 (epigastrium)：肝左叶、胃幽门端、十二指肠、胰头和胰体、大网膜、横结肠、腹主动脉。

(5) 中腹部 (脐部，umbilical region)：大网膜、下垂的胃或横结肠、十二指肠下部、空肠和回肠、输尿管、腹主动脉、肠系膜及其淋巴结。

(6) 下腹部 (hypogastrium)：回肠、乙状结肠、输尿管、胀大的膀胱或增大的子宫。

(7) 右季肋部 (right hypochondrium)：肝右叶、胆囊、部分十二指肠、结肠肝曲、右肾上腺、右肾。

(8) 右腰部 (right lumber region)：升结肠、空肠、部分十二指肠、右肾下部。

(9) 右下腹部 (right iliac region)：盲肠、阑尾、回肠下端、淋巴结、女性右侧卵巢及输卵管、男性右侧精索。

2. 四区分法 通过脐划一水平线与一垂直线，将腹部分为右上腹、右下腹、左上腹和左下腹4个区域（图4-35）。

3. 七区分法 由于每个人体型各异，各区大小及包含脏器稍有差异，尽管九区分法较细，定位准确，但有时左、右上腹部或左、右下腹部区域较小，实际应用受限，故有人提出七区分法。七区分法是在九区分法的基础上，将两侧腹部的三区改为通过脐水平线分成上下两区。自上而下，分别称为右上腹部、右下腹部、上腹部、中腹部、下腹部、左上腹部、左下腹部七区（图4-36）。

图4-35　腹部体表四区分法示意图　　　　图4-36　腹部体表七区分法示意图

二、视诊

腹部视诊时，被检查者应取仰卧位，暴露全腹，检查者站在被检查者右侧，一般自上而下按一定顺序全面视诊。光线应充足适宜，因灯光下不易辨别皮肤黄染等变化，故以自然光线为佳。观察腹部体表蠕动波、脏器轮廓、搏动或包块时,以侧面光线为宜。腹部视诊的主要内容有腹部外形、呼吸运动、腹壁静脉以及胃肠型和蠕动波等。

(一) 腹部外形

正常成人仰卧时,腹部外形两侧对称,前腹壁大致与肋缘至耻骨联合平面相平,称为腹部平坦。前腹壁稍内凹或低于此平面者,称为腹部低平,常见于消瘦者。前腹壁圆凸或稍高于此平面,称为腹部饱满,见于小儿及肥胖者。上述均属正常范围。但若腹部明显膨隆或凹陷则应视为异常。

1. 腹部膨隆 仰卧时前腹壁明显高于肋缘至耻骨联合平面,外形呈凸起状,称为腹部膨隆 (abdominal bulge)。可见于肥胖、妊娠等生理情况,或腹水、巨大腹腔肿瘤等病理情况。由于病因不同又可表现为全腹膨隆或局部膨隆。

(1) 全腹膨隆:①腹内积气:肠梗阻或肠麻痹可致胃肠道内大量积气,引起全腹膨隆。积气在肠道外腹腔内者,称为气腹 (pneumoperitoneum),见于胃肠穿孔或治疗性人工气腹。②腹腔巨大包块:以巨大卵巢囊肿最常见,腹形特点为全腹膨隆呈球形,变换体位时其形状无明显改变。③腹腔积液:腹腔内积液称腹水 (ascites),当腹腔内大量积液时,仰卧位时液体因重力作用下沉于腹腔两侧,致腹部外形宽而扁,称为蛙腹 (frog belly)。坐位时下腹部明显膨出。常见于肝硬化门脉高压症,亦可见于心力衰竭、缩窄性心包炎、肾病综合征、结核性腹膜炎、腹膜转移癌等。④腹膜炎症或肿瘤浸润,因腹肌紧张,当全腹膨隆时,致脐部较突出,腹部常呈尖凸状,称为尖腹 (pointed abdomen)。

为观察全腹膨隆的程度与变化,需定期在同等条件下测量腹围以资比较。测量时嘱患者排尿后平卧,用软尺在脐水平绕腹一周,测得的周长即为腹围 (abdominal circumference),以厘米计算。

(2) 局部膨隆:局部腹膨隆常因炎性包块、脏器肿大、腹内肿瘤、腹壁上的肿物和疝等所致。左上腹膨隆常见于脾大或结肠脾曲肿瘤;上腹中部膨隆常见于肝左叶肿大、胃扩张、胃癌、胰腺囊肿或肿瘤;右上腹膨隆常见于肝肿大(淤血、脓肿、肿瘤)、胆囊肿大及结肠肝曲肿瘤;左下腹部膨隆见于降结肠肿瘤、干结粪块(灌肠后可消失);下腹部膨隆多见于妊娠、子宫肌瘤等所致的子宫增大、卵巢肿瘤、尿潴留等,尿潴留者排尿或导尿后膨隆可消失;右下腹部膨隆见于阑尾周围脓肿、回盲部结核或肿瘤、克罗恩病等。

为鉴别局部肿块是位于腹壁上还是腹腔内,可嘱患者取仰卧位,双手托于枕部,做起坐动作,使腹壁肌肉紧张,如肿块更为明显,提示肿块在腹壁上,被紧张的腹肌所托起;反之若不清楚或消失,提示肿块在腹腔内。

2. 腹部凹陷 仰卧时前腹壁明显低于肋缘至耻骨联合平面,称为腹部凹陷 (abdominal retraction)。根据凹陷的范围可分为全腹凹陷和局部凹陷。

(1) 全腹凹陷:常见于脱水和消瘦者。严重者前腹壁凹陷几乎贴近脊柱,肋弓、髂嵴和耻骨联合显露,全腹呈舟状,称为舟状腹 (scaphoid abdomen),见于恶性肿瘤、结核等慢性消耗性疾病所致的恶病质，亦可见于糖尿病、严重的甲状腺功能亢进症、神经性厌食等。

（2）局部凹陷：不多见，可因腹部手术或外伤后瘢痕收缩引起，患者增加腹压或立位时凹陷更明显。

（二）呼吸运动

正常人可见到呼吸时腹壁上下起伏运动，吸气时上抬，呼气时下陷，称腹式呼吸运动。儿童和成年男性以腹式呼吸为主，成年女性则以胸式呼吸为主，呼吸时腹壁起伏不明显。腹式呼吸减弱见于急性腹痛、腹膜炎症、腹水、腹腔内巨大肿块或妊娠。腹式呼吸消失见于消化性溃疡穿孔所致急性腹膜炎或膈肌麻痹等。腹式呼吸增强较少见，常因肺部或胸膜疾病等使胸式呼吸受限所致。

（三）腹壁静脉

正常人腹壁静脉一般不显露。较瘦者或皮肤较薄而松弛的老年人，有时隐约可见，但不迂曲，多呈较直的条纹，仍属正常。明显可见或迂曲变粗，称为腹壁静脉曲张（subcutaneous varicose vein of abdominal wall），常见于门静脉高压或上、下腔静脉回流受阻而有侧支循环形成时。

检查腹壁曲张静脉的血流方向，有利于鉴别静脉曲张的来源，其方法为选择一段没有分支的腹壁静脉，检查者将右手示指和中指并拢压在该段静脉上，然后用一手指紧压并向外移动，挤出静脉中的血液，至一定距离时放松该手指，另一手指仍紧压不动，观察挤空的静脉是否快速充盈，如迅速充盈，则血流方向是从放松手指端流向紧压的手指端。再用同法放松另一手指，观察血流的方向（图4-37）。

图4-37　鉴别静脉血流方向示意图

正常时脐水平线以上的腹壁静脉血流自下向上经胸壁静脉和腋静脉而进入上腔静脉；脐水平线以下的腹壁静脉血流自上向下经大隐静脉而进入下腔静脉。门静脉高压时，血流方向以脐为中心呈放射状（图4-38A）；上腔静脉梗阻时，血流方向向下（图4-38B）；下腔静脉梗阻时，血流方向向上（图4-38C）。

（四）胃肠型和蠕动波

胃肠道发生梗阻时，梗阻近端的胃或肠段饱满而隆起，显出各自的轮廓，称胃型或肠型（gastral or intestinal pattern），同时伴有该部位蠕动增强，可见蠕动波（peristaltic rushes）。幽门梗阻时，因胃的蠕动增强（除腹壁过度肥厚者外），可见到较大的胃蠕动

A. 门静脉高压时腹壁浅静脉血流方向；B. 上腔静脉梗阻时腹壁
浅静脉血流方向；C. 下腔静脉梗阻时腹壁浅静脉血流方向
图 4 - 38 腹壁静脉曲张血流方向

波自左肋缘下向右缓慢推进，为正蠕动波。有时还可见到自右向左运行的逆蠕动波。脐部出现横行排列呈多层梯形的肠型或较大蠕动波见于小肠梗阻。结肠远端梗阻时，宽大的肠型多出现于腹壁的周边，如发生了肠麻痹，则蠕动波消失。观察蠕动波时，需选择适当角度，也可用手轻拍腹壁诱发后察看。

（五）皮疹、色素和腹纹

腹部皮疹常见于某些传染病及药物过敏。一侧腹部或腰部沿脊神经走行分布的疱疹提示带状疱疹的可能。左腰部皮肤呈蓝色，可见于急性出血性胰腺炎，脐周或下腹壁发蓝见于宫外孕破裂或出血性胰腺炎。腹纹（ventral stripe）多分布于下腹部，白色条纹见于肥胖或经产妇女，紫纹（purple stripe）为皮质醇增多症的常见体征，出现部位除下腹部外，还可见于股外侧和肩背部。

三、听诊

腹部听诊时应全面听诊腹部各区，尤其注意上腹部和脐部。腹部听诊内容主要有肠鸣音、振水音和血管杂音。

（一）肠鸣音

肠蠕动时，肠管内气体和液体随之流动，产生一种断续的咕噜声或气过水声，称为肠鸣音（bowel sound）。正常肠鸣音每分钟 4 ~ 5 次，以脐部最清楚。肠鸣音超过每分钟 10 次，音调不特别高亢，称肠鸣音活跃（bowel sounds active），见于服泻药后、急性肠炎或胃肠道大出血。肠鸣音次数多且呈响亮、高亢的金属音，称肠鸣音亢进（hyperactive bowel sounds），见于机械性肠梗阻。肠鸣音明显少于正常，称肠鸣音减弱（hypoactive bowel sounds），见于老年性便秘、电解质紊乱（低血钾）及胃肠动力低下等。如持续听诊 3 ~ 5 分钟未闻及肠鸣音，称肠鸣音消失，见于急性腹膜炎或各种原因所致的麻痹性肠梗阻。

（二）振水音

被检查者仰卧，检查者一耳凑近其上腹部或将听诊器体件放于此处，然后用稍弯曲的手指连续迅速冲击其上腹部，如听到胃内液体与气体相撞击的声音，称为振水音（succussion splash）。也可用双手左右摇晃其上腹部以闻及振水音。正常人餐后或饮入多量液体时，可出现振水音。但若在空腹或餐后 6~8 小时以上仍有此音，则提示胃内有液体潴留，见于胃扩张和幽门梗阻。

（三）血管杂音

正常腹部无血管杂音（vascular murmur）。血管杂音可分为动脉性和静脉性。动脉性杂音与低调的心脏杂音相似；静脉性杂音为连续性嗡鸣声，无收缩期与舒张期之分。腹壁静脉明显曲张者脐周或上腹部闻及静脉性杂音，提示门静脉高压伴侧支循环形成。

四、叩诊

腹部叩诊可检查某些脏器的大小及有无叩击痛，胃肠道有无胀气，腹腔内有无积液、积气和包块等。还可验证和补充视诊与触诊所得的结果。直接叩诊法和间接叩诊法均可用于腹部叩诊，但多采用间接叩诊。

（一）腹部叩诊音

以间接叩诊法叩诊腹部四区，正常人除肝、脾所在部位、增大的膀胱和子宫占据的部位，以及两侧腰部近腰肌处叩诊呈浊音或实音外，其余部位均为鼓音。鼓音范围明显增大见于胃肠高度胀气、胃肠穿孔所致气腹。肝、脾或其他实质性脏器极度肿大，腹腔内大量积液或肿瘤时鼓音范围缩小，病变部位叩诊呈浊音或实音。

（二）肝脏及胆囊叩诊

受检者平静呼吸，分别沿右锁骨中线、右腋中线和右肩胛线，由肺清音区往下叩诊至出现浊音，即为肝上界。再由腹部鼓音区沿右锁骨中线或正中线向上叩至浊音处即为肝下界。由于肝下界与胃和结肠等重叠，很难叩准，故常用触诊确定。一般叩得的肝下界比触得的肝下界高 1~2cm。匀称体型者正常肝上界在右锁骨中线上第 5 肋间，下界位于右季肋下缘，两者之间的距离为肝浊音区上下径，为 9~11cm；在右腋中线上，肝上界在第 7 肋间，下界相当于第 10 肋骨水平；在右肩胛线上，肝上界为第 10 肋间，下界不易叩出。瘦长体型者肝上、下界均可低一个肋间，矮胖体型者则可高一个肋间。

病理情况下，肝浊音界向上移位见于右肺不张、右肺纤维化及气腹鼓肠等；肝浊音界向下移位见于肺气肿、右侧张力性气胸等；肝浊音界扩大或缩小见于肝脏病变；肝浊音界消失代之以鼓音是急性胃肠穿孔的重要体征。

肝区叩击痛见于肝炎或肝脓肿。

胆囊位于深处，且被肝脏覆盖，叩诊不能检查其大小，只能检查胆囊区有无叩击痛，胆囊区叩击痛是胆囊炎的重要体征。

（三）胃泡鼓音区叩诊

在前胸下部左锁骨中线上垂直叩诊，再水平叩诊至腋后线，呈半圆形。胃泡鼓音区明显扩大见于幽门梗阻等；明显缩小见于左侧胸腔积液、肝大、脾大；胃泡鼓音区消失而转为实音常由胃内充满食物或液体所致，见于进食过多所致急性胃扩张或溺水。

（四）脾脏叩诊

脾脏触诊不满意或疑有脾大时做此检查。在左腋中线叩诊至最下一个肋间隙，通常呈鼓音。然后嘱被检查者深呼吸，如脾大，则可出现浊音。

（五）肾脏叩诊

被检查者取坐位或侧卧位，检查者以左手掌平放于被检查者肋脊角处（肾区），右手握拳用轻到中等力量叩击左手背。肾炎、肾盂肾炎、肾结石、肾周围炎及肾结核时，肾区常有不同程度的叩击痛。

（六）膀胱叩诊

用于判断膀胱充盈的程度。叩诊于耻骨联合上方进行。膀胱空虚时，因小肠位于耻骨上方遮盖膀胱，故叩诊呈鼓音。当膀胱被尿液充盈时，耻骨上方叩诊呈圆形浊音区。排尿或导尿后复查，浊音区转为鼓音，此可与妊娠的子宫、卵巢囊肿或子宫肌瘤等也使该区出现浊音相鉴别。

（七）移动性浊音检查

为确定腹腔有无积液的重要检查方法。被检查者取仰卧位，液体因重力作用多积聚在腹腔低处，含气的肠管漂浮其上，故叩诊腹中部呈鼓音，腹部两侧呈浊音。检查者自腹中部脐平面开始叩向左侧至出现浊音时，板指固定不动，嘱被检查者右侧卧，再度叩诊，如呈鼓音，即为移动性浊音阳性，提示腹腔内游离腹水达 1000ml 以上。

五、触诊

触诊是腹部检查的主要方法。触诊时被检查者取仰卧位，两腿屈曲并稍分开，微张口做平静腹式呼吸。检查者站于被检查者右侧，面向被检查者，前臂与腹部表面在同一水平，由左下腹开始逆时针方向，先浅触诊，后深触诊，依次触诊腹的各部，边触诊边观察被检查者的反应与表情。对精神紧张或有痛苦者，可边触诊边与其交谈，转移其注意力以减轻腹肌紧张。若被检查者诉有腹痛，则应由未诉有腹痛的部位逐渐移向疼痛部位。浅部触诊系用手指的掌面轻触腹壁，不用滑动，主要用于检查腹壁紧张度、抵抗感，浅表的压痛、包块、搏动和腹壁上的肿块。深触诊包括深压触诊、滑动触诊和双手触诊，用于检查腹腔内脏器的大小、形态、压痛、反跳痛以及腹腔内包块等。

触诊内容分述如下：

（一）腹壁紧张度

正常人腹壁触之柔软，有一定张力，但较易压陷，称腹壁柔软。某些病理情况可致腹壁紧张度增加或减弱。

1. 腹壁紧张度增加　全腹壁紧张度增加常见以下情况：①急性胃肠穿孔或实质脏器破裂所致的急性弥漫性腹膜炎，因炎症刺激腹膜引起腹肌痉挛，腹壁明显紧张，甚至强直硬如木板，称为板状腹（tabulate venter）；②结核性腹膜炎或癌性腹膜炎，因炎症对腹膜刺激缓慢，且伴腹膜增厚、肠管和肠系膜粘连，故腹壁柔韧而具抵抗力，不易压陷，称揉面感（dough kneading sensation）；③肠胀气、腹腔内大量积液者，因腹腔内容物增加，触诊腹壁张力较大，但无腹肌痉挛，压痛可有可无。

局部腹壁紧张常因其下脏器炎症累及腹膜所致，如急性胰腺炎可见上腹或左上腹壁紧张；急性胆囊炎可见右上腹壁紧张；急性阑尾炎可见右下腹壁紧张。

2. 腹壁紧张度减低　触诊腹壁松软无力，失去弹性，见于经产妇、年老体弱者、慢性消耗性疾病及大量放腹水后。全腹紧张度消失见于重症肌无力和脊髓损伤所致腹肌瘫痪。局部腹壁紧张度减低不多见，可由局部的腹肌瘫痪或缺损而致。

（二）压痛及反跳痛

正常腹部触诊无疼痛，重按时仅有压迫不适感。若由浅入深按压腹部引起疼痛，称为压痛（tenderness）。触诊腹部出现压痛后，手指稍停片刻，使压痛感趋于稳定，然后将手突然抬起，此时如患者感觉腹痛骤然加剧，并有痛苦表情，称为反跳痛（rebound tenderness）。反跳痛是腹膜壁层受炎症累及的征象。腹壁紧张，同时伴有压痛和反跳痛，称为腹膜刺激征（peritoneal irritation sing），是急性腹膜炎的重要体征。压痛多由腹壁或腹腔内的炎症，肿瘤，脏器淤血、破裂、扭转、结石等病变所致。如腹部触痛在抓捏腹壁或仰卧起坐时明显，多考虑腹壁病变，否则多为腹腔内病变。压痛局限于某一部位时，为压痛点。某些疾病常有位置较固定的压痛点，麦氏（McBurney）点位于右髂前上棘与脐连线外 1/3 与中 1/3 交界处，阑尾病变时此处有压痛；胆囊点位于右侧腹直肌外缘与肋弓交界处，胆囊病变时此处有明显压痛。腹部常见疾病的压痛部位见图 4－39。

1.胃炎或溃疡;2.十二指肠溃疡;3.胰腺炎或肿瘤;4.胆囊炎;5.阑尾炎;6.小肠疾病;7.膀胱及子宫病变;8.回盲部炎症、结核;9.乙状结肠病变;10.脾或结肠脾曲病变;11.肝或结肠肝曲病变;12.胰腺炎的腰部压痛点

图 4－39　腹部常见疾病的压痛点

（三）肝触诊

常用单手触诊。检查者将右手掌平放于被检查者右锁骨中线，四指并拢，掌指关节伸直，与肋缘大致平行，自髂前上棘水平开始自下而上，与被检查者腹式呼吸运动紧密配合进行深触诊。被检查者深呼气时，腹壁松弛下陷，指端压向腹深部；深吸气时，手随腹壁隆起缓慢抬起，并向前上迎触下移的肝缘。如此反复进行，直至触及肝缘或肋缘。以同样方法于前正中线触诊肝左叶。为提高触诊效果，亦可用双手触诊法。检查者右手位置同单手触诊法，用左手掌托住被检查者右后腰部，将肝向上托起，使肝下缘紧贴前腹壁，左大拇指张开置于右肋缘，限制右下胸扩张，以增加膈肌下移的幅度，使吸气下移的肝更易被触及（图4-40）。

图4-40 肝脏触诊法示意图

1. **大小** 正常成人肝在肋缘下一般不能触及，少数可触及者应在1cm内。剑突下可触及肝下缘，多在3cm以内。肝下缘超出上述标准，但肝质地柔软，表面光滑，无压痛，肝上界也相应降低，肝上下径正常，为肝下移。如肝上界正常或升高，则提示肝大。弥漫性肝大见于肝炎、脂肪肝、肝淤血、早期肝硬化、白血病、血吸虫病等；局限性肝大见于肝脓肿、肝囊肿、肝肿瘤等，常能触及或看到局部膨隆。

2. **质地** 肝质地一般分为质软、质韧（中等硬度）和质硬3级。正常肝质地柔软，如触口唇；急性肝炎及脂肪肝时质地稍韧；慢性肝炎及肝淤血质韧如触鼻尖；肝硬化、肝癌质硬如触前额；肝脓肿或囊肿有积液时呈囊性感，大而浅者可能触及波动感。

3. **表面形态及边缘** 正常肝表面光滑、边缘整齐且厚薄一致。肝炎、脂肪肝、肝淤血者表面光滑，边缘圆钝；肝硬化者表面不光滑呈结节状，边缘不整齐且较薄；肝癌、多囊肝表面不光滑呈不均匀的粗大结节状，边缘厚薄也不一致；巨块型肝癌、肝脓肿者表面呈大块状隆起。

4. **压痛** 正常肝脏无压痛。当肝包膜有炎性反应或因肝大受牵拉，则肝有压痛。急性肝炎、肝淤血时常有弥漫性轻度压痛；较表浅的肝脓肿有局限性剧烈压痛。

5. 搏动　正常肝不能触及搏动。如触到肝搏动，应鉴别是肝本身的扩张性搏动还是传导性搏动。检查者将右手置于肝前面，左手置于肝后面或右外侧表面，嘱患者暂停呼吸，如可感到肝呈开合样搏动，则为肝本身的扩张性搏动，见于三尖瓣关闭不全。如仅右手被推向上，左手无感觉，则为传导性搏动，见于肝大压迫腹主动脉和右心室增大推压肝。

（四）胆囊触诊

可用单手触诊法。正常胆囊不能触及。胆囊肿大时，在右肋下腹直肌外缘处可触及一梨形或卵圆形、张力较高、随呼吸而上下移动的肿块，其质地和压痛视病变性质而定。急性胆囊炎因胆囊渗出物潴留所致胆囊肿大，呈囊性感，有明显压痛；壶腹周围癌等因胆总管阻塞，胆汁大量潴留所致胆囊肿大，呈囊性感而无压痛；胆囊结石或胆囊癌因胆囊内有大量结石或癌肿所致胆囊肿大，有实体感。

某些胆囊炎胆囊尚未肿大或虽已肿大而未达肋缘以下者，不能触及胆囊，但此时可探及胆囊触痛。检查胆囊触痛时检查者将左手掌平放于被检查者右胸下部，以拇指指腹钩压于右肋下缘与腹直肌外缘交界处，然后嘱其缓慢深吸气。在吸气过程中发炎的胆囊下移时碰到用力按压的拇指，可引起疼痛或因疼痛而突然屏气，为墨菲（Murphy）征阳性，见于急性胆囊炎（图4-41）。

图4-41　墨菲征检查方法示意图

（五）脾触诊

正常脾不能触及。内脏下垂、左侧大量胸腔积液或积气致膈肌下降，脾随之下移，深吸气时可在左肋缘下触及。除此之外触及脾则提示脾大。脾明显肿大而位置较表浅时，用单手浅部触诊即可触及。如肿大的脾位置较深，则用双手触诊法进行检查。触诊脾时，被检查者取仰卧位，双腿稍屈曲，检查者左手绕过被检查者腹部前方，手掌置于其左胸下部第7~10肋处，将脾由后向前托起并与拇指共同限制胸廓运动。右手掌平置于脐部，与左肋弓成垂直方向，以稍弯曲的手指末端压向腹部深处，配合被检查者腹式呼吸运动，迎触脾尖直到触及脾缘或左肋缘（图4-42）。脾轻度肿大，仰卧位不易触及时，可嘱患者取右侧卧位，右下肢伸直，左下肢屈髋、屈膝，此时双手触诊较易触及。触及脾后应注意其大小、质地、表面形态、有无压痛等。

临床上常将脾大分为3度。深吸气时脾缘不超过肋下2cm者为轻度肿大；超过2cm，但在脐水平线以上者为中度肿大；超过脐水平线或前正中线为高度肿大，又称巨脾。脾大的测量方法如图4-43所示。轻、中度脾大时只作甲乙线（第1线）测量，即左锁骨中线与左肋缘交点至脾下缘的垂直距离，以厘米表示（下同）。脾明显肿大时，

图 4 - 42 脾脏触诊示意图

应加测甲丙线（第 2 线）和丁戊线（第 3 线）。甲丙线为左锁骨中线与左肋缘交点至脾最远点的距离。丁戊线为脾右缘到前正中线的距离。如脾大向右未超过前正中线，测量脾右缘至前正中线的最短距离以 "－" 表示；超过前正中线则测量脾右缘至前正中线的最大距离以 "＋" 表示。

轻度脾大常见于急慢性肝炎、粟粒性肺结核、伤寒、感染性心内膜炎、败血症和急性疟疾等，一般质地较柔软；中度脾大见于肝硬化、慢性淋巴细胞白血病、系统性红斑狼疮及淋巴瘤等，一般质地较硬；高度脾大，表面光滑者见于慢性粒细胞白血病、慢性疟疾和骨髓纤维化等，表面不平而有结节者见于淋巴瘤等。

图 4 - 43 脾大测量法示意图

（六）膀胱触诊

正常膀胱空虚时隐于盆腔内，不易触及。当膀胱充盈胀大时，超出耻骨上缘，可在下腹中部触及。触诊膀胱多用单手滑行触诊法。被检查者仰卧屈膝，检查者以右手自脐开始向耻骨联合方向触摸。若触及包块应详查其性质，以鉴别其为膀胱、子宫或其他肿物。膀胱增大多由积尿所致，呈扁圆形或圆形，触之有囊性感，不能被推移，按压时有尿意，排尿或导尿后缩小或消失。以此可与妊娠子宫、卵巢囊肿、直肠肿物等常见的耻骨上区包块相鉴别。

膀胱胀大常见于尿道梗阻、脊髓病（截瘫）所致的尿潴留，也见于昏迷、腰椎或骶椎麻醉后、手术后局部疼痛患者。

第八节　肛门、直肠和生殖器检查

肛门、直肠和生殖器检查是全身体格检查不可或缺的部分。应向被检查者说明检查的目的、方法和重要性，以使被检查者接受并配合检查。

一、肛门和直肠检查

（一）被检查者体位

肛门和直肠检查时应根据需要，让被检查者采取适当的体位。

1. **肘膝位**　被检查者两肘关节屈曲，置于检查床上，使胸部俯于床面，两膝关节屈曲成直角跪于检查床上，臀部抬高（图4-44）。此体位适用于前列腺、精囊疾病及内镜检查。

图4-44　肘膝位

2. **左侧卧位**　被检查者左腿伸直，右腿向腹部屈曲，臀部靠近检查床右边，检查者位于被检查者背后进行检查。此体位适用于女性及病重衰弱者（图4-45）。

图4-45　左侧卧位

3. **仰卧位或截石位**　患者仰卧，臀部垫高，两腿屈曲、抬高并外展。此体位适用于膀胱直肠窝检查，亦可进行直肠双合诊，以检查盆腔脏器病变。

4. 蹲位　被检查者下蹲屏气用力做排便动作，适用于检查直肠脱垂、内痔及直肠息肉。

肛门和直肠检查的结果及其病变部位按时钟方向进行记录，并说明检查的体位。如仰卧位时，肛门前正中点为 12 点钟位，后正中点为 6 点钟位，而肘膝位的时钟位则与此相反。

（二）视诊

用手分开患者臀部，观察肛门及其周围有无皮肤损伤、黏液、脓血、溃疡、脓肿、外痔、肛裂及瘘管口等。

1. 肛门外伤与感染　肛门有创口或瘢痕，多见于外伤与手术；肛门周围有红肿及压痛，见于肛门周围脓肿。

2. 肛裂（anal fissure）　肛门黏膜有狭长裂伤，可伴有梭形或多发性小溃疡，有明显触压痛。

3. 痔疮（hemorrhoid）　为肛门和直肠下部的静脉丛扩大和曲张形成的静脉团。肛门外口（齿状线以下）紫红色柔软包块，表面为皮肤覆盖称外痔（external hemorrhoid）；肛门内口（齿状线以上）紫红色包块，表面为黏膜者称内痔（internal hemorrhoid），常随排便突出肛门口外；兼有内痔和外痔表现者称为混合痔（mixed hemorrhoid）。

（三）触诊

对肛门或直肠的触诊称为肛门指诊或直肠指诊。此检查法不仅对肛门直肠的疾病，而且对盆腔的其他疾病如阑尾炎、前列腺与精囊病变、子宫及输卵管病变等，都具有重要的诊断价值。触诊时，检查者右手戴手套或指套，涂适量润滑剂。触诊的示指先在肛门口轻轻按摩，待被检查者肛门括约肌放松后，再将探查的示指指腹徐徐插入并向深部推进。触诊直肠内壁时，注意有无压痛及黏膜是否光滑，有无肿块及波动感。观察指诊后指套表面有无血液、脓液或黏液，必要时取其涂片做镜检或细菌学检查。男性被检查者触诊前列腺，注意其左、右叶和中间沟等结构，以及前列腺的大小、硬度、外形、表面情况及有无结节、压痛。

二、生殖器检查

（一）男性生殖器检查

被检查者暴露下腹部，双下肢取外展位，先检查外生殖器（阴茎和阴囊），然后用直肠指诊法检查内生殖器（前列腺及精囊）。

1. 阴茎　阴茎前端膨大的部分称为阴茎头。阴茎的皮肤在冠状沟前向内翻转覆盖在阴茎头上，称为包皮。

（1）包皮：正常成人阴茎松弛时，包皮不应掩盖尿道口，上翻后可被退到冠状沟，露出阴茎头。包皮长过阴茎头但上翻后能露出阴茎头，称为包皮过长（redundant pre-puce），易引起炎症或包皮嵌顿，甚至可诱发癌症。若包皮上翻后不能露出阴茎头或尿道口称为包茎（phimosis），多由先天性包皮狭窄或炎症后粘连所致。

（2）阴茎头与冠状沟：正常阴茎头与冠状沟表面红润光滑，质地柔软。若看到结节或触及硬结，伴暗红色溃疡、易出血者，应疑为阴茎癌。晚期阴茎癌呈菜花状，表面覆盖有腐臭味的灰白色坏死组织。冠状沟处发现单个椭圆形硬质溃疡称为下疳（chan-cre），愈合后留有瘢痕，见于梅毒。尖锐湿疣的好发部位也在冠状沟。

（3）尿道口：正常尿道口黏膜红润、清洁、无分泌物。如淋球菌或其他病原体感染引起尿道炎时尿道口红肿，附有分泌物或有溃疡，并有触痛。

（4）阴茎大小：正常成人阴茎长 7 ~ 10cm。成人阴茎过小（婴儿型）见于垂体功能或性功能减退；儿童外生殖器呈成人型见于肾上腺皮质肿瘤或睾丸间质细胞瘤。

2. 阴囊　检查时患者应取立位或仰卧位，两腿稍分开。检查者将两手拇指置于阴囊前面，其余四指放在阴囊后面，双手同时触诊，以资对比。

阴囊是腹膜的延续部分，由隔膜分为左右两囊，各含精索、睾丸和附睾。一侧阴囊明显下垂或增大，不伴皮肤颜色改变者，见于精索静脉曲张、腹股沟斜疝、鞘膜积液和睾丸肿瘤等。阴囊皮肤肿胀发亮，达到透明程度称阴囊水肿（edema of scrotum），可为全身性水肿的一部分，也可由局部炎症、过敏反应、静脉回流受阻等而致；阴囊水肿，皮肤粗厚呈象皮状，称为阴囊象皮肿（chyloderma），见于丝虫病引起的淋巴管炎或淋巴管阻塞。

（1）精索：正常呈柔软的索条状，上下粗细一致，1 ~ 2mm，无挤压痛。急性炎症时，精索有挤压痛及局部皮肤红肿；如沿精索触到表面光滑的长圆形或椭圆形囊性肿物，可能为鞘膜积液（hydrocele）、腹股沟斜疝或睾丸肿瘤。如透光试验阴囊被照亮呈红色、均质的半透明状，则为阳性，见于鞘膜积液，阴性（不透光）者为腹股沟斜疝或睾丸肿瘤。

（2）附睾：位于睾丸后外侧，上端膨大，下端细小如囊锥状。急性附睾炎时肿痛明显；慢性附睾炎时，可触及附睾肿大，有结节，稍有压痛。

（3）睾丸：呈椭圆形微扁，表面光滑柔韧，两侧大小一致。如果睾丸未降入阴囊内而在腹腔、腹股沟管内或阴茎根部、会阴等处，称为隐睾症（cryptorchism）。触诊时应仔细寻找。单侧隐睾多见，若为双侧者可影响生殖器官及第二性征的发育。睾丸未发育见于先天性睾丸发育不全症，由性染色体数目异常所致。

急性睾丸肿痛伴明显压痛见于外伤或炎症，如流行性腮腺炎、淋病等。慢性睾丸肿痛多由结核所致。一侧睾丸肿大、坚硬有结节应考虑睾丸肿瘤。睾丸过小多为先天性或由内分泌异常引起，如肥胖性生殖无能症。睾丸萎缩可为流行性腮腺炎、外伤后遗症及精索静脉曲张所致。

3. 前列腺　位于膀胱下方，耻骨联合后约 2cm 处，椭圆形，左右各一，紧密相连。检查时患者取肘膝位或左侧卧位，检查者示指戴指套，涂适量润滑剂，徐徐插入肛门，向腹侧触诊。正常成人前列腺距肛门 4cm，正中有纵行浅沟称中间沟，将前列腺分为左、右两叶，每叶约拇指腹大小，表面光滑，质韧有弹性，可触及中间沟。前列腺中间沟消失，表面平滑质韧无压痛见于前列腺肥大；肿大并有明显压痛见于急性前列腺炎；肿大表面不平呈结节状、质地坚硬，多为前列腺癌。

4. **精囊** 位于前列腺上方。正常精囊光滑柔软，直肠指诊时不易触及。精囊病变常继发于前列腺，如精囊可触及索条状肿胀并有压痛，见于前列腺炎等所致的精囊炎。

（二）女性生殖器检查

一般女性患者不常规作生殖器检查，如有适应证或考虑妇产科疾病时，应由妇产科进行检查。

第九节 脊柱与四肢检查

一、脊柱

脊柱的功能是支持体重，保持正常的立位及坐位姿势。其病变主要表现为姿势或形态异常、活动度受限或疼痛等。检查以视诊为主，结合触诊和叩诊。

（一）脊柱弯曲度

正常人直立时从背面观脊柱无侧凸，侧面观有 4 个弯曲部位，即颈椎段稍向前凸，胸椎段稍向后凸，腰椎段明显前凸，骶椎段明显后凸，类似"S"形，称为生理性弯曲。检查时嘱被检查者双足并拢站立，双臂自然下垂。从背面视诊被检查者脊柱有无侧凸畸形，或用手指沿脊椎棘突从上向下划压后，使皮肤出现一条红色充血线，以观察脊柱有无侧凸畸形；从侧面视诊患者有无脊柱后凸或脊柱前凸畸形。

1. **脊柱后凸**（kyphosis） 多发生于胸段脊柱，常见于佝偻病、胸椎结核、强直性脊柱炎、老年脊椎退行性变、脊椎骨折等。

2. **脊柱前凸**（lordosis） 多发生在腰椎部位，见于晚期妊娠、大量腹水、腹腔巨大肿瘤等。

3. **脊柱侧凸**（scoliosis） 可分为姿势性和器质性两种类型。姿势性侧凸者改变体位可使侧凸纠正，见于儿童发育期坐位姿势不端正、椎间盘脱出症及脊髓灰质炎后遗症等。器质性侧凸者改变体位不能使侧凸纠正，见于佝偻病、慢性胸膜增厚粘连、肩部或胸廓畸形等。

（二）脊柱活动度

脊柱的运动主要在颈椎段和腰椎段。检查脊柱活动度时应让被检查者做前屈、后伸、左右侧弯及左右旋转动作。正常颈椎在直立时前屈、后伸各 30°~45°，左右侧弯各 45°，左右旋转各 60°~80°；腰椎前屈 90°，后伸 30°，左右侧弯各 20°~30°，左右旋转各 30°。

脊柱各段活动度受限常见于相应脊柱节段肌肉、韧带劳损，脊椎增生性关节炎，结核或肿瘤所致脊椎骨质破坏，脊椎外伤所致骨折或关节脱位。

（三）脊柱压痛与叩击痛

1. 压痛　嘱患者取端坐位，身体稍前倾。检查者以右手拇指自上而下逐个按压脊椎棘突及椎旁肌肉。正常人无压痛。脊柱压痛常见于脊椎结核、椎间盘脱出症及脊椎外伤或骨折，脊柱两旁肌肉压痛常见于腰背肌肉劳损。

2. 叩击痛　检查时以叩诊锤或手指直接叩击各脊柱棘突，为直接叩诊法；或以左手掌置于被检查者头顶，右手半握拳以小鱼际肌部叩击左手背，观察其有无疼痛，为间接叩诊法。叩击痛阳性见于脊椎结核、骨折及椎间盘脱出症等。

二、四肢与关节

四肢与关节的检查多以视诊和触诊为主，主要观察其形态、活动度或运动情况。正常人四肢与关节左右对称，形态正常，无肿胀及压痛，活动不受限。

（一）形态异常

1. 匙状甲（spoon nails）　又称反甲（koilonychia），其特点为指甲中央凹陷，边缘翘起，变薄，表面粗糙有条纹（图4-46）。多见于缺铁性贫血。

2. 杵状指（achropachy）　手指或足趾末端指节明显增宽增厚，呈杵状膨大，指（趾）甲从根部到末端呈弧形隆起（图4-47）。常见于支气管肺癌、支气管扩张、肺脓肿、发绀型先天性心脏病、溃疡性结肠炎等。其发生与肢端缺氧、代谢障碍及中毒性损害有关。

图4-46　匙状甲

图4-47　杵状指

3. 肢端肥大（acral growth）　成人腺垂体功能亢进，生长激素分泌增多所致骨末端及其韧带等软组织增生与肥大，使肢体末端较正常明显粗大，表现为手指、足趾粗而短，手、足背厚而宽，称为肢端肥大。见于肢端肥大症与巨人症。

4. 指关节变形（knuckle deformity） 包括：①梭形关节：指关节呈梭形畸形，活动受限，重者手指及腕部向尺侧偏移，多为双侧性（图4-48），见于类风湿关节炎。②爪形手（claw hand）：掌指关节过伸，指间关节屈曲，骨间肌和大小鱼际肌萎缩，手呈鸟爪样，见于尺神经损伤、进行性肌萎缩、脊髓空洞症或麻风病。

图4-48 梭形关节

5. 膝关节变形（knee-joint deformity） 膝关节红、肿、热、痛及运动障碍，多为炎症所致。关节腔内积液时，触诊有浮动感，称浮髌现象（floating patella phenomenon）。浮髌现象的检查方法为：患者平卧，患肢放松；检查者左手拇指与其余手指分别固定在肿胀关节上方两侧，右手拇指和其余手指分别固定于下方两侧，使关节腔内积液不能流动；然后用右手示指将髌骨向后方连续按压数次（图4-49）。如压下时有髌骨与关节面碰触感，放开时有髌骨随手浮起感，为浮髌试验阳性。浮髌试验阳性是膝关节腔积液的重要体征。

图4-49 浮髌试验

6. 膝内、外翻（genu varus, genu valgus） 正常人两足并拢时，双膝和双踝可靠拢。如双膝靠拢时，双踝分离呈"X"形，称膝外翻；如双踝并拢时双膝分离呈"O"形，称膝内翻（图4-50），见于佝偻病和大骨节病。

7. 足内、外翻（pes varus, pes valgus） 正常人足做内、外翻动作时皆可达35°，复原时足掌、足跟可着地。足内、外翻畸形者足呈固定内翻、内收位或外翻、外展位，见于脊髓灰质炎后遗症和先天性畸形（图4-51）。

8. 肌肉萎缩（muscle atrophy） 为中枢或周围神经病变、肌炎或肢体废用所致的部分或全部肌肉组织体积缩小、松弛无力，常见于脊髓灰质炎后遗症、偏瘫、周围神经损伤、外伤性截瘫、多发性神经炎等。

9. 下肢静脉曲张（varicose veins of lower extremity） 表现为小腿静脉呈蚯蚓状弯曲、怒张，重者感腿部肿胀、局部皮肤颜色暗紫或有色素沉着，可形成经久不愈的溃疡，见于栓塞性静脉炎或从事站立性工作者。

10. 水肿 可呈单侧或双侧肢体水肿，指压凹陷或无凹陷，由局部或全身因素所致，详见第三章第三节。

膝内翻　　　　　　　　　　　膝外翻

图 4 - 50　膝内、外翻　　　　　　　　　　　　图 4 - 51　足内翻

（二）运动功能检查

嘱被检查者做主动或被动运动，观察其关节的活动幅度、有无活动受限或疼痛。

1．正常关节活动范围

（1）肩关节：肘关节贴在胸前，手能触及对侧耳朵，示肩关节内收正常；手能从颈后触及对侧耳朵，示肩关节前屈、外展及外旋正常；手能从背后触及或接近对侧肩胛骨下角，示肩关节内旋、后伸正常。

（2）肘关节：握拳屈腕、屈肘时，拇指可触及肩部，伸直可达 180°。

（3）腕关节：伸约 40°，屈 50°~60°，外展约 15°，内收约 30°。

（4）指关节：各指关节可伸直，屈指可握拳。

（5）髋关节：屈曲时股前部可与腹壁相贴，后伸可达 30°，外展约 60°，内收约 25°，外旋与内旋各为 45°。

（6）膝关节：屈曲时小腿后部与股后部相贴，伸直可达 180°；膝关节在半屈曲位时，小腿可做小幅度旋转动作。

（7）踝关节：立位时足与小腿成直角，背伸约 35°，跖屈约 45°，内、外翻各约 35°。

当以上关节活动不能达到各自的活动幅度时，为关节运动障碍。

2．运动功能障碍的临床意义　关节或神经、肌肉病变均可引起运动功能障碍。疼痛，肌肉痉挛或挛缩，关节囊及其周围组织炎症、肥厚及粘连，关节腔积液，骨或软骨增生可致关节运动异常；神经、肌肉病变可致不同程度的随意运动障碍（详见本章第十节）。

第十节 神经系统检查

神经系统检查主要包括脑神经、运动功能、感觉功能及神经反射等项目。

一、脑神经

脑神经共有 12 对，脑神经检查对颅脑损害的定位诊断很有意义。检查时应按顺序进行以免遗漏。

1. **嗅神经** 检查时嘱患者闭目，堵住一侧鼻孔，用醋、酒或香水等分别置于另一侧鼻孔前，要求患者说出所嗅物品的气味，以了解其嗅觉正常与否，有无减退或消失。嗅觉障碍可见于鼻黏膜炎症、严重颅脑损伤、前颅凹占位性病变及脑膜炎等。

2. **视神经** 视力、视野和眼底为检查视神经的最基本项目。视力检查见本章第四节相关内容。

视野为平视时所能看到的最大范围。一般用手试法测定。患者与检查者对坐，距离约 1m，各自用手遮住相对的眼睛，对视片刻，保持眼球不动，检查者用手指自上、下、左、右方位从周边向中央移动，注意手指位置应在检查者与被检查者之间，以检查者的视野作为对照判断被检查者视野是否正常。视野正常者应与检查者同时看到手指。视野变小或异常时应做视野计检查。视觉通路损害可出现多种视野缺损。

3. **动眼神经、滑车神经和展神经** 此 3 对神经共同支配眼球运动。眼球运动检查见本章第四节相关部分。

4. **三叉神经** 三叉神经为混合性神经，其感觉纤维分布于面部皮肤及眼、鼻、口腔黏膜；运动纤维主要支配咀嚼肌和颞肌。检查运动功能时，将双手置于被检查者两侧下颌角上面咀嚼肌隆起处，让其做咀嚼动作，比较两侧咀嚼肌力量的强弱，或嘱其露齿，观察张口时下颌有无偏斜。一侧三叉神经运动支受损时，病侧咀嚼肌肌力减弱，张口时下颌偏向病侧。检查感觉功能时，用棉签自上而下、由内向外轻触被检查者前额、鼻部两侧及下颌，两侧对比并随时询问有无感觉减退、消失或过敏。

5. **面神经** 检查时先观察被检查者两侧额纹、眼裂、鼻唇沟及口角是否对称，然后嘱其做皱额、闭眼、露齿、鼓腮和吹口哨动作，观察左右两侧是否对称。一侧面神经周围性损害时，病侧额纹减少、眼裂较大、鼻唇沟变浅，不能皱额、闭眼，露齿时口角歪向健侧，鼓腮及吹口哨时病侧漏气。中枢性损害时，只出现病灶对侧下半部面肌的瘫痪。

6. **位听神经**

（1）听力：听力检查见本章第四节相关部分。

（2）前庭功能：询问被检查者有否眩晕、平衡失调或眼球震颤。如有以上症状提示前庭神经病变。

7. **舌咽神经和迷走神经** 先询问被检查者有否声音低哑、吞咽困难和饮水呛咳，然后嘱其张口发"啊"音，观察两侧软腭上抬是否有力、对称，腭垂有无偏斜。一侧神经受损时，发音时软腭和腭垂偏向健侧。

8. 副神经　观察胸锁乳突肌和斜方肌有无萎缩，嘱被检查者做耸肩和转颈运动，比较两侧肌力。副神经损害时，可出现一侧运动异常。

9. 舌下神经　检查时嘱被检查者伸舌，观察有无舌偏斜、舌肌萎缩或颤动。一侧舌下神经下运动神经元病变时，病侧可见舌肌萎缩和颤动，伸舌偏向病侧；一侧舌下神经上运动神经元病变时，无舌肌萎缩及颤动，伸舌偏向健侧。

二、感觉功能

检查感觉功能时，被检查者必须意识清晰，检查前向其说明检查目的和方法，以取得合作。检查时可由感觉障碍区向正常部位移行。

（一）浅感觉

1. 痛觉（algaesthesis）　嘱被检查者闭目，用针尖以均匀的力量轻刺其皮肤，请其即刻陈述感受。测试时注意两侧对称部位的比较。检查后记录感觉障碍的类型（正常、过敏、减退、消失）和范围。

2. 触觉（haptics）　用棉签轻触被检查者的皮肤或黏膜，请其回答有无轻痒的感觉。正常人对轻触觉很灵敏。触觉障碍见于脊髓后索病损。

3. 温度觉（temperature sensation）　用盛有40℃～50℃热水及5℃～10℃冷水的试管测试被检查者的皮肤，请其陈述自己的感受。正常人能明确辨别冷热的感觉。温度觉障碍见于脊髓丘脑侧束损伤。

（二）深感觉

1. 关节觉（joint sensation）　包括关节对被动运动的感觉和位置觉。检查时嘱被检查者闭目，检查者用示指和拇指轻持其手指或足趾，做被动伸或屈的动作，让被检查者回答"向上"或"向下"，然后将其肢体放置在某种位置上，询问其能否回答肢体所处的位置。关节觉障碍见于脊髓后索病损。

2. 震动觉（vibration sense）　用震动的音叉放置于患者内、外踝，腕关节，髂嵴等肢体的骨隆起处，注意两侧对比。正常人有共鸣性震动感。震动觉障碍见于脊髓后索损害。

（三）复合感觉

包括皮肤定位觉、两点辨别觉、实物辨别觉和体表图形觉。这些感觉是大脑综合分析和判断的结果，又称皮质感觉。正常人闭目情况下可正确辨别，皮质病变时发生障碍。

三、运动功能

运动功能分随意运动和不随意运动两种。随意运动由锥体束管理，不随意运动由锥体外系和小脑司理。

（一）肌力

肌力（muscle power）是指肌肉运动时的最大收缩力。检查时嘱被检查者做肢体屈伸运动，检查者从相反的方向测试其对阻力的克服力量，注意两侧肢体的对比。

肌力可分为6级（0~Ⅴ级）：

0级：肌肉完全瘫痪。

Ⅰ级：仅见肌肉轻微收缩，但无肢体活动。

Ⅱ级：肢体可水平移动，但不能抬离床面。

Ⅲ级：肢体能抬离床面，但不能拮抗阻力。

Ⅳ级：肢体能做拮抗阻力运动，但肌力有不同程度的减弱。

Ⅴ级：正常肌力。

自主运动时肌力减退称不完全性瘫痪，肌力消失称完全性瘫痪。不同部位或不同组合的瘫痪分别命名为：①单瘫（monoplegia）：为单一肢体瘫痪，多见于脊髓灰质炎；②偏瘫：为一侧肢体瘫痪，伴有同侧脑神经损害，见于脑出血、脑动脉血栓形成、脑栓塞、蛛网膜下腔出血、脑肿瘤等；③截瘫：多为双侧下肢瘫痪，见于脊髓外伤、炎症等所致脊髓横贯性损伤；④交叉瘫：为一侧脑神经损害所致的同侧周围性脑神经麻痹及对侧肢体的中枢性偏瘫。

（二）肌张力

肌张力（muscular tone）是指静息状态下肌肉的紧张度。可通过触诊肌肉的硬度，或肌肉完全松弛时关节被动运动时的阻力来判断。

1. **肌张力增高（hypermyotonia）** 触诊时肌肉坚实，做被动运动时阻力增加，见于锥体束或基底节损害。

2. **肌张力减弱（hypomyotonia）** 触诊时肌肉松软，做被动运动时阻力减小，可表现为关节过伸，见于周围神经炎、脊髓前角灰质炎或小脑病变。

（三）去脑强直

表现为颈后伸，甚至角弓反张，四肢强直性伸展、内收和内旋。去脑强直于病情好转时可转化为去皮质强直，两侧肘关节在胸前屈曲；当中枢神经系统损害加重时，去皮质强直又可转化为去脑强直。

（四）不随意运动

系随意肌不自主收缩产生的无目的的异常动作，多为锥体外系损害的表现。

1. **震颤（tremor）** 震颤为躯体某部分虽不自主，但有节律性的抖动。常见有：①静止性震颤：静止时出现，运动时减轻或消失，见于震颤麻痹（Parkinson's disease）。②姿势性震颤：身体主动保持某种姿势时出现，运动及休息时消失，震颤较静止性震颤细而快。姿势性震颤包括应用肾上腺素后、甲状腺功能亢进、焦虑状态所致的震颤，以及肝昏迷、尿毒症、慢性肺功能不全等全身代谢障碍所致的扑翼样震颤。③动作性震颤：在动作时出现，动作终末愈接近目的物时愈明显，见于小脑疾患。

2. 手足搐搦（tetany） 发作时手足肌肉呈强直性痉挛，在上肢表现为腕部屈曲、手指伸展、指掌关节屈曲、拇指内收靠近掌心并与小指相对；在下肢表现为踝关节与趾关节皆呈屈曲状。见于低钙血症和碱中毒。

（五）共济运动

正常随意运动需由一组肌群在速度、幅度、力量等方面的精确配合才能完成，其协调有赖于小脑、前庭神经、深感觉及锥体外系的共同参与。当上述结构发生病变，动作协调发生障碍时，称为共济失调（ataxia）。共济运动的检查方法如下：

1. 指鼻试验（finger-to-nose test） 嘱被检查者前臂外旋、伸直，用示指触自己的鼻尖，先慢后快，先睁眼后闭眼，重复做上述动作。正常人动作准确，共济失调者指鼻动作经常失误。

2. 指指试验（finger-to-finger test） 嘱被检查者伸直示指，曲肘，然后伸直前臂以示指触碰对面检查者的示指，先睁眼后闭眼。正常人可准确完成；若总是偏向一侧，提示该侧小脑或迷路有病变。

3. 轮替动作（alternate motion） 嘱被检查者伸直手掌并反复做快速旋前旋后动作。共济失调患者动作缓慢，不协调。

4. 跟－膝－胫试验（heel-knee-tibia test） 嘱被检查者仰卧，先抬起一侧下肢，然后将足跟置于另一侧膝部下端，沿胫骨徐徐滑下。共济失调患者出现动作不稳或失误。

5. Romberg 征 又称闭目难立征。嘱被检查者直立，两臂向前伸平，双足并拢，然后闭目，如出现身体摇晃或倾斜即为阳性。仅闭目不稳而睁眼时能站稳提示两下肢有感觉障碍，为感觉共济失调。闭目睁目皆不稳提示小脑蚓部病变。

四、神经反射

反射是通过反射弧的形成完成的。反射弧由感受器、传入神经、中枢、传出神经和效应器五部分组成。反射弧中任何一部分有病变，都可使反射活动减弱或消失。临床上根据刺激的部位，可将反射分为浅反射和深反射两部分。反射活动是受高级中枢控制的，锥体束对浅反射有易化作用，一侧浅反射消失见于同侧锥体束受损；锥体束对深反射有抑制作用，锥体束病变时，反射活动因失去抑制而亢进。

（一）浅反射

刺激皮肤或黏膜引起的反应称为浅反射（superficial reflex）。

1. 角膜反射（corneal reflex） 嘱被检查者向内上方注视，检查者用棉签纤维由角膜外缘向内轻触其角膜。正常时可见眼睑迅速闭合。角膜反射完全消失见于深昏迷患者。

2. 腹壁反射（abdominal reflex）　被检查者仰卧，下肢稍屈以使腹壁放松，然后用竹签按上、中、下三个部位轻划腹壁皮肤（图4-52）。正常人于受刺激部位可见腹壁肌肉收缩。上部反射消失见于胸髓7～8节病损，中部反射消失见于胸髓9～10节病损，下部反射消失见于胸髓11～12节病损。双侧上、中、下三部反射均消失见于昏迷或急腹症患者。一侧腹壁反射消失见于同侧锥体束病损。

3. 提睾反射（cremasteric reflex）　用竹签由上向下轻划股内侧上方皮肤，可引起同侧提睾肌收缩，使睾丸上提（图4-52）。双侧反射消失见于腰髓1～2节病损。一侧反射减弱或消失见于锥体束损害、老年人或腹股沟疝、阴囊水肿、精索静脉曲张、睾丸炎、附睾炎等。

图4-52　腹壁反射、提睾反射检查示意图

4. 跖反射（plantar reflex）　被检查者仰卧，髋及膝关节伸直，检查者手持其踝部，用竹签由后向前划足底外侧，至小趾掌关节处再转向拇趾侧。正常表现为足跖屈，即Babinski征阴性。

（二）深反射

刺激骨膜、肌腱引起的反应称为深反射（deep reflex）。

1. 肱二头肌反射（biceps reflex）　检查者以左手扶托被检查者屈曲的肘部，将拇指置于肱二头肌肌腱上，然后用叩诊锤叩击拇指（图4-53）。正常反应为肱二头肌收缩，前臂快速屈曲。反射中枢为颈髓5～6节。

2. 肱三头肌反射（triceps jerk reflex）　检查者用左手扶托被检查者肘部，嘱其肘部屈曲，然后以叩诊锤直接叩击鹰嘴上方的肱三头肌肌腱（图4-54），反应为肱三头肌收缩，前臂稍伸展。反射中枢为颈髓7～8节。

图4-53　肱二头肌反射检查示意图

图4-54　肱三头肌反射检查示意图

3. 膝反射（knee jerk reflex） 坐位检查时，小腿完全松弛，自然下垂。卧位时，检查者用左手在腘窝处托起两下肢，使髋、膝关节稍屈，然后用右手持叩诊锤叩击髌骨下方的股四头肌肌腱（图4-55）。正常反应为小腿伸展。反射中枢为腰髓2～4节。

图4-55 膝反射检查示意图

4. 跟腱反射（achilles tendon reflex）
被检查者仰卧，髋及膝关节稍屈曲，下肢取外旋外展位，检查者用左手托其足掌，使足呈过伸位，然后以叩诊锤叩击跟腱（图4-56）。正常反应为腓肠肌收缩，足向跖面屈曲。如卧位不能测出时，可嘱被检查者跪于椅面上，双足自然下垂，然后轻叩跟腱，反应同前。反射中枢为骶髓1～2节。

图4-56 跟腱反射检查示意图

（三）病理反射

病理反射（pathologic reflex）是指锥体束病损时，失去了对脑干和脊髓的抑制功能而出现的踝和趾背伸的异常反射。1岁半以内的婴幼儿由于锥体束尚未发育完善，可出现上述反射，不属异常。

1. Babinski征 检查方法同跖反射（图4-57）。阳性反应为拇指缓缓背伸，其余四趾呈扇形展开。

2. Oppenheim征 检查者用拇指及示指沿被检查者胫骨前缘用力由上向下滑压。阳性表现同Babinski征（图4-58）。

上述两种病理反射测试方法不同，但阳性结果表现一致，临床意义亦相同。

（四）脑膜刺激征

脑膜刺激征（mengingeal irritation sign）为脑膜受激惹的表现。见于脑膜炎、蛛网膜下腔出血、颅压增高等。

1. 颈强直（cervical rigidity） 被检查者仰卧，以手托扶其枕部做被动屈颈动作，以测试颈肌抵抗力。颈强直表现为被动屈颈时阻力增强。在除外颈椎或颈部肌肉局部病变后即可认为有脑膜刺激征。

图 4 – 57　Babinski 征检查示意图

图 4 – 58　Oppenheim 征检查示意图

2. Kernig 征　被检查者仰卧，下肢伸直，先将一侧髋关节屈成直角，膝关节也在近乎直角状态，再用手抬高其小腿，正常人膝关节可伸达135°以上。阳性表现为伸膝受限并伴有疼痛与屈肌痉挛（图 4 – 59）。

图 4 – 59　Kernig 征检查示意图

3. Brudzinski 征　被检查者仰卧，下肢自然伸直，检查者一手托其枕部，一手置于其胸前，然后使其头部前屈。阳性表现为两侧膝关节和髋关节屈曲（图 4 – 60）。

（五）Lasegue 征

为神经根受刺激的表现。检查时嘱被检查者仰卧，两下肢伸直，检查者一手置于膝关节上，使下肢保持伸直，另一手将下肢抬起。正常人下肢可抬高70°以上。阳性表现为下肢抬高不到30°即出现由上而下的放射性疼痛，见于坐骨神经痛、腰椎间盘突出或

图 4 - 60　Brudzinski 征检查示意图

腰骶神经根炎等。

五、自主神经功能评估

自主神经的主要功能是调节内脏、血管、竖毛肌、汗腺等活动。

（一）一般观察

1. 皮肤及黏膜　皮肤及黏膜是反映自主神经功能的重要部位，应注意有无下列改变：①色泽：苍白、潮红、红斑、发绀；②质地：光滑、变硬、增厚、脱屑、潮湿、干燥；③水肿；④溃疡等。

2. 毛发及指甲　有无多毛、毛发稀疏、指甲变形变脆等。

3. 出汗　有无全身或局部出汗过多、出汗过少或无汗。

（二）自主神经反射

1. 眼心反射　压迫眼球可致心率轻度减慢，称眼心反射。嘱被评估者卧床休息片刻，计数 1 分钟脉搏次数，然后以手压迫双侧眼球 20～30 秒，再计数 1 分钟脉搏次数。正常人脉搏可减少 10～20 次。迷走神经功能亢进者减少次数增加，交感神经功能亢进者脉搏不减少甚至增加。

2. 卧位试验　平卧位起立后，计数 1 分钟脉搏增加超过 10～12 次为交感神经兴奋性增强。由立位到卧位，1 分钟脉搏减少超过 10～12 次为副交感神经兴奋性增强。

3. 皮肤划纹征　用钝头竹签加适度压力在皮肤上划一条线，数秒后先出现白色划痕，持续 1～5 分钟自行消失，为正常反应。如持续时间较长，为交感神经兴奋性增高。划线后很快出现红色条纹，持续时间较长，且增宽甚至隆起，为副交感神经兴奋性增高。

第五章　心理评估

第一节　概　述

医学模式的转变使人们意识到人不仅是生理的人，还是心理、社会、文化的人，人的生理、心理和社会功能是密切相关的。因此，除了身体评估外，心理评估也是健康评估的重要部分。

一、心理评估的内容

人的基本心理活动包括知、情、意三方面。知，是指认知，是人们感知、思维、记忆、理解、判断、推理事物的过程，人们对所有属于自己的身心社会状况的认识又构成人的自我概念。情，是指情绪、情感，人们在认识客观事物和自己的时候，可持各种各样的态度，如喜悦、悲哀、恐惧等，从而使人们体验到各种情绪与情感。意，是指意志行为，是人们心理活动的外在表现，人在社会及其周围环境相互作用过程中可表现出各种行为，如进食行为、睡眠行为、压力与应对等。因此，对人的心理评估应涵盖上述范畴，其内容主要包括自我概念、认知水平、情绪与情感及压力与应对。

二、心理评估的目的

1. 了解个体的心理活动，尤其是疾病发展过程中的心理活动，包括认知、情绪、情感、意志行为和人格等方面现存的或潜在的健康问题。

2. 了解个体现存的或潜在的压力源、压力反应及其应对方式，以指导制订有针对性的护理计划。

三、心理评估的方法

（一）会谈

会谈（interview）是心理评估最基本的方法，分为正式会谈和非正式会谈两种类型。前者指事先通知对方，按照预定的会谈提纲有目的、有计划、有步骤的交谈；后者为日常生活或工作中个体间的自然交谈。通过会谈可使交谈双方建立相互合作和信任的关系，以获得个体对其心理状况和问题的自我描述。

（二）观察

观察（observation）为评估者直接观察、记录个体的行为和表情，从而获得心理健康资料的方法。

1. 自然观察　系指在自然条件下，对个体心理活动的外在表现进行观察。评估者在日常护理过程中对个体行为与心理反应的观察就是一种自然观察。通过自然观察，可观察到范围较广的行为表现。观察者应具有深刻的洞悉力，并需花费较多的时间与被评估者接触。

2. 控制观察　控制观察又称实验观察，系指在特殊实验环境下观察个体对特定刺激的反应，需预先设计，并按既定程序进行，每一个体都接受同样的刺激。其优点为可获取具有较强可比性和科学性的结果。但实验条件、实验环境和程序等人为因素，以及受试者意识到正在接受实验，可干扰实验结果的客观性。因此，护理心理评估以自然观察法为宜。

（三）心理测量

是心理评估常用的标准化手段之一，所得到的结果比较客观、科学。

1. 心理测量法（mental measurement）　是在标准情形下，用统一的测量手段如器材测试个体对测量项目所作出的反应。

2. 评定量表法（rating scale method）　指用一套预先已标准化的测试项目（量表）来测量某种心理品质。按测试项目的编排方式可将量表分为二选一量表、数字等级量表、描述评定量表、Likert 评定量表、检核表以及语义量表和视觉类似物量表等 7 种。量表是心理评估中应用较多、相对较客观的判断指标。

应用量表时应注意根据调查目的、患者的具体状况选择合适的量表，尽量选择经典的、为大家所公认的量表。量表使用的基本形式包括自评和他评。自评可较真实地反映被评估者内心的主观体验；他评为评定者对被评者心理反应的客观评定，较被动。

（四）医学检测

包括对被评估者的体格检查和各类实验室检查，如测体温、脉搏、呼吸、血压、血浆肾上腺皮质激素浓度等。检测结果可为心理评估提供客观的辅助资料。

四、心理评估的注意事项

1. 重视心理评估在健康评估中的意义　心理评估的资料对于制订护理措施是十分重要的。如对被评估者认知水平的评估，有利于评估者选择合适的健康教育方式；评估个体的情感、情绪，可发现被评估者是否处于接受教育和学习的良好心理状态等。因此，心理评估应及时、全面和准确，切不可因强调身体评估而被忽略。

2. 以个体目前的心理状态为重点，与身体评估同时进行　在心理评估过程中，应着重于个体目前的心理状况，而且心理评估不应与身体评估截然分开。评估者在进行身体评估时，通过观察被评估者的言语和行为，可同时收集心理评估的资料。

3. **注意主、客观资料的比较** 评估者应同时收集主、客观资料进行比较，以推论被评估者的心理功能。如评估个体有无焦虑时，评估者不能仅依据被评估者的主诉"我感到最近容易紧张、着急"即下结论，应综合观察被评估者所表现出的颤抖、快语、面色潮红等焦虑的行为进行判断。

4. **避免评估者态度、观念、偏见对评估结果的影响** 由于心理评估主要基于主观资料而非客观资料，心理评估的方法和技能尚处于探索和发展中，远不如身体评估技能成熟和易于掌握，评估者的态度、观念、偏见等均会影响评估结果。因此，评估时应注意评估手段的有效性，并考虑到被评估者的特殊性，以尽量避免自身的偏见。

第二节 自我概念的评估

自我概念（self-concept）涉及个体对自己个性特征、社会角色和身体特征的认识和评估，并受价值观、信念、人际关系、文化、他人对个体评价的影响。自我概念是心理评估中最主要的评估内容之一。

一、自我概念的定义

James 和 Carl Rogers 是对自我概念研究较早的现代心理学家。Rogers 认为自我概念是对自我感知的系统概括，包括对自我特征和能力的感知，以及对自我与环境和他人关系的感知。Piers 和 Harries 认为自我概念是对自己行为和特征的描述和评价。简而言之，自我概念是个体对自己的认知和评价。

护理学家 Roy 是第一个从护理角度研究自我概念的学者，她将自我概念定义为个体在一个特定时间内所拥有的对自己的感受与信念，这些感受与信念是由个体内在的知觉加上知觉到别人对他的反应而形成的，同时，可引导个体的行为。

综上所述，自我概念是人们通过对自己的内在、外在特征以及他人对他/她的反应的感知与体验而形成的对自我的认识与评价，是个体在与其心理社会环境相互作用过程中形成的动态的、评价性的"自我肖像"。

二、自我概念的分类

自我概念的分类方法较多，目前较为认可的是 Rosenbers 分类法。具体分类如下：

1. **真实自我** 为自我概念的核心，是人们对其身体内在、外在特征及社会状况的如实感知与评价，包括社会认同、自我认同、身体意象等方面。

2. **期望自我** 又称理想自我，为人们对"我希望我成为一个什么样的人"的感知，既包括个体期望得到的外表和生理方面的特征，也包括个体希望具备的个性特征、心理素质以及人际交往与社会方面的属性，是人们获取成就、达到个人目标的内在动力。期望自我含真实与不真实两种成分。真实成分含量越高，与真实自我越接近，人的自我概念越好，否则可产生自我认同障碍或自尊低下。

3. 表现自我 指个体对真实自我的展示与暴露，为自我概念最富于变化的部分。由于不同的人、不同的社会团体对他人自我形象的认可标准不一样，因此，人们在不同场合，如初次见面和求职面试时，暴露自我的方式和程度也不一致，评估起来很困难。评估的结果取决于暴露自我与真实自我的相关程度。

三、自我概念的组成

Kim 和 Moritz 认为，护理专业中的自我概念主要由身体意象、社会认同、自我认同和自尊 4 部分组成。

1. 身体意象（body image） 为自我概念主要组成部分之一，是个体对自己身体外形和特征的感受，如我觉得我是肥胖、丑陋的等，对住院者来说，心脏监护仪、管道也可成为身体意象的组成部分。身体意象也包括个体对自己身体功能的感受，如自觉疼痛、头晕、四肢无力等。身体意象是自我概念中最不稳定的部分，较易受疾病、手术或外伤的影响。

2. 社会认同（social identity） 为个体对自己的社会人口特征如年龄、性别、职业、社会团体成员资格，以及社会名誉、地位的认识与感受。

3. 自我认同（personal identity） 指个体对自己的智力、能力、性情、道德水平等的感受与判断。自我认同障碍者无法分辨自己与他人，或无法从社会环境中将自己作为一个独立的个体区分出来。

4. 自尊（self-esteem） 自尊是指个体如何感受和评价自我概念的各个组成部分，包括社会认同、自我认同和身体意象。这些感受可从个体有关自我肯定或否定的陈述中反映出来。自尊是一种主观的判断和评价，与自我期望有关。

四、自我概念的形成与影响因素

自我概念并非天生就具备，它是个体与他人相互作用的"社会化产物"。美国社会心理学家菲斯汀格在"社会比较理论"中指出，个体对自己的价值判断是通过与他人的条件、能力和成就相比较而形成的。库利的"镜中我"自我概念理论则更具体地阐明了自我概念形成的特点。他认为，个体的自我概念是在与他人的交往中产生的，对自己的认识是他人关于自己看法的反映，即"他人对我是明镜，其中反映我自身"。人们由此想象自己在他人面前的形象，想象他人对自己这种形象的评价，从而由上述想象中产生并形成对自我的感觉，如美丽、聪明、能干等。事实上，在婴儿期，个体就有了对身体的感受，这时如果生理需求能够被满足，爱和温情能够被体验，便开始建立对自我的积极感受。尔后，随年龄增长，与周围人交往增多，逐渐将自己观察和感知到的自我与他人对自己的态度和反应内化到自己的判断中形成自我概念。

个体的自我概念并非一旦形成就不再改变。自我概念的形成与变化受许多因素的影响：①人格特征：由 Rotter 提出的有关社会学习理论的控制观（locus of control）便是其中之一。控制观是在长期社会化经历中形成的相当稳定的人格特征，影响个体对外界事物的感受。控制观可分为内控型和外控型两种类型。内控型者将事物的结果归因于个人的行动和选择，多与积极的自我概念相联系，持内控型控制观者面对疾病时，会寻求并重获控制感；持外控型控制观者则将事物的结果归因于命运、运气或外部力量，多与消极的自我概念相联系，当其面对疾病时，易产生无助感。②早期生活经历：个体在早期生活经历中，如得到的身心社会反馈是积极的、令人愉快的，建立的自我概念则多半是良好的；反之，则是消极的。如教师经常对学生说："你写字的速度非常慢，你怎么这么笨"，那么学生就有可能将其纳入一种感觉，认为自己的写字速度非常慢，自己很笨，甚至认为他的表现也很差。③生长发育过程中的正常生理变化：如青春期第二性征的出现、妊娠、衰老过程中皮肤弹性的丧失和脱发等，均可影响个体的自我感知。④健康状况：健康状况改变，如疾病、手术、外伤等，也可致自我概念，尤其是身体意象的暂时性或永久性改变，此时需个体自我调节和适应。个体适应身体意象改变的程度取决于身体意象改变的性质、对个体的意义、个体的适应能力、家人的反应以及个体获得的社会与家庭的支持。如妇女适应乳腺癌根治术就比适应身体其他部位的手术困难，其丈夫的反应至关重要。⑤其他：包括文化、环境、社会经济状况、人际关系、职业和个人角色。

五、自我概念紊乱的表现

自我概念紊乱可有行为、心理和生理方面的表现。自我概念紊乱常可通过个体的语言和非语言行为表现出来，如"我真没用"、"看来我是无望了"等语言流露；非语言行为方面可表现出不愿见人、不愿照镜子、不愿与他人交往、不愿看身体意象改变的部位、不愿与他人讨论伤残或不愿听到相关的谈论等。

心理方面可有焦虑、抑郁、恐惧等情绪改变，表现为注意力无法集中，易激惹，姿势与面部表情紧张，神经质动作，望着固定位置如墙壁、天花板，以及肢端颤抖，快语，无法平静；或情绪低落、心境悲观、自我感觉低沉、自觉生活枯燥无味、哭泣；部分患者可表现出过分依赖、生活懒散、逃避现实甚至自杀倾向。生理方面，自我概念紊乱者可有心悸、食欲减退、睡眠障碍、运动迟缓以及机体其他功能的减退等躯体表现。

六、自我概念的评估

一般采用会谈、观察、画人测验、问卷等方法对个体身体意象、社会认同、自我认同以及自尊等方面进行综合评估。

（一）会谈

会谈是获取被评估者自我概念主观资料的一种方法。

1. 身体意象

对你来说，身体哪一部分最重要？为什么？

你最喜欢自己身体的哪些部位？最不喜欢的又是哪些部位？

外表方面，你最希望自己什么地方有所改变？他人又希望你什么地方有所改变？

对身体意象已有改变者，应询问：这些改变对你的影响有哪些？你认为这些改变使他人对你的看法有何改变？

2．社会认同

你从事什么职业？

你是政治或学术团体的成员吗？

你的家庭及工作情况如何？

你最引以为豪的个人成就有哪些？

3．自我认同与自尊

你觉得你是怎样的一个人？如何描述你自己？

总体来说，你对自己满意吗？

与社会上绝大多数人相比，你处理工作和日常生活问题的能力如何？

你对你的个性特征、心理素质和社会能力满意吗？不满意的是哪些方面？

你的同事、朋友、领导如何评价你？

总体来说，你对自己满意吗？

你是否常有"我还不错"的感觉？

4．自我概念的现存与潜在威胁

目前有哪些事情让你感到焦虑、恐惧、绝望？

目前有哪些事情让你感到忧虑或痛苦？

（二）观察

观察法用于收集被评估者外表、非语言行为以及与他人的互动关系等与自我概念有关的客观资料。具体观察内容包括：

1．外表是否整洁？穿着打扮是否得体？身体哪些部位有改变？

2．是否与评估者有目光交流？面部表情如何、是否与其主诉一致？是否有不愿见人、不愿照镜子、不愿与他人交往、不愿看形体改变的部位、不愿与他人讨论伤残或不愿听到这方面的谈论等行为表现？

3．是否有"我真没用"等语言流露？

4．有无着急、害怕、惊慌、无法平静、颤抖、心悸、气急、恶心、呕吐、尿频、出汗、脸红、失眠、易激惹等焦虑表现？

5．有无哭泣、睡眠障碍、食欲减退、体重下降、心慌、易疲劳、空茫感、无助感等抑郁表现？

（三）画人测验

画人测验（draw-a-person test，DPT）为让被试者画一个人像并对其进行解释，从中了解被评估者对身体意象改变的内心体验。图5-1为一化疗后白血病患儿的自画像，严重脱发是其感知

图5-1　一位14岁白血病女孩的自画像

到的化疗后的主要身体意象改变。

（四）评定量表测评

常用的可直接测定个体的自我概念的量表有 Pieer – Harries 的儿童自我概念量表、Tennessee 针对有中级以上阅读能力者设计的自我概念量表、Sears 自我概念 48 项目量表、Michigan 青少年自我概念量表以及 Coopersmith 青少年自尊量表，Rosenberg 自尊量表（表 5 – 1）等。每个量表都有其特定的适用范围，应用时应仔细选择。

表 5 – 1　Rosenberg 自尊量表

项　　目	评　　分			
1. 总的来说，我对自己满意。	SA	A	D*	SD*
2. 有时，我觉得自己一点都不好。	SA*	A*	D	SD
3. 我觉得我有不少优点。	SA	A	D*	SD*
4. 我和绝大多数人一样能干。	SA	A	D*	SD*
5. 我觉得我没什么值得骄傲的。	SA*	A*	D	SD
6. 有时，我真觉得自己没用。	SA*	A*	D	SD
7. 我觉得我是个有价值的人。	SA	A	D*	SD*
8. 我能多一点自尊就好了。	SA*	A*	D	SD
9. 无论如何我都觉得自己是个失败者。	SA*	A*	D	SD
10. 我总以积极的态度看待自己。	SA	A	D*	SD*

使用指南：该量表含 10 个有关测评自尊的项目，回答方式为非常同意（SA）、同意（A）、不同意（D）、很不同意（SD）。凡选标有 * 号的答案表示自尊低下。

七、相关护理诊断

1. 身体意象紊乱（disturbed body image）。
2. 自我认同障碍（disturbed personal identity）。
3. 绝望（hopelessness）。
4. 长期自尊低下（chronic low self-esteem）。
5. 情境性自尊低下（situational low self-esteem）。
6. 有孤独的危险（risk for loneliness）。

八、常用护理诊断举例（身体意象紊乱）

（一）定义

直接或间接表达的有关个体能力、社会接受程度或身体魅力的消极自我评价和/或感受。

（二）诊断依据

1. 主要依据 对现实的或感知的身体结构或功能变化有言语的或非言语的消极反应，如害羞、窘迫、内疚、厌恶。

2. 次要依据

（1）不愿看身体某一部位。

（2）不愿触摸身体某一部位。

（3）掩藏或过分暴露身体某一部位。

（4）参与社交活动改变。

（5）对身体有负性感觉（如无助、绝望、无力感及脆弱感）。

（6）总是想着身体的变化或丧失。

（7）拒绝去核实现实的变化。

（8）对身体某部分持排斥态度。

（9）自毁行为（如自残、自杀企图、暴饮暴食或厌食）。

九、与自我概念相关的常见疾病

几乎所有疾病均可影响到个体的自我概念。如由于截肢术、乳房切除术、结肠造瘘术、子宫切除术、肾切除术、喉切除术等使身体某一部分丧失；脑血管意外、瘫痪造成生理功能障碍；烧伤、关节炎、多毛症、甲状腺功能亢进等致形体变化；过度肥胖或消瘦等均可引起个体的自我概念改变。

第三节 认知水平的评估

一、认知的定义

认知（cognitive）是人们根据自身感觉到的外界刺激和信息去推测并判断客观事物的心理过程，是在个人的经验以及通过对有关线索进行分析的基础上形成的对信息的理解、分类、归纳、演绎和计算。认知活动包括思维、语言和定向 3 部分。

（一）思维

思维（thinking）是人脑对客观事物间接的和概括的反应，是人们对事物本质特征及其内部规律的理性认知过程。在思维过程中，人们凭借已有的知识、经验或将其他事物作为媒介来理解和把握那些没有直接感知过的或根本不可能感知到的事物，以推测事物过去的进程，认识事物现实的本质，预测事物未来的发展。思维过程具有连续性，当这种连续性丧失时，即出现思维障碍，此时思想就不再能被他人理解。反映思维水平的主要指标包括抽象思维、洞察力和判断力。

1. 抽象思维 又称逻辑思维（logical thinking），涉及个体的注意、记忆、概念、理解、推理和判断。

（1）注意（attention）：是心理活动对一定对象的指向和集中，是个体在清醒状态下，时刻伴随着各种心理活动的特殊心理现象。注意可分为无意注意和有意注意。无意注意是指预先没有目的，也不需作意志努力的注意，如巨大声响、强烈光线或浓郁气味等引起的注意；有意注意是有目的并需要作一定意志努力的注意，受意识的调节与支配，是人们生活、学习、工作不可缺少的认知能力之一。

（2）记忆（memory）：是个体将所经历过的事物通过识记、保持、再现和再认等方式，积累经验的心理过程。记忆可分为瞬时记忆、短时记忆和长时记忆。瞬时记忆是指客观刺激停止作用后，感觉信息在一个极短的时间内保存下来，存储时间为 0.25 ~ 0.5 秒。短时记忆是人们为了对某事物进行操作而保持的记忆，信息在大脑中留存 5 秒 ~ 2 分钟，操作过后即遗忘。若要保持长时记忆，就必须对信息进行加工编码，然后才能将其储存到长时记忆中。长时记忆的牢固与否主要取决于记忆信息的意义重大与否。

（3）概念（concept）：是人脑反映客观事物本质特性的思维形式，是在抽象概括的基础上形成的。通过抽象、概括，舍弃事物次要的、非本质的特性，把握事物的本质特性，并据此将同类事物联系起来，就形成了该类事物的概念。

（4）理解（comprehension）：是指被评估者能否理解和执行指令。

（5）推理（reasoning）：是由已知判断推出新判断的思维过程，包括演绎、归纳两种形式。归纳推理是从特殊事例到一般原理的推理；演绎则恰恰相反。

抽象思维是以上述注意、记忆、概念、理解、推理和判断的形式反映事物本质特征与内部联系的精神现象。

2. 洞察力 洞察力（perspicacity）是识别与理解客观事物真实性的能力，与精确的自我感知有关。如请个体解释他如何理解"每朵云彩都用金边勾勒"这句谚语的含义，洞察力较弱的人会按字面解释："每朵云彩周围都有一条金边"，而具有较强洞察力的人会将此与生活体验联系起来解释，即"任何貌似普通的事物都存在不同凡响的方面"。

3. 判断力 判断（judgement）是肯定或否定某事物具有某种属性或某行动方案具备可行性的思维方式。判断可以以现实为基础，也可以超离现实；可以以社会常模为根据，也可以违背社会常模。个体的判断能力常受个体的情绪（焦虑等）、智力、受教育水平、社会经济状况、文化背景等的影响，并随年龄而变化。

（二）语言

语言（language）是人们进行思维的工具，思维的抽象与概括总是借助语言得以实现，因此，思维和语言是一个密切相关的统一体，共同反映着人的认知水平。语言可分为接受性语言和表达性语言两种，前者指理解语句的能力，后者为传递思想、观点和情感的能力。

（三）定向

定向（fixing）是人们对现实的感觉，对过去、现在、将来的察觉以及对自我存在的认识，包括时间定向、地点定向、空间定向以及人物定向等。

人的认知能力受年龄、教育水平、生活经历、文化背景、疾病、药物作用、酗酒、吸毒等多因素影响。如认知能力从出生到成人逐渐增强，到老年逐渐衰退。酗酒或疾病可导致认知功能的暂时或永久改变。

二、认知水平的评估

认知水平的评估包括对个体的思维能力、语言能力以及定向力的评估。

（一）思维能力的评估

可通过抽象思维功能、洞察力和判断力3方面进行评估。

1. 抽象思维功能　抽象思维功能涉及个体的记忆、注意、概念、理解和推理能力，应逐项评估。

（1）记忆：评估短时记忆时，可让被评估者重复一句话或一组由5~7个数字组成的数字串。评估长时记忆时可让被评估者说出其家人的名字，当天进食哪些食品或叙述其孩童时代的事件等。

（2）注意：无意注意能力可通过观察被评估者对周围环境的变化，如所住病室来新患者、开关灯有无反应等进行判断。评估有意注意力的方法为指派一些任务让被评估者完成，如请被评估者叙述自己入院以前的治疗经过，填写入院时有关的记录，同时观察其执行任务时的专注程度。

（3）概念：对被评估者概念化能力的评估可在日常护理过程中进行，如请经数次健康教育后的被评估者总结概括其所患疾病的特征、所需的自护知识等，从中判断被评估者对这些知识进行概念化的能力。

（4）理解力：请被评估者按指示做一些由简单到复杂的动作，如要求被评估者关门，坐在椅子上，将右手放在左手的手心里，然后按顺时针方向搓擦手心，观察被评估者能否理解和执行指令。

（5）推理：评估推理能力时，评估者必须根据被评估者的年龄特征提出问题，如对6~7岁的儿童可问他"一切木头做的东西在水中都会浮起来，现在这个东西丢在水里浮不起来，这个东西是什么做的"？如果儿童能回答："不是木头做的"，表明他的演绎推理能力已初步具备；如果儿童回答："是铁或石头"，表明他尚不具备演绎推理能力。

2. 洞察力　可让被评估者描述所处情形，再与实际情形作比较看有无差异。如：

你认为导致你来就诊的主要问题是什么？

你如何判断你目前的这种情况？

3. 判断力　可通过展示实物让被评估者说出其属性，也可通过评价被评估者对将来打算的现实性与可行性进行评估。如：

你出院后准备如何争取别人的帮助？

出院后经济上遇到困难你将怎么办？

你违反了交通规则，警察示意你停下，你将怎么办？

（二）语言能力的评估

语言能力是人们认知水平的重要标志，对判断个体的认知水平很有价值，并可作为护士选择与患者沟通方式的依据。

1. 评估方法 主要通过提问，让被检查者陈述病史、重述、阅读、书写、命名等检测被评估者的语言表达及对文字符号的理解。

（1）提问：评估者提出一些由简单到复杂、由具体到抽象的问题，观察被评估者能否理解及回答是否正确。

（2）复述：评估者说一简单词句，让被评估者重复说出。

（3）自发性语言：让被评估者陈述病史，观察其陈述是否流利，用词是否恰当，或完全不能陈述。

（4）命名：评估者取出一些常用物品，要求被评估者说出名称。如不能，则让被评估者说出其用途。

（5）阅读：让被评估者①诵读单个或数个词、短句或一段文字；②默读一段短文或一个简单的故事，然后说出其大意。评价其读音及阅读理解的程度。

（6）书写：①自发性书写：要求被评估者随便写出一些简单的字、数码、自己的姓名、物品名称或短句；②默写：让被评估者写出评估者的口述字句；③抄写：让被评估者抄写一段字句。

2. 语言障碍的类型及特点 经检查如发现被评估者存在语言障碍，可结合下述语言障碍特点进行分类。

（1）失语（aphasia）：失语由皮质与语言功能特别有关区域的损害所引起，不同的与语言功能有关的皮质区域损害导致不同类型的失语。失语患者发音清楚但用语不正确。①运动性失语：不能说话，或只能讲一、两个简单的字，常用词不当，对答和复述均有困难，但对他人的言语及书面文字能理解。②感觉性失语：不能理解他人的语言，自述流利，发音用词错误，患者不能理解自己所言，他人也完全听不懂。③命名性失语：称呼原熟悉的人名、物品名的能力丧失，但能叙述如何使用，他人告知名称时，能辨别对与错。

（2）构音困难（dysarthia）：构音困难主要由于发音的肌肉麻痹、共济失调或肌张力增高所致。构音困难者发音不清但用词正确。①失写：能听懂他人语言及认识书面文字，但不能书写，或写出的句子有遗漏、错误，抄写能力尚存。②失读：丧失对文字、图画等视觉符号的认识能力，以至不识词句、图画。失读和失写常同时存在，所以患者不能阅读，也不能自发书写或抄写。

（三）定向力的评估

定向力包括时间、地点、空间和人物定向力，可通过下述问题进行评估：

1．时间定向力

请问现在是几点钟？

你知道今天是星期几？

请告诉我今年是哪一年？

2．地点定向力

请告诉我现在你住在什么地方？

3．空间定向力

呼叫器在哪儿？

床旁桌放在床的左边还是右边？

4．人物定向力

你叫什么名字？

你知道我是谁？

定向障碍者不能将自己与时间、地点、空间联系起来。定向力障碍的先后顺序依次为时间、地点、空间和人物。

三、相关护理诊断

1．知识缺乏（knowledge dificient）。

2．思维过程异常（disturbed thought processes）。

3．记忆受损（impaired memory）。

4．急性意识模糊（acute confusion）。

5．语言沟通障碍（impaired verbal communication）。

四、常用护理诊断举例（急性意识模糊）

（一）定义

突然发作的注意力、认知功能、精神运动活动、意识水平和睡眠 – 清醒周期的整体性、暂时性改变和紊乱。

（二）诊断依据

1．主要依据　在下列几方面突然发生一连串的紊乱：意识、注意力、定向力、思维、感知能力、睡眠 – 清醒周期、记忆力、精神运动行为（反应时间、运动速度、语言流畅、非随意运动、书写）。

2．次要依据

（1）过度警觉。

（2）幻觉、错觉。

五、与认知改变相关的常见疾病

任何影响个体思维、语言表达和定向力的疾病，均可出现认知功能改变，如脑震荡、脑外伤、脑血管意外后出现的后遗症、阿尔茨海默症、精神疾患等。

第四节　情绪与情感的评估

一、情绪与情感的定义

情绪与情感（emotion and affection）是个体对客观事物是否满足自身需要的内心体验与反映。当需求获得满足就会引起积极的情绪与情感；反之则会产生消极的情绪与情感。

情绪与情感在医学心理学中分别用来表达感情的不同方面，情绪不稳定，具有较强的情境性、激动性和暂时性，而情感则为有较强稳定性、深刻性和持久性的心理体验，是构成个性或道德品质中稳定的成分。在表现形式上，情绪有明显的冲动性的外部表现，而情感则比较内隐，系以内在体验的形式存在。

二、情绪与情感的作用

情绪与情感作为个体对客观世界的特殊反映形式，对人的物质生活和精神活动有着重要的作用。

1. **适应作用**　适应生活环境是人类面临的重要问题，调节情绪与情感为个体适应社会环境的一种重要手段。通过各种情绪、情感，个体协调着自身与外界之间的各种联系，当个体根据以往的经验成功应对困难和问题时，会产生积极的情绪与情感；反之，便产生焦虑等不良情绪，这种情绪会干扰正常的生活和工作，甚至引发身心疾病，如长期紧张和焦虑可引起高血压、冠心病、消化性溃疡等疾病。

2. **动机作用**　情绪与情感是个体行为动机的源泉。积极的情绪可激励人的行为，提高行为效率；适度的紧张和焦虑可促使个体积极地思考、解决问题；过度紧张和焦虑则会干扰、阻碍人的行动，降低活动效率，甚至引发不良行为。

3. **组织作用**　个体的情绪与情感是心理活动的组织者，这种由需要的满足与否引起的特殊心理活动影响着感知、记忆、思维等其他心理过程，如抑郁可降低脑组织的兴奋性、缩小感知范围和降低记忆效率，而过度兴奋又可因缺乏冷静而干扰思维过程。

三、情绪与情感的分类

1. **基本情绪状态**　为最基本、最原始的情绪，包括满意、喜悦、快乐、紧张、焦虑、抑郁、愤怒、恐惧、悲伤、痛苦、绝望等。

2. **高级情感体验**　情感是人类特有、区别于动物的、与社会性需要相联系的态度体验，人的高级情感主要有道德感、理智感和审美感。不同文化背景、不同民族的人对情感的体验，尤其是审美感会有所不同。

四、常见情绪

虽然人类情绪纷繁复杂，但就患者而言，焦虑和抑郁是最常见也是最需要护理干预的情绪状态。

1. 焦虑（anxiety） 焦虑是人们对环境中一些即将来临的、可能会造成危险和灾祸而又难以应付的情况产生的一种不愉快的情绪体验。诱发焦虑的原因很多，如担忧手术、疾病困扰、自我表现与发展受到干扰、无法履行家庭和社会责任、爱的需要受挫等，只要使人预感到无力避免或应对而感受到严重的、无法摆脱的威胁，就可产生焦虑。

焦虑可出现生理、心理两方面的变化。生理方面主要有心悸、食欲下降、胸闷、呼吸不畅、头晕、疲乏、睡眠障碍等；心理方面则表现为注意力不集中、易激惹等。人们常以语言和非语言两种形式表达内心的焦虑，前者为直接诉说忧虑事件和原因及一些自觉症状，如心慌、出汗、头痛、胃痛、注意力无法集中等；后者有心跳、呼吸加快、咬指甲、来回踱步、反复翻弄东西、面部表情紧张以及肢端颤抖、快语、无法平静等。

由于引起焦虑的原因和严重性不同以及个体承受能力的差异，人们可表现出轻度、中度、重度等不同程度的焦虑，甚至会发展为惊恐。

2. 抑郁（depression） 是个体在失去某种其重视或追求的东西时产生的情绪体验。处于抑郁状态者可有情感、认知、动机以及生理等多方面的改变。情感方面主要表现为情绪低落、心境悲观、自我感觉低沉、生活枯燥无味、哭泣、无助感；认知方面表现为注意力不集中、思维缓慢、不能做出决定；动机方面表现为过分依赖、生活懒散、逃避现实甚至想自杀；生理方面表现为易疲劳、食欲减退、体重下降、睡眠障碍、运动迟缓以及机体其他功能减退。

五、情绪与情感的评估

可综合运用会谈、观察、评定量表测试等多种方法对情绪与情感进行评估。

（一）会谈

会谈是评估情绪、情感最常用的方法，用于收集有关情绪、情感的主观资料。可通过以下问题进行，并应将会谈结果与被评估者的家人如父母、配偶、同事、朋友等核实。

您如何描述您此时和平时的情绪？

有什么事情使您感到特别高兴、忧虑或沮丧？

这样的情绪存在多久了？

（二）观察与测量

观察与测量被评估者的呼吸频率、心率、血压、皮肤颜色和温度、食欲及睡眠状态等变化，以获得情绪、情感改变的客观资料，并对经问诊所收集的主观资料进行验证。如紧张时常伴有皮肤苍白，焦虑和恐惧时常伴有多汗，抑郁时可有食欲减退、睡眠障碍等表现。

（三）量表评定法

量表评定法是评估情绪与情感较为客观的方法。

1. **Avillo 情绪与情感形容词量表** 该表共有 12 对意思相反的形容词，请被评估者从每一组形容词中选出符合其目前情绪与情感的词，并给予相应得分。总分在 84 分以上，提示情绪、情感积极，否则，提示情绪、情感消极。该表特别适合于不能用语言表达自己情绪、情感或对自己的情绪、情感定位不明者。Avillo 的情绪与情感形容词量表见表 5-2。

2. **Zung 焦虑状态自评量表**（self-rating anxiety scale，SAS） SAS 适用于具有焦虑症状的成年人，具有广泛的应用性。使用方法为请被评估者仔细阅读每一个项目，将意思理解后根据最近 1 周的实际情况在适当的地方打钩。如被评估者文化程度太低以至看不懂问题内容，可由评估者逐项念给被评估者听，然后由被评估者自己作出评定。每一项目按 1~4 级评分，1 表示没有或很少时间有，2 表示小部分时间有，3 表示相当多时间有，4 表示绝大部分或全部时间有；如为反向提问，则按 4~1 级评分。评定完后将 20 项评分相加得总分，然后乘以 1.25，取其整数部分，即得到标准总分。正常总分值为 50 分以下；50~59 分，轻度焦虑；60~69 分，中度焦虑；70~79 分，重度焦虑。Zung 焦虑状态自评量表见表 5-3。

表 5-2　Avillo 情绪、情感形容词量表

	1　2　3　4　5　6　7	
变化的		稳定的
举棋不定的		自信的
沮丧的		高兴的
孤立的		合群的
混乱的		有条理的
漠不关心的		关切的
冷淡的		热情的
被动的		主动的
淡漠的		有兴趣的
孤僻的		友好的
不适的		舒适的
神经质的		冷静的

表 5 -3　Zung 焦虑状态自评量表

指导语：下面有 20 条文字，请仔细阅读每一条，把意思弄明白。然后根据您最近一星期的实际感觉，在适当的方格里划一个钩（√），每一条文字后有四个格，表示：没有或很少时间有、小部分时间有、相当多时间有、绝大部分或全部时间有。

项　　　目	没有或很少 时间有	小部分 时间有	相当多 时间有	绝大部分或 全部时间有
1　我觉得比平常容易紧张和着急	□	□	□	□
2　我无缘无故地感到害怕	□	□	□	□
3　我容易心里烦乱或觉得惊恐	□	□	□	□
4　我觉得我可能要发疯	□	□	□	□
5*　我觉得一切都很好，也不会发生什么不幸	□	□	□	□
6　我手脚发抖、打战	□	□	□	□
7　我因为头痛、头颈痛和背痛而苦恼	□	□	□	□
8　我感觉容易衰弱和疲乏	□	□	□	□
9*　我觉得心平气和，并且容易安静坐着	□	□	□	□
10　我觉得心跳得很快	□	□	□	□
11　我因为一阵阵头昏而苦恼	□	□	□	□
12　我有晕倒发作或觉得要晕倒似的	□	□	□	□
13*　我呼气、吸气都感到很容易	□	□	□	□
14　我手脚麻木和刺痛	□	□	□	□
15　我因为胃痛和消化不良而苦恼	□	□	□	□
16　我常常要小便	□	□	□	□
17*　我的手常常是干燥温暖的	□	□	□	□
18　我脸红发热	□	□	□	□
19*　我容易入睡并且一夜睡得很好	□	□	□	□
20　我做噩梦	□	□	□	□

*为反向提问项目

3. Zung 抑郁状态自评量表（self-rating depression scale，SDS）　SDS 使用简便，能相当直观地反应被评估者的主观感受。其使用方法同焦虑状态自评量表。正常标准总分值 50 分以下；50～59 分，轻度抑郁；60～69 分，中度抑郁；70～79 分，重度抑郁。Zung 抑郁状态自评量表见表 5 -4。

表5-4 Zung 抑郁状态自评量表

指导语：下面有20条文字，请仔细阅读每一条，把意思弄明白。然后根据您最近一星期的实际感觉，在适当的方格里划一个钩（√），每一条文字后有四个格，表示：没有或很少时间有、小部分时间有、相当多时间有、绝大部分或全部时间有。

项 目	没有或很少时间有	小部分时间有	相当多时间有	绝大部分或全部时间有
1 我觉得闷闷不乐、情绪低沉	□	□	□	□
2* 我觉得一天中早晨最好	□	□	□	□
3 我一阵阵哭出来或觉得想哭	□	□	□	□
4 我晚上睡眠不好	□	□	□	□
5* 我吃得跟平常一样多	□	□	□	□
6* 我与异性密切接触时和以往一样感到愉快	□	□	□	□
7 我发觉我的体重在下降	□	□	□	□
8 我有便秘的苦恼	□	□	□	□
9 我心跳比平常快	□	□	□	□
10 我无缘无故地感到疲乏	□	□	□	□
11* 我的头脑和平时一样清楚	□	□	□	□
12* 我觉得经常做的事情并没有困难	□	□	□	□
13 我觉得不安而平静不下来	□	□	□	□
14* 我对将来抱有希望	□	□	□	□
15 我比平时容易生气、激动	□	□	□	□
16* 我觉得作出决定是容易的	□	□	□	□
17* 我觉得自己是个有用的人	□	□	□	□
18* 我的生活过得很有意思	□	□	□	□
19 我认为如果我死了，别人会生活得好些	□	□	□	□
20* 平常感兴趣的事我仍然照样感兴趣	□	□	□	□

*为反向提问项目

六、相关护理诊断

1. 焦虑（anxiety）。
2. 预感性悲哀（anticipatory grieving）。
3. 恐惧（fear）。
4. 功能障碍性悲哀（dysfuctional grieving）。

七、常用护理诊断举例（焦虑）

（一）定义

焦虑是指人们对环境中一些即将来临的、可能会造成危险和灾祸而又难以应付的情况产生的一种不愉快的情绪体验。

（二）诊断依据

1. 主要依据

（1）直接诉说忧虑事件和原因。

（2）注意力不集中、紧张不安、惊恐、易激惹。

（3）面部表情紧张。

2. 次要依据

（1）心悸、胸闷、呼吸不畅、头晕。

（2）食欲下降、疲乏、睡眠障碍。

（3）来回踱步、肢端颤抖、快语、无法平静。

八、与情绪情感相关的常见疾病

几乎每种疾病均可影响到个体的情绪与情感，其程度因个人以及疾病的性质和严重度而异。如各种急慢性病变、外伤、手术、肿瘤等，可使患者易产生焦虑、抑郁、紧张等不良反应。

第五节　压力与压力应对的评估

一、压力

（一）压力的定义

压力（stress）是指内外环境中的各种刺激作用于机体时产生的非特异性反应，这些反应使机体从平静状态进入应激状态。对人类来说，压力并非都是有害的，适当的压力有助于提高机体的适应能力，为生存和发展所必需。但过强或长期处于较强的压力之中，可导致身心疾病。

（二）压力源

压力源（stressor）是指一切使机体产生压力反应的刺激因素。压力源的分类方法很多，通常有以下 3 种：

1. 按时间　分为急性压力源和慢性持续性压力源。

2. 按来源　分为生理性、心理性、环境性和社会文化性压力源。①生理性压力源包括机体生理功能失调或组织结构残缺，如疲劳、饥饿、失眠、疾病、疼痛、手术、外伤、内分泌失调、衰老等；②心理性压力源包括各种挫折或心理冲突；③环境性压力源包括寒冷、炎热、噪音、空气污染、生活环境改变等；④社会文化性压力源包括家庭功能失调、经济困难、职业压力、角色改变、文化差异等。

3. 按性质 分为丧失性、威胁性和挑战性压力源。此分类法是基于个体对压力源的认知评价。①丧失性压力源是指危害已经发生，并使个体丧失原所有物的压力性事件，如患病、退休、丧偶等；②威胁性压力源是指对个体构成威胁，可能造成伤害或丧失的压力性事件，如汽车迎面驶来、即将手术等；③挑战性压力源是指被认为有利于个体成长发展的压力性事件，多伴有愉快的情绪体验，如结婚、生育、升职等。

对压力源的认知因人而异，如乔迁新居对大多数人来说是愉快的，属于挑战性压力源；而有的人却因为乔迁使生活方式改变而感到焦虑，此时，乔迁新居便成为威胁性压力源。

压力源是否能引起压力反应，与刺激因素的强度和类型有关，也与个体对刺激因素的认知和评价有关。当压力源被个体认为是无关或良性刺激，不会引起压力反应，反之，则会引起反应。如晋级考试对渴望晋升的人来说是压力性事件，而对于不想晋升的人来说则是无关事件。当压力源被视为一种挑战，自己有能力应对时，个体通常能采取积极有效的应对策略。

（三）压力反应

压力反应（stress response）是指压力源引起的机体的非特异性适应反应，包括生理、情绪、认知和行为等方面的反应。

1. 生理反应（physiologic reaction） 压力所致的生理反应分为 3 期。第 1 期是警觉期，个体的防御系统被唤醒，交感神经兴奋，激活下丘脑－垂体－肾上腺轴，释放大量儿茶酚胺，出现呼吸和心率增快、血压和血糖升高、肌张力增加，以及全身激素水平的变化等反应。第 2 期是抵抗期，机体试图尽量减少压力源所造成的不良反应，肾上腺皮质缩小，激素分泌稳定，呼吸、血压可恢复正常。如果机体适应成功，则能修复被损害的部分，恢复内环境的稳定，否则进入第 3 期，即衰竭期，此时，机体再次出现警告期的症状。如果压力源不能消除，这些症状将不可逆转，最终导致疾病，甚至死亡。

2. 情绪反应（emotional reaction） 个体可产生紧张、焦虑、抑郁、恐惧、愤怒、过度依赖和无助感等多种情绪反应。

3. 认知反应（cognitive reaction） 当个体面对轻、中度压力时，由于对事物的敏感性增强，思维活跃，其判断力、洞察力和解决问题的能力均有所增强。面对中度以上的压力时，个体可出现注意力分散、思维迟钝、记忆力下降、感知混乱、判断失误、定向障碍等，发现问题、分析和解决问题的能力下降。

4. 行为反应（behavioral reaction） 行为是人们心理活动的外在表现，个体在压力状态下的行为可随心理活动的变化而出现相应的改变。常见的行为反应有重复某一特殊动作，如来回走动、咬指甲、吸烟、酗酒等；活动次数增加或减少；行为与时间、场合和人物不符等。

二、压力应对

（一）应对的定义

应对是指个体用于处理压力的认知和行为过程。如为减轻手术前的紧张和焦虑，患者常采用看电视、与家人聊天、散步等方式转移注意力，或过度进食、吸烟、服用药物等。

（二）应对的资源

人们在应对压力情形时可利用的资源包括：①健康和精力；②解决问题的能力；③家庭和社会的支持；④社会性技能，如沟通、表达等以促进问题的解决；⑤物质资源，如利用设备、物资和金钱；⑥信仰等。这些应对资源能增加个体的应对能力，减少对压力的恐惧和不确定感。

（三）应对的方式

人们常用的压力应对方式（coping style）可分为情感式应对和问题式应对两种。情感式应对指向压力反应，倾向于采用过度进食、用药、饮酒、远离压力源等行为回避或忽视压力源，以处理由压力所致的情感问题。问题式应对指向压力源，倾向于通过有计划地采取行动、寻求排除或改变压力源所致影响的方法，以处理导致压力的情境本身，见表 5 - 5。

表 5 - 5　应对方式表

情感式应对	问题式应对
希望事情会变好	努力控制局面
进食，吸烟，嚼口香糖	进一步分析研究所面临的问题
祈祷	寻求处理问题的其他办法
紧张	客观地看待问题
担心	尝试寻求解决问题的最好办法
向朋友或家人寻求安慰和帮助	回想以往解决问题的办法
独处	试图从情境中发现新的意义
一笑了之	将问题化解
置之不理	设立解决问题的具体目标
幻想	接受事实
作最坏的打算	和相同处境的人商议解决问题的方法
疯狂，大喊大叫	努力改变当前的情境

（续表）

情感式应对	问题式应对
睡一觉，认为第二天事情就会变好	能做什么就做什么
不担心，任何事到头来终会有好结果	让他人来处理这件事
回避	
干些体力活	
将注意力转移至他人或他处	
饮酒	
认为事情已经无望而听之任之	
认为自己命该如此而顺从	
埋怨他人	
沉思	
用药	

作为人格特征的控制观可影响个体的应对方式。内控型控制观者相信自己对事物的控制力，倾向于采取问题式应对方式；外控型控制观者认为事物受控于运气或外部力量，倾向于采取情感式应对方式。

在实际生活中，人们往往同时使用这两种应对方式，其中问题式应对更为积极有效，而情感式应对可暂时缓解紧张情绪，有助于发展解决问题的能力。但是，过度持续地使用情感式应对可导致高度的焦虑或抑郁，甚至出现自毁行为。

（四）有效应对

1. 有效应对的判断标准　不管采用什么应对方式，只要能提高机体对压力的适应水平和耐受力，即称有效应对（effective coping）。有效应对的判断标准包括将压力所造成的反应维持在可控制的限度内，希望和勇气被激发，自我价值感得到维持，与亲人的关系改善，人际、社会、经济处境改善，生理功能康复得以促进。

2. 影响有效应对的因素　应对的有效性因不同个体而异，同时还受下列因素影响：

（1）压力源的数量：当个体同时面对多个压力源时，易感到压力重重，无法克服而导致危机。

（2）可利用的家庭、社会和经济资源：拥有良好的家庭、社会、经济资源的人更能有效地应对面临的压力。

（3）压力源的强度与持续时间：压力源强度越大、持续时间越长，所产生反应越难应对。

（4）压力应对经验：有成功应对经验的人再次遇到压力时，压力反应减轻，应对能力增强。

（5）人格特征：意志顽强、勇于接受挑战、自信的人会努力适应并正确处理压力，而过于敏感、依赖、缺乏自信心的人则容易产生高度紧张而诱发躯体疾病。

三、压力与压力应对的评估

评估方法包括会谈、评定量表测评、观察与体格检查。

(一) 会谈

会谈的重点包括被评估者面临的压力源、压力感知、压力应对方式以及压力缓解的情况。

1. **压力源**　通过询问下列问题了解被评估者近来有否经历重大生活事件、日常生活困扰以及过去有否经历重大事件：

目前让你感到有压力或紧张焦虑的事情有哪些？

近来你的生活有哪些改变？

日常生活中让你感到有压力和烦恼的事情有哪些？

由于疾病、住院、生活改变或家庭事件，你经历了哪些压力？

你所处的环境是否让你紧张不安或烦恼？什么原因？

你与你的家人关系如何？有无不和？有无使你感到痛苦或烦恼？

你是否感到工作压力很大，无法胜任？

你的经济状况如何？是否感到入不敷出？

会谈时，除了解被评估者所面临的压力源和数量外，还应了解这些压力源对个体影响的主次顺序，以指导干预措施的制订。

2. **压力感知**　通过询问下列问题了解被评估者对其所面临的压力源的认知和评价：

这件事对你意味着什么？你是积极地还是消极地看待？

你认为你是否有能力应付这件事？

如果你无法控制这件事，你会有何感觉？

3. **应对方式**　通过询问下列问题了解被评估者缓解压力的方式：

通常你采取什么方式缓解紧张或压力？

告诉我下列措施中最能描述你应对方式的是哪种：与他人交谈、想办法解决问题、抱怨他人、寻求帮助、从事体力活动、祈祷、试图忘却、用药或酗酒、睡觉、什么都不做、认命或其他。

当你遇到困难时，你的家人、亲友和同事中谁能帮你？

4. **压力缓解情况**　通过询问下列问题了解个体应对的有效性：

通常你能否解决你的问题和烦恼？

你能否有效处理你目前的压力？

你采取的措施是否有用？

（二）评定量表测评

以定量和定性的方法来衡量压力对人体健康的作用。

1. 社会再适应评定量表　社会再适应评定量表用于测评近 1 年来不同类型的生活事件对个体的影响，预测个体出现健康问题的可能性，见表 5 - 6。其评价标准为生活事件单位总和超过 300 分者，80% 可能患病；生活事件单位总和为 150 ~ 300 分者，50% 可能患病；生活事件单位总和小于 150 分者，30% 可能患病。

表 5 - 6　社会再适应评定量表

生活事件	生活事件单位	生活事件	生活事件单位
1. 配偶死亡	100	23. 子女离家	29
2. 离婚	73	24. 司法纠纷	29
3. 夫妻分居	65	25. 个人突出成就	28
4. 拘禁	63	26. 妻子开始工作或离职	26
5. 家庭成员死亡	63	27. 上学或转业	26
6. 外伤或生病	53	28. 生活条件变化	25
7. 结婚	50	29. 个人习惯改变	24
8. 解雇	47	30. 与上级矛盾	23
9. 复婚	45	31. 工作时间或条件改变	20
10. 退休	45	32. 搬家	20
11. 家庭成员患病	44	33. 转学	20
12. 怀孕	40	34. 娱乐改变	19
13. 性生活问题	39	35. 宗教活动改变	19
14. 家庭添员	39	36. 社交活动改变	18
15. 调换工作	39	37. 小量借贷	17
16. 经济状况改变	38	38. 睡眠习惯改变	16
17. 好友死亡	37	39. 家庭成员数量改变	15
18. 工作性质改变	36	40. 饮食习惯改变	15
19. 夫妻不和	35	41. 休假	13
20. 中量借贷	31	42. 过节	12
21. 归还借贷	30	43. 轻微的违法行为	11
22. 职别改变	29		

2. 医院压力评定量表　医院压力评定量表用于测评住院患者所经历的压力，累计分越高，压力越大，见表 5 - 7。

表 5 - 7 医院压力评定量表

生活事件	权重	生活事件	权重
1. 和陌生人同住一室	13.9	26. 担心给医护人员增添负担	24.5
2. 不得不改变饮食习惯	15.4	27. 想到住院后收入会减少	25.9
3. 不得不睡在陌生的床上	15.9	28. 对药物不能耐受	26.0
4. 不得不穿患者衣服	16.0	29. 听不懂医护人员的话	26.4
5. 四周有陌生机器	16.0	30. 想到将长期用药	26.4
6. 夜里被护士叫醒	16.9	31. 家人没来探视	26.5
7. 生活上不得不依赖他人帮助	17.0	32. 不得不手术	26.9
8. 不能随时读报、看电视、听收音机	17.7	33. 因住院而不得不离开家	27.1
9. 同室病友探访者太多	18.1	34. 毫无预测而突然住院	27.2
10. 四周气味难闻	19.1	35. 按呼叫器无人应答	27.3
11. 不得不整天睡在床上	19.4	36. 不能支付医疗费用	27.4
12. 同室病友病情严重	21.4	37. 有问题得不到解答	27.6
13. 排便排尿需他人帮助	21.5	38. 思念家人	28.4
14. 同室患者不友好	21.6	39. 靠鼻饲进食	29.2
15. 没有亲友探视	21.7	40. 用止痛药无效	31.2
16. 病房色彩太鲜艳、太刺眼	21.7	41. 不清楚治疗目的和效果	31.9
17. 想到外貌会改变	22.7	42. 疼痛时未用止痛药	32.4
18. 节日或家庭纪念日住院	22.3	43. 对疾病缺乏认识	34.0
19. 想到手术或其他治疗可能带来的痛苦	22.4	44. 不清楚自己的诊断	34.1
20. 担心配偶疏远	22.7	45. 想到自己可能再也不能说话	34.5
21. 只能吃不对胃口的食物	23.1	46. 想到可能失去听力	34.5
22. 不能与家人、朋友联系	23.4	47. 想到自己患了严重疾病	34.6
23. 对医生护士不熟悉	23.4	48. 想到会失去肾脏或其他器官	39.2
24. 因事故住院	23.6	49. 想到自己可能得了癌症	39.2
25. 不知接受治疗护理的时间	24.2	50. 想到自己可能失去视力	40.6

3. 应对方式评定量表 应对方式评定量表用于评估个体采取的应对方式的类型，常用的有 Jaloviee 应对方式量表、简易应对方式问卷（SCSQ）和医学应对问卷（MCMQ）。Jaloviee 应对方式量表（表 5 - 8）和简易应对方式问卷适合于测评普通人群面对挫折或压力时所采用的应对方式，医学应对问卷用于测评患者面对疾病时的应对方式。在现实生活中，不同的人群所面临的压力源和可能采取的应对措施不同，最好编制针对性的量表加以衡量和测评。

表 5 - 8　Jaloviee 应对方式量表

应对方式	从不	偶尔	有时	经常	总是
1. 担心					
2. 哭泣					
3. 干体力活					
4. 相信事情会变好					
5. 一笑了之					
6. 寻求其他解决问题的办法					
7. 从事情中学会更多东西					
8. 祈祷					
9. 努力控制局面					
10. 紧张,有些神经质					
11. 客观、全面地看待问题					
12. 寻找解决问题的最佳办法					
13. 向家人、朋友寻求安慰或帮助					
14. 独处					
15. 回想以往解决问题的办法并分析是否仍有用					
16. 吃食物,如瓜子、口香糖					
17. 努力从事情中发现新的含义					
18. 将问题暂时放在一边					
19. 将问题化解					
20. 幻想					
21. 设立解决问题的具体目标					
22. 做最坏的打算					
23. 接受事实					
24. 疯狂、大喊大叫					
25. 与相同处境的人商讨解决问题的办法					
26. 睡一觉,相信第二天事情就会变好					
27. 不担心,凡事终会有好结果					
28. 主动寻求改变处境的方式					
29. 回避					
30. 能做什么就做些什么,即使并无效果					
31. 让其他人来处理这件事					
32. 将注意力转移至他人或他处					
33. 饮酒					
34. 认为事情已经无望而听之任之					
35. 认为自己命该如此而顺从					
36. 埋怨他人使你陷入此困境					
37. 静思					
38. 服用药物					
39. 绝望、放弃					
40. 吸烟					

（三）观察与体格检查

1. 一般状态和行为　观察有无厌食、胃痛、多食、疲乏、失眠、睡眠过多、头痛、胸痛等压力所致的生理反应；有无记忆力下降、思维混乱、解决问题能力下降等压力所致的认知改变；有无焦虑、抑郁、无助和愤怒等情绪反应；有无自杀或暴力倾向等压力所致的行为反应。

2. 全身各系统的变化　注意评估：①心率、心律、血压改变；②呼吸频率和形态的变化情况；③消化道功能情况，有无厌食、腹痛等主诉；④肌张力和身体活动情况；⑤皮肤的温度、湿度和完整性情况。

四、相关护理诊断

1. 调节障碍（impaired adjustment）。
2. 应对无效（ineffective coping）。
3. 防卫性应对（defensive coping）。
4. 无效性否认（ineffective denial）。
5. 家庭无能力应对（disabled family coping）。
6. 社区应对无效（ineffective community coping）。
7. 创伤后综合征（post-trauma syndrome）。
8. 有创伤后综合征的危险（risk for post-trauma syndrome）。
9. 强暴创伤综合征（rape-trauma syndrome）。
10. 迁居压力综合征（relocation stress syndrome）。

五、常用护理诊断举例（应对无效）

（一）定义

在面对生活需求和角色转换时，个体的适应行为及解决问题的能力缺乏。

（二）诊断依据

1. 主要依据
（1）诉说不能应对或寻求帮助。
（2）不适当地运用防御机制。
（3）不能满足角色期望。

2. 次要依据
（1）长期担忧和焦虑。
（2）自述难以应对生活压力。
（3）社交活动改变。
（4）对自己或他人有破坏性行为。

（5）意外事故发生率高。

（6）经常生病。

（7）用语言操纵他人。

（8）不能满足基本需求。

（9）反应犹豫、不果断。

（10）日常沟通方式发生改变。

（11）滥用药物。

六、与压力与压力应对相关的常见疾病

疾病本身即为压力源，任何疾病均可使患者产生一定的压力和反应，其程度因疾病的性质及严重程度而异。呼吸衰竭、心力衰竭、肝硬化、慢性肾衰竭、糖尿病等慢性终身性疾病，截瘫、脑卒中等致残性疾病，大面积烧伤、脱发、乳房切除术、结肠造瘘等致身体意象改变的疾病，不孕症等生殖功能障碍性疾病，癌症等严重疾病，偏头痛、冠心病、高血压、哮喘、消化性溃疡、肠易激综合征、溃疡性结肠炎等身心疾病易对患者造成较大压力。对患有上述疾病者，在压力与压力应对型态方面应仔细评估。

第六章　社会评估

第一节　概　述

医学模式由生物医学向生物－心理－社会医学模式的转变，使人们意识到人不仅具有生物属性，还具有社会属性，因此，对个体进行全面综合的健康评估，除了身体、心理评估外，还必须包括社会评估，即对个体的社会状况进行评估。

一、社会评估的内容

社会由环境、人、文化组成。环境是人类赖以生存和发展的物质条件的总和，分为物理环境和社会环境。人类组成家庭、承担各种社会角色、参加各种社会活动。文化是人类活动所创造的非自然状态的一切物质和精神财富的总和，包括语言、习俗、规范、价值观、信念和信仰等。对个体社会属性的评估应包括社会角色、文化、家庭等方面。

二、社会评估的目的

1. 评估个体的角色功能，了解个体承担角色的情况，是否存在角色功能紊乱、角色适应不良，尤其是患者角色适应不良的情况，以便制订相应的护理措施，改善角色功能。

2. 评估个体的文化背景，了解被评估者的文化特征，理解其健康行为，并提供符合文化需求的护理。

3. 通过评估个体的家庭，寻找影响被评估者健康的家庭因素，制订有针对性的家庭护理计划。

三、社会评估的方法

进行社会角色、文化、家庭的评估时，可采用心理评估中常用的会谈、观察和量表评定法。

第二节　角色与角色适应的评估

一、角色的定义

角色（role）最早来源于戏剧、电影，系指演员在舞台上所扮演的某一人物，之后被引入社会心理学领域。社会心理学家用"角色"表示社会对个体所规定的一系列与其社会地位相对应的行为模式，以及社会对处于某一特定位置的个体的行为期待。

占据每个社会地位的个体都有其特定的权利、义务和行为模式，当个体根据其所处的社会地位履行相应的职责时，就扮演着相应的角色，如医生、护士、父母、子女等。每一个体在一生中可扮演多种角色，有的是与生俱来的，如性别；有的是通过后天不断努力或竞争获得的，如职业。个体也常同时担任几个角色，如既是护士，又是母亲、妻子。角色可以是暂时的，如患者角色、领导角色；也可以是长期的，如母亲角色。个体必须根据社会对其角色的行为期待行事，如护士角色必须符合护士的职业要求，教师也必须符合教师的标准。

二、角色与互补角色

社会中一定的角色通常联系在一起，每种角色都有其互补角色（complementary role），如护士与患者、顾客与销售商、教师与学生。当互补角色的行为模式改变时，角色行为者必须对自己的行为作相应的调整以满足需要。

三、角色的分类

角色可分为以下 3 类：

1. **第一角色**（primary role）　也称基本角色。是由年龄和性别决定的角色，如儿童角色、妇女角色、老人角色等。

2. **第二角色**（secondary role）　又称一般角色。是个体为完成每个生长发育阶段中的特定任务所承担的角色，如母亲、护士、教师等，由所处的社会情形和职业所确定。

3. **第三角色**（tertiary role）　又称独立角色。是个体为完成某些暂时性发展任务而临时承担的角色。第三角色大多是可选择的，如学生会干部、红十字会会员；但有时是不可选择的，如患者角色。

以上 3 种角色的分类是相对的，在不同的情形下可相互转换。如患者角色，因为疾病是暂时的，可视为第三角色，然而当疾病变成慢性时，患者角色也就随之成为第二角色。

四、角色的形成

角色的形成经历了角色模仿、角色认知和角色表现 3 个阶段。角色模仿是角色认知的基础，是个体对某一角色行为的效仿，对角色的行为模式或行为期待可能并不了解，如幼儿对幼儿园教师的模仿。角色认知是个体通过自己有意识的观察、学校和家庭的教育等途径，逐渐认识和了解某一角色行为模式的过程，如护生对护士角色的认知。角色表现是个体为达到自己所理解的角色要求而采取行动的过程，如护生毕业后在工作岗位上的表现。

五、角色适应不良

当个体的角色表现与角色期望不协调或无法达到角色期望的要求时，可发生角色适应不良。角色适应不良是由来自社会系统的外在压力所引起的主观情绪反应。

（一）角色适应不良的类型

1. **角色冲突** 角色冲突（role conflict）是指角色期望与角色表现之间差距太大，使个体难以适应而发生的心理冲突与行为矛盾。社会对不同角色的要求和期望是不同的，当个体同时承担两个或两个以上的角色，而这些不同角色间的角色期望差距又较大，个体无法协调或完全满足不同角色的角色期望时，可产生角色冲突。如孩子突然生病需要母亲照顾，而此时母亲需工作，不可能同时既照料孩子又完成工作，无论其最后决定如何，都会因其中一个角色表现未能达到角色期望而感到懊丧和失落。

2. **角色模糊** 角色模糊（role ambiguity）是指个体对角色期望不明确，不知道这个角色该如何行动而造成的不适应反应。角色模糊多见于新承担某一角色的个体，如新职工、新护士、初为人母等。角色期望太复杂、角色改变太快、主要角色与互补角色间沟通不良等是引起角色模糊的原因。患者入院后，如果护士未能及时与其进行有效沟通，使患者对自己新角色的行为模式不明确，不知道医院作息时间以及自己该如何配合治疗、护理，可产生角色模糊而导致焦虑的发生。

3. **角色负荷过重和角色负荷不足** 角色负荷过重（role overload）是指个体角色行为难以达到过高的角色期望。角色负荷不足（role underload）则是对个体的角色期望过低，不能完全发挥其能力。角色负荷过重或不足是相对的，与个体的知识、技能、经历、观念以及动机是否与角色需求吻合有关。

4. **角色匹配不当** 角色匹配不当（role incongruity）是指个体的自我概念、自我价值观或自我能力与其角色期望不匹配。如让一位公司的高级管理人员承担营业员的角色，或者让营业员承担高级管理人员的角色，均可能发生角色匹配不当。

（二）角色适应不良的表现

角色适应不良时可发生角色紧张，表现为心理和生理两方面出现不良反应。生理方面可有疲乏、头痛、头晕、睡眠障碍、心率加快、心律异常、血压升高等症状和体征；心理方面可产生焦虑、紧张、易激惹、抑郁、自责或绝望等不良情绪。

六、患者角色

当个体患病后毫无选择地进入了患者角色（sick role），原来的角色部分或全部被患者角色所替代。患者角色具有如下特征：①脱离或部分脱离日常生活中的其他角色，减轻或免除相应的责任和义务。其程度取决于患者的病情、责任心及其支持系统的帮助水平。②患者对自身疾病不负责任，处于一种需要照顾的状态。③有寻求健康保健信息、享受健康服务、知情同意和要求保密的权利。④有积极配合治疗护理和恢复健康的义务，如患者应根据要求休息、禁食、服药或注射等。由于患者角色的不可选择性，个体在进入或脱离患者角色过程中常发生角色适应不良。

1. 患者角色冲突 指个体在适应患者角色过程中与其常态下的各种角色发生的心理和行为上的冲突与矛盾。如某科研工作者住院期间因担心工作不能完成而擅自回单位工作，致使其得不到应有的休息而影响康复，就是典型的患者角色冲突。

2. 患者角色缺如 指个体患病后未能进入患者角色，不能正视自己的疾病或不承认自己有病，以致不能很好地配合治疗和护理，多见于年轻人、初诊为癌症或其他预后不良疾病的患者。

3. 患者角色强化 指当个体已恢复健康，需从患者角色向常态角色转变时，仍沉溺于患者角色，对自我能力怀疑，对常态下承担的角色感到恐惧，表现为多疑、依赖、退缩，对恢复正常生活缺乏信心。

4. 患者角色消退 指某种原因迫使已适应患者角色的个体转入常态角色，在承担相应的义务和责任时，使已具有的患者角色行为退化，甚至消失。如患病的母亲，因孩子突然患病住院而承担起照顾孩子的责任，此时其母亲角色上升为第一位，原有的患者角色则消退。

七、角色与角色适应的评估

角色与角色适应的评估方法以会谈、观察和量表测评为主，并辅以必要的体格检查。

（一）会谈

会谈的主要内容有以下几点：

1. 角色数量与任务 可通过以下问题询问被评估者所承担的角色和责任。
你从事什么职业及担任什么职务？
目前在家庭单位或社会中所承担的角色与任务有哪些？

2. 角色感知
你是否清楚自己的角色权利和义务？
你觉得自己所承担的角色数量和责任是否合适？

3. 角色满意度
你对自己的角色表现是否满意？与自己的角色期望是否相符？

4. 角色紧张 询问被评估者有无角色紧张的心理和生理表现。

你是否感到压力很大、不能胜任？

是否感到紧张、焦虑和抑郁？

是否感到疲劳、经常性头痛和失眠？

会谈过程中应注意被评估者有关角色适应不良的叙述，并判断其类型，如"我觉得我的时间不够用""我感到很疲劳"等多提示角色负荷过重，"我因为工作而没有很好地照料患病的孩子"常提示角色冲突。

（二）观察

主要观察内容为被评估者有无角色适应不良的心理、生理反应。如是否经常感到疲乏、头痛和失眠等，或出现焦虑、紧张、愤怒、沮丧、失望等表情。

八、相关护理诊断

1. 无效性角色行为（ineffective role performance）。

2. 父母角色冲突（parental role conflict）。

九、常用护理诊断举例（角色紊乱）

（一）定义

个体不能履行角色行为，达到角色期望。

（二）诊断依据

1. 主要依据　存在角色感知和履行角色之间的冲突。

2. 次要依据

（1）角色感知改变。

（2）否认角色。

（3）他人对角色的感知改变。

（4）恢复履行角色的生理性能力发生改变。

（5）缺乏角色知识。

（6）日常职责形态改变。

第三节　文化评估

一、文化的定义

文化（culture）是一个社会及其成员所特有的物质和精神财富的总和，即特定人群为适应社会环境和物质环境而共有的行为和价值模式。文化是包括知识、艺术、价值观、信念与信仰、习俗、道德、法律与规范等范畴的复杂体系。

二、文化的特性

1. **民族性**　文化具有鲜明的民族特性，如中国的筷子、日本的和服、欧洲的刀叉等都是存在于特定的民族范围内的文化形态。各个民族在饮食起居、穿着打扮、娱乐喜庆、生产劳动、信仰崇拜等各方面也都有其特有的风格。

2. **继承性和累积性**　即文化常由世代相传而被继承，由简单到复杂逐渐丰富。我国有几千年的文化，当今人们在生产、生活等多方面仍沿袭着传统习俗。

3. **获得性**　文化不是与生俱来的，而是后天习得的。如中国人用筷子吃饭是出生后在一定的生活环境里逐渐学会的；孝顺父母、友爱兄弟、尊敬师长、尊老爱幼等文化价值观也都是人们在后天社会化过程中逐渐养成的。

4. **共享性**　文化被一个群体所共享，主宰着群体中每个个体的价值观、态度、信念和行为。如回族人不食猪肉，蒙古族人爱喝奶茶等，就体现了文化的共享性。

5. **复合性和双重性**　所有文化现象都不是单一的，而是复合存在的，如围绕宗教可以产生宗教教义、宗教仪式、宗教建筑、宗教音乐等。此外，文化还有双重性，既含有理想成分，又含有现实成分，文化的理想成分为社会大部分成员认可的在某一特定情况下个体应恪守的行为规范，但现实中总是存在一些不被公众接受的不规范的行为。

三、文化评估在健康评估中的重要性

护士在护理实践中常需面对不同文化背景的人，不同的价值观、信念、习俗、语言等文化因素可直接影响机体的健康与保健，因此护士必须理解患者的文化背景，意识到患者与自己的文化差异，探索影响患者的各种文化因素并尽量克服自己的文化局限，从被评估者的文化立场出发，理解其思想行为，避免文化固执与偏见。护士对患者的文化背景了解得越多，对其健康及健康行为的评估就越全面、越客观、越准确，选择的护理措施、制订的护理计划就更能切合被评估者需求，更实际，也更个体化。

四、文化要素

价值观、信念与信仰、习俗为文化的核心要素，并与健康密切相关。人类学家将这些核心要素用文化构成塔来表示（图6-1），塔顶是习俗，中间是信念与信仰，底层为

图6-1　文化构成塔

价值观。习俗可通过外部行为观察，最易描述。价值观则既深沉又抽象，因而位于塔的最底层。

（一）价值观

1. 定义　价值观（value）是个体对生活方式与生活目标、价值的看法或思想体系，是个体在长期的社会化过程中，经后天学习逐步形成的。价值观是信念、态度和行为的基础，通过形成人的思想、观点、立场、建立目标与需要的优先顺序来指导人的行动，对人的社会生活起着重要作用。

价值观中最有代表性的是人生观、行为观、人际观、时间观、人对自然的控制观等。不同的人、集团、社会、民族有不同的价值观。如西方人的价值取向主要有成就和成功、活动与工作、博爱主义、效率和实用性、物质上的舒适、平等、自由、民主、独立、个人主义、科学与理性、重将来以及人可以控制自然等；而我国人则比较重现在，倡导个人利益服从集体利益、奉献精神、尊老爱幼、团结互助、勤劳、节俭、民主、平等、谦虚谨慎、人可以改造和征服自然等。

2. 价值观与健康保健　通常价值观与健康行为是一致的。价值观对健康行为的影响表现在：①影响人们对健康问题的认识，如肥胖已被多数人群认为是一种疾病现象，而在南太平洋岛国汤加，人们则视肥胖为健康。②左右人们对解决健康问题轻重缓急的决策，如面对疼痛，注重绅士风度的英国人会尽量忍耐，不轻易求医，而意大利人则认为疼痛影响他的安宁，即便疼痛不重也会立即求医。③影响人们对治疗手段的选择，如风湿性心瓣膜病患者需换瓣时，看重未来、注重生活质量的西方人会选择尽早换瓣，而在我国，人们通常比较重眼前，能拖则拖，不到万不得已不会接受换瓣。④影响人们对医疗保密措施的选择，如是否将病情真相告诉癌症患者，不同文化背景的人有不同的方式。在美国，几乎所有情况下都将癌症告诉患者本人，我国则比较强调对癌症患者的保密。因为前者认为告之真相可使患者充分利用所剩不多的人生时光，而后者则觉得患者会经不住打击，过早离去。⑤影响人们对疾病与治疗的态度。意志顽强，持人可以改造、征服自然观者会正视疾病，积极配合医疗、护理，而不采取妥协、回避的消极态度。由于价值观与健康行为的各个环节、健康问题的认识与判断、健康措施的选择等密切相关，因此，护理实践中不能忽视对患者价值观的评估。

（二）信念与信仰

1. 定义　信念（belief）是个体认为可以确信的看法，是个体在自身经历中积累起来的认识原则，是与个性和价值观相联系的一种稳固的生活理想。信仰则是人们对某种事物或思想、主义的极度尊崇与信服，并把它作为自己的精神寄托和行为准则。信仰的形成是一个长期的过程，是人们在接受外界信息的基础上沿着认知、情感、意志、信念和行为的轨道持续发展，最终融合而成的。

2. 信念、信仰与健康　信念涵盖了对世界万物的感知与见解，健康领域中，对"健康""疾病"的定义就是一种信念。关于健康，世界卫生组织（WHO）将其定义为

"健康不单是没有疾病或虚弱，而是身体、精神的健康和社会幸福的完美状态"。但不同社会、文化背景的人，对健康和疾病的理解与观念却大相径庭。

就疾病而言，英语有两种表达方法，"disease"和"illness"。"disease"指机体组织器官受到损害，其结构发生改变、功能出现异常，体格检查能发现阳性体征，实验室检查有明显的异常；"illness"则多指个体的主观感受。当人们从主观上判断其有病还是无病时，很大程度上受到文化的影响。受传统观念和世俗文化的影响，我国多数人长期以来把有无疾病作为健康与不健康的界限，将健康单纯理解为"无病、无残、无伤"，很少从心理、社会等方面综合、全面地衡量自己的健康水平。

宗教（religion）是个体信念崇拜系统，是指统治人们的那些自然力量和社会力量在人们头脑中虚幻的反映，是由对超自然神灵的信仰和崇拜来支配人们命运的一种社会意识形式。宗教提供了一系列能影响到饮食习俗、生育控制、出生、死亡等健康与疾病的价值观、信念以及以此组织信息、管理日常活动的框架。如某些宗教法要求避免烟、酒等有害物质的摄入，从而促进健康；疾病有时可被解释为是对某些行为的惩罚；糖尿病患者的饮食要求一日5餐，可能会妨碍宗教的斋戒。宗教也可能提供一种认同感、平衡感，从而促进个体力量的发展和积极生活方式的发展。

综上所述，个体对健康和疾病所持的信念可直接影响其健康行为和就医行为，不同信仰又与人的精神健康关系密切，是护理评估中不可缺少的内容之一。

（三）习俗

1. **定义** 习俗（custom）也称风俗，指一个群体或民族的人们在生产、起居、饮食、沟通、婚姻与家庭、传统医药、丧葬、节日、庆典、礼仪等物质文化生活上的共同喜好、崇尚和禁忌。是世代相传、积久而成的风尚，是各民族政治、经济和文化生活的反映，并在一定程度上体现各民族的生活方式、历史传统和心理感情。在文化的各种要素中，习俗最易被观察到。

2. **与健康有关的习俗** 与健康相关的习俗主要有饮食、沟通、传统医药、居住、婚姻与家庭等。习俗的评估应围绕这几方面进行。

（1）饮食：饮食的文化烙印最为明显，是诸多民族习俗中最难以改变的部分。饮食习俗表现在：①饮食戒规：每个文化群体都有其共同认可的食物，如我国回族人不食猪肉，蒙古族人忌食海味，满族人禁食狗肉，维吾尔族忌食猪、狗、驴、马肉等。②主食差别：我国以游牧业为主的民族如蒙古族以牛羊肉和奶制品为主食；从事农业生产的民族如汉族则以谷物为主食，肉食、蔬菜为辅食，其中在主食的种类方面，北方以面食为主，南方则以大米为主。③烹调方式、进餐时间：不同民族、不同地区的人在食物的烹调方式、进食时间与餐次上亦有不同，如我国西南部分山区，食品多以腌、熏方式制作，虽味道鲜美，但亚硝酸盐含量高，食管癌发病率很高。在进食时间与餐次上，拉丁美洲人习惯在早餐与午餐之间加茶点，而美国人喜好在中餐与晚餐之间加茶点，中国北方农村农闲时一日仅用两餐，而地中海人的晚餐可推迟至22点。④对饮食与健康关系的认识：饮食与健康有着密切的联系，这已是人们的共识。但不同文化可有不同的见解，如香蕉，中国人认为可润肠、通便；美国人则认为有止泻作用。⑤其他：经济、宗教、心理、社会以及个人习惯与爱好等对饮食也有影响。

（2）沟通：沟通是人与人之间动态的、持续的相互作用过程。人们通过沟通相互了解、传达信息、交融情感、增长见识、寻求帮助。沟通包括语言和非语言沟通，两者都具有高度的文化含量。

1）语言沟通中的文化差异：语言是人类交流思想、表达感情、传递信息的最常见、最重要的工具。每个国家、民族和地区都有其特有的语种、方言、语言禁忌等。患病后的诉说和与人交流可因文化而异，不同阶层的成员，语言也有所差别。

2）非语言沟通中的文化差异：社会学家发现人们除了用语言表达思想意识外，常通过自己身体某个部位的运动或动作表达其思想感情与内心世界，并作为对口头语言的补充，这就是我们常说的"身体语言"，或"非语言沟通"，包括声音、面部表情、身体姿态、手势行为、皮肤接触等。非语言沟通也存在文化差异，如招手，中国人召唤某人时掌心朝下，手上下摇动；美国人招呼某人来时掌心朝上，示指伸出前后移动，而这在中国或许会被认为是不礼貌的手势。

（3）传统医药：与传统医药有关的习俗是所有习俗中与健康行为关系最为密切的习俗，包括家庭疗法、民间疗法等。这些疗法通常被该民族人所信赖，既简便易行，又花费无几。几乎所有民族均有其独特的土法治疗，我国民间用硬币"刮痧"解风寒、橘皮化积食、冰糖梨祛痰、蜂蜜和番泻叶通便等都属此类。对这些习俗的评估有助于护士在不违反医疗原则的前提下选择患者熟悉而又乐于接受的护理措施。

五、文化休克

（一）定义

文化休克（culture shock）指人们生活在陌生文化环境中所产生的迷惑与失落的经历。常发生于个体从熟悉的环境到陌生的环境，由于沟通障碍、日常活动改变、孤单、风俗习惯及态度与信仰的差异而产生的生理、心理适应不良。对于住院患者，医院就是一个陌生的环境。与家人分离、缺乏沟通、日常活动改变、对疾病和治疗的恐惧等可导致住院患者发生文化休克。

（二）分期与表现

1. 陌生期　患者刚入院，对医生、护士、环境、自己将要接受的检查或治疗都很陌生，还可能会一下接触许多新名词，如备皮、X线胸部透视、磁共振等，都会使患者感到迷茫。

2. 觉醒期　患者开始意识到自己将住院一段时间，对疾病和治疗转为担忧，因思念家人而焦虑，因不得不改变自己的生活习惯而产生挫折感。此期住院患者文化休克表现最突出，可有失眠、食欲下降、焦虑、恐惧、沮丧、绝望等反应。

3. 适应期　经过调整，患者开始从生理、心理、精神上适应医院环境。

六、文化的评估

文化的评估可通过会谈、量表、观察等方法进行。

(一) 价值观的评估

价值观存在于潜意识中，不能直接观察，又很难言表，人们也很少意识到其行为受潜意识中价值观的直接引导，因此，价值观的评估比较困难，目前尚无现成评估工具。评估者可通过以下问题获取有关被评估者价值观的信息：

通常情况下，什么对你最重要？

遇到困难时你是如何看待的？

一般从何处寻求力量和帮助？

你参加什么组织吗？

(二) 健康信念与信仰的评估

1. 健康信念的评估　Kleirmmn 等人提出的健康信念评估模式应用最为广泛，见表 6－1。

表 6－1　Kleirmmn 健康信念评估模式

1. 对你来说，健康指什么？不健康又指什么？

2. 通常你在什么情况下才认为自己有病并就医？

3. 你认为导致你健康问题的原因是什么？

4. 你怎样、何时发现你有该健康问题的？

5. 该健康问题对你的身心造成了哪些影响？

6. 健康问题严重程度如何？发作时持续时间长还是短？

7. 你认为你该接受何种治疗？

8. 你希望通过治疗达到哪些效果？

9. 你的病给你带来的主要问题有哪些？

10. 对这种病你最害怕什么？

2. 宗教信仰的评估　对宗教信仰的评估可通过询问被评估者和其亲属一系列问题进行。

你有宗教信仰吗？何种类型的宗教信仰？

平日你参加哪些宗教活动？

住院对你在以上宗教活动参与方面有何影响？内心感受如何？有无恰当人选替你完成？需我们为你做些什么？

你的宗教信仰对你在住院、检查、治疗、饮食等方面有无特殊限制？

（三）习俗的评估

1. 饮食　评估者可通过会谈的方式，从食物种类、食物烹调方式、进食与餐次、对饮食与健康关系的认识等方面评估个体的饮食习俗。常用于评估的问题如下：

你平常进食哪些食物？主食为哪些？喜欢的食物又有哪些？有何食物禁忌？

你常采用的食物烹调方式有哪些？常用的调味品是什么？

每日进几餐？都在哪些时间？

你认为哪些食物对健康有益？哪些食物对健康有害？

哪些情况会增加你的食欲？

哪些情况会使你的食欲下降？

此外，也可通过观察对个体的饮食习俗进行评估。

2. 沟通

（1）语言沟通的评估：评估者可通过观察与会谈的方法了解个体的语言沟通文化。

你讲何种语言？

你喜欢的称谓是什么？

语言禁忌有哪些？

（2）非语言沟通的评估：评估者可通过观察被评估者与他人交流时的表情、眼神、手势、坐姿等，对其非语言沟通进行评估。

（3）传统医药：与患者和家属交谈，问其常采用的民间疗法有哪些以及效果如何。

（四）患者文化休克的评估

通过与患者交谈，询问其在医院期间的感受，并结合观察，了解患者有无文化休克的表现。

七、相关护理诊断

1. 精神困扰（spiritual distress）
2. 有精神困扰的危险（risk for spiritual distress）
3. 有增强精神健康的愿望（readiness for enhanced well-being）

八、常用护理诊断举例（精神困扰）

（一）定义

个体处于带给人以力量、希望和生活意义的信仰和价值观系统紊乱的状态。

（二）诊断依据

1. 主要依据　存在信仰紊乱。

2．次要依据

（1）对生活的意义、死亡和痛苦方面的问题有疑虑。

（2）对信仰的可靠性有疑虑。

（3）表现出沮丧或绝望。

（4）选择不履行日常的宗教仪式。

（5）对信仰有矛盾和怀疑的感觉。

（6）表达自己没有生存下去的理由。

（7）感到心灵空虚。

（8）表现出与他人的情感分离。

（9）表现出对生活、痛苦和死亡的愤怒、怨恨和恐惧。

（10）为信仰寻求心灵上的帮助。

第四节　家庭评估

家庭是个体最重要的生活环境和关系网络，家庭中的许多问题直接或间接地影响着家庭成员的健康。因而家庭评估是了解影响个体健康因素的有效途径之一。

一、家庭的定义

家庭（family）是基于婚姻、血缘或收养关系而形成的社会共同体。狭义的家庭定义认为家庭是由有血缘或婚姻关系的人组成的群体。广义的家庭定义认为：家庭是一种重要的社会关系，它由一个或多个具有密切血缘、婚姻或朋友关系的个体组成，包括同居者（异性或同性同居）、单亲父母和他们的孩子、继父母家庭和典型的核心家庭。

1963 年 Burgess、Locke 和 Thomas 提出的家庭特征如下：①因婚姻、血缘或收养关系所组成的小团体；②家庭成员通常居住在一起；③家庭成员彼此相互沟通与互动，并分别扮演家庭中的社会角色如父、母、子、女等；④家庭成员彼此分享同一文化和某些独有的家族特征。

二、家庭评估的内容

（一）家庭类型

也称家庭规模（family form），指家庭的人口组成。按规模和人口特征可分为 7 类，见表 6 - 2。

（二）家庭生活周期

家庭生活周期（family life cycle）指从家庭单位的产生、发展到解体的整个过程。根据 Duvall 模式，家庭生活周期可分为 8 个阶段，每个阶段都有其特定的任务，需家庭成员协同完成，否则将在家庭成员中产生相应的健康问题，见表6-3。

表6-2　家庭类型及人口特征

类　型	人　口　特　征
核心家庭	夫妻和其婚生或领养的子女
主干家庭	核心家庭成员加上夫妻任何一方的直系亲属，如祖父母、外祖父母、叔姑姨舅
单亲家庭	夫或妻单独一方和其婚生或领养的子女
重组家庭	再婚夫妻和前夫或前妻的子女，以及婚生或领养的子女
无子女家庭	仅夫妻两人
同居家庭	无婚姻关系而长期居住在一起的夫妻和其婚生或领养的子女
老年家庭	仅老年夫妻

表6-3　Duvall家庭生活周期模式

阶　段	定　义	主　要　任　务
新婚	男女结合	沟通与彼此适应，性生活协调及计划生育
有婴幼儿	最大孩子0~30个月	适应父母角色，应对经济和照顾孩子的压力
有学龄前儿童	最大孩子2.5~6岁	孩子入托、上幼儿园或上小学，抚育孩子、儿童心理的正常发展
有学龄儿童	最大孩子6~13岁	儿童身心发展，孩子上学及教育问题，使孩子社会化
有青少年	最大孩子13~20岁	青少年教养与沟通，青少年与异性交往
有孩子离家创业	最大孩子至最小孩子离家	适应孩子离家，发展夫妻共同兴趣，继续给孩子提供支持
空巢期	父母独处至退休	适应夫妻俩生活，巩固婚姻关系
老年期	退休至死亡	正确对待和适应退休、衰老、丧偶、孤独、生病和死亡等

（三）家庭结构

家庭结构（family structure）包括权利结构、角色结构、沟通过程和价值观。

1. 权力结构　家庭权利结构（family power structure）指家庭中夫妻间、父母与子女间在影响力、控制力和支配权方面的相互关系。家庭权利结构的一般类型有：①传统权威型：由传统习俗继承而来的权威，如父系家庭以父亲为权威人物，夫妇、子女都接受这种形态；②工具权威型：由养家能力、经济权利决定的权威，可因家庭情况的变化而产生权利转移；③分享权威型：家庭成员彼此协商，根据各自的能力和兴趣分享权利；④感情权威型：由感情生活中起决定作用的一方做决定，如中国的"妻管严"即为此类型家庭权利结构的具体表现。

家庭的权利结构并非固定不变，随着家庭生活周期的改变、家庭变故、社会价值观的变化等家庭内外因素的变化，一种家庭权利结构可转化为另一种家庭权利结构。家庭权利结构是护士进行家庭评估后采取家庭干预措施的重要参考资料，确定谁是家庭中的决策者，与之协商，才能有效地提出建议，实施护理干预。

2. 角色结构　家庭角色结构（family role structure）是指家庭对每个占有特定位置的家庭成员所期待的行为和规定的家庭权利与义务。每个角色都有固定的权利与义务，如父母有抚养未成年子女的义务，父母也有要求成年子女赡养的权利。家庭中每一个成员承担一个以上角色，如妻子角色，同时也可以承担母亲角色、女儿角色。家庭角色结构受家庭人口结构和价值观的影响，如在单亲家庭，父亲除承担本身角色外，还必须承担母亲角色；一些家庭认为母亲应承担看护孩子的角色，而另一些家庭则认为父亲应承担看护孩子的角色。

良好的家庭角色结构应具有以下特征：①每个家庭成员都能认同和适应自己的角色范围；②家庭成员对某一角色的期望一致，并符合社会规范；③角色期待能满足家庭成员的心理需要，符合自我发展的规律；④家庭角色有一定的弹性，能适应角色的变化。

3. 沟通过程　沟通是情感、愿望、需要以及信息和意见的交换过程，通过语言和非语言的互动来完成。家庭沟通过程（family communication process）能反映家庭成员间的相互作用与关系，家庭内部沟通良好是家庭和睦和家庭功能正常的保证。

家庭内部沟通过程良好的家庭一般具有家庭成员间能进行广泛的情感交流、互相尊重对方的感受和信念、能坦诚地讨论个人和社会问题、极少有不宜沟通的领域、家庭根据个体的成长发展水平和需求分配权利等特征。

家庭内部沟通过程障碍的特征为：家庭成员自卑；家庭成员以自我为中心，不能理解他人的需求；家庭成员在交流时采用间接和掩饰的方式；家庭内信息的传递是不直接的、含糊的、有矛盾或防御性的。

4. 价值观　家庭价值观（family values）是指家庭成员对家庭活动的行为准则和生活目标的共同态度和基本信念。它通常不被人们意识到，却深深影响着每个家庭成员的思维和行为方式。如一个母亲认为与孩子建立亲密关系很重要，那么她就会花比较多的时间给孩子讲故事、做游戏等。同时，价值观在有意无意中将家庭成员紧紧联系在一起，指导家人的行为。

（四）家庭功能

家庭评估中最重要的是家庭功能的评估。家庭功能（family function）包括情感功能、社会化功能、养育功能、经济功能和卫生保健功能。

1. 情感功能　情感是家庭巩固的力量，情感的滋润和支持使家庭成员彼此亲近，充分享受家庭的温馨快乐，有归属感、安全感和幸福感。

2. 社会化功能　社会化是指个体通过学习群体文化和如何承担社会角色，将自己融入群体的过程。家庭是孩子社会化的主要场所。家庭为年幼的成员提供社会经验，培养其社会责任感、社会交往意识与技巧，从而能适应社会，健全人格的发展。

3. **养育功能**　家庭是生育子女、繁衍后代的基本单位，通过家庭的生育功能，人类种族和社会才能延续和生存。家庭具有抚养和赡养功能，此功能是延续人类社会所必需的。

4. **经济功能**　家庭提供和分配物质资源来满足家庭成员衣、食、住、行、育、乐等各方面的需求。

5. **卫生保健功能**　家庭为保护其成员健康提供精神及物质的资源等，并在家庭成员患病时提供各类与疾病康复有关的支持。家庭的卫生保健功能与家庭结构和经济状况密切相关。

（五）家庭资源

家庭为了维持其基本功能、应对压力事件或危机状态所必需的物质和精神上的支持，称作家庭资源（family resource），包括家庭内部资源和家庭外部资源两部分。

1. **内部资源**　包括：①家庭内经济支持：家庭对成员提供的各种财物的支持；②维护支持：家庭对成员的名誉、地位、权利和健康的维护和支持；③医疗处理：家庭为家人提供与安排医疗照顾；④感情支持：家庭对成员的关怀及精神支持，满足家人感情的需要；⑤信息支持：家庭为家人提供医疗咨询和建议及家庭内部的健康教育等；⑥结构支持：家庭住所或设施的改变，以适应患病成员的需要等，简称 FAMLIS。

2. **外部资源**　包括：①社会资源：亲朋好友及社会团体的关怀与支持；②文化资源：文化、传统、习俗教育等方面的支持；③宗教资源：宗教信仰、宗教团体的支持；④经济资源：来自家庭之外的收入、赞助、保险、福利等；⑤环境资源：居所的环境、社区设施、公共环境等；⑥医疗资源：医疗保健机构、卫生保健制度及卫生服务的可及性、可用性等，简称 SCREEM。

（六）家庭危机

人的一生中或多或少会面对各种各样的事件，个人或家庭的压力事件可构成对整个家庭的冲击。家庭是一个系统，可动用家庭资源以应对压力。当压力超过家庭资源或家庭资源调适不佳时，可导致家庭功能失衡，即家庭危机（family crisis）。

1. **意外事件引发的危机**　这类危机一般无法预料，是各类危机中最不常发生、最单纯的一种，如天灾、车祸、生病、残障、死亡等。

2. **家庭发展过程中伴随的危机**　此类危机系由于对家庭发展过程中的非意外事件未能很好调适所致，因此是可预见的。但其中部分是无法避免的，如结婚、生子、退休、更年期综合征、丧偶等；部分是可以预防的，如青少年子女的性行为、中年离婚、通奸等。

3. **家庭结构改变造成的危机**　这类危机可伴有或不伴有压力事件，具有反复发作的特点，根源隐伏于家庭结构内部，可引起家庭矛盾的突然恶化。常见于酗酒家庭、暴力家庭和通奸家庭。

三、家庭评估的方法

家庭的评估方法以会谈、观察和量表评定为主，辅以必要的体格检查。

（一）会谈

重点为被评估者的家庭类型与生活周期、家庭结构。

1. 家庭类型与生活周期　询问被评估者家庭的人口组成，确定其家庭类型及所处的生活周期。

2. 家庭结构

（1）权利结构：询问家庭的决策过程，如家里大事小事通常由谁做主，家庭有麻烦时，通常由谁提出意见和解决办法。

（2）角色结构：询问家庭中各成员所承担的正式角色与非正式角色，注意是否有人扮演有损自身或家庭健康的角色，如受虐者、虐待者、麻烦制造者等。了解各成员的角色行为是否符合家庭的角色期待，是否有成员存在角色适应不良。

（3）沟通过程：可通过询问"你的家庭和睦、快乐吗？大家有想法或要求是否直截了当地提出来？听者是否认真？"等了解家庭内部沟通过程是否良好。由于角度不同，家庭成员对家庭沟通过程的评价可能不同，评估时应结合对家庭成员间的语言和非语言沟通行为的观察加以综合分析。

（4）价值观：可通过询问以下问题进行评估，如：家庭最主要的日常生活规范有哪些？家庭成员的主要行为方式如何？如何看待吸烟、酗酒等生活行为？家庭是否倡导成员间相互支持、关爱、个人利益服从家庭整体利益？

（二）观察

主要内容为观察和检查家庭沟通过程、父母亲角色行为、有无角色紧张的表现和受虐待的个体。

通过观察家庭沟通过程，可了解家庭内部的关系。在与家庭接触过程中，应观察是谁在回答问题，谁作决定，而谁一直保持沉默，以及家庭各成员的情绪。家庭关系不良可有以下现象：①在家庭成员交流过程中，频繁出现敌对性或伤害性语言；②家庭成员过于严肃，家庭规矩过于严格；③所有问题均是由某一家庭成员回答，而其他成员只是附和；④家庭成员间很少交流意见；⑤家庭内部有家庭成员被忽视。如果评估对象为家庭中某一成员，应重点观察其与其他家庭成员间的交往方式。如是否积极地表达自己的想法，是否与其他成员有充分的目光交流，是否允许他人发表意见等。

（三）量表评定

可采用评定量表对被评估者家庭功能状况及其从家庭中可获得的支持进行测评。常用的评定量表有 Procidana 与 Heller 的家庭支持量表和 Smilkstein 的家庭功能量表，见表 6-4 和表 6-5。

表 6 - 4　Procidana 与 Heller 的家庭支持量表

	是	否
1. 我的家人给予我所需的精神支持		
2. 遇到棘手的事时,我的家人帮我出主意		
3. 我的家人愿意倾听我的想法		
4. 我的家人给予我情感支持		
5. 我与我的家人能开诚布公地交谈		
6. 我的家人分享我的爱好与兴趣		
7. 我的家人能时时察觉到我的需求		
8. 我的家人善于帮助我解决问题		
9. 我与家人感情深厚		

评分方法:是 = 1 分,否 = 0 分,总分越高,家庭支持度越高。

表 6 - 5　Smilkstein 的家庭功能量表

	经常	有时	很少
1. 当我遇到困难时,可从家人得到满意的帮助 补充说明:			
2. 我很满意家人与我讨论与分担问题的方式 补充说明:			
3. 当我从事新的活动或希望发展时,家人能接受并给我支持 补充说明:			
4. 我很满意家人对我表达感情的方式以及对我情绪(如愤怒、悲伤、爱)的反应 补充说明:			
5. 我很满意家人与我共度时光的方式 补充说明:			

评分方法:经常 = 3 分,有时 = 2 分,很少 = 1 分。

评价标准:总分在 7~10 分,表示家庭功能良好;4~6 分表示家庭功能中度障碍;0~3 分表示家庭功能严重障碍。

四、相关护理诊断

1. 家庭运行中断（interrupted family processes）。

2. 家庭运行功能不全:酗酒（dysfunctional family processes:alcoholism）。

3. 有亲子依恋受损的危险（risk for impaired parent-infant/child attachment）。

五、常用护理诊断举例（家庭运行中断）

（一）定义

家庭处于功能障碍的状态。

（二）诊断依据

1. 主要依据 家庭没有能力或没做到：

（1）建设性地适应危机。

（2）家庭成员间坦诚而有效地沟通。

2. 次要依据 家庭没能力或没做到：

（1）满足所有家庭成员的生理需求。

（2）满足所有家庭成员的情感需要。

（3）满足所有家庭成员的精神需要。

（4）能表达或接受家庭成员的各种感受。

（5）适当地寻求或接受帮助。

（6）日常职责型态改变。

第七章 心电图检查

第一节 心电图导联

心脏在机械收缩之前，首先产生电激动。心脏电激动所产生的微小电流可通过人体组织传导至体表，如果在体表放置电极，用精密的电流计（心电图机）就可以描记一条连续的曲线，称为心电图（electrocardiogram，ECG）。

将两个电极置于人体表面的任意两点，并通过导联线连至心电图机的正极和负极，这种记录心电图的电路连接方式称为导联。电极位置和连接方法不同可组成不同的导联。

一、常规心电图记录导联

常规心电图记录导联包括标准导联、加压单极肢体导联和胸导联。

1. 标准导联 标准导联是双极肢体导联，反映两个肢体之间的电位差，包括Ⅰ、Ⅱ、Ⅲ导联。Ⅰ导联的正极接左上肢，负极接右上肢；Ⅱ导联的正极接左下肢，负极接右上肢；Ⅲ导联的正极接左下肢，负极接左上肢（图7-1）。

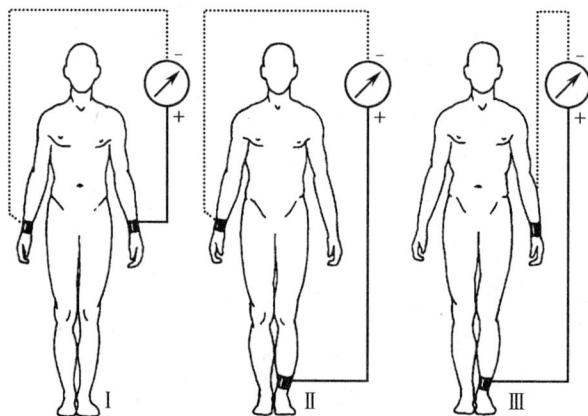

图7-1 标准导联的连接方式

2. 加压单极肢体导联 加压单极肢体导联是中心电端与体表某一点之间的电位差。中心电端的电位始终为零，因此加压单极肢体导联反映的是体表某一点的实际电位变化。加压单极肢体导联包括右上肢加压单极导联（aVR）、左上肢加压单极导联（aVL）、左下肢加压单极导联（aVF）。在 aVR 导联中正极接右上肢，负极接中心电端（中心电端由左上肢、左下肢相连构成）；aVL 导联，正极接左上肢，负极接中心电端（中心电端由右上肢、左下肢相连构成）；aVF 导联，正极接左下肢，负极接中心电端（中心电端由左上肢、右上肢相连构成）（图 7-2）。

图 7-2 加压单极肢体导联的连接方式

3. 胸导联 胸导联是中心电端与心前壁特定部位之间的电位差，中心电端由右上肢、左上肢、左下肢相连构成。胸导联包括 V_1、V_2、V_3、V_4、V_5、V_6。V_1 导联的探查电极放于胸骨右缘第 4 肋间；V_2 导联的探查电极放于胸骨左缘第 4 肋间；V_3 导联的探查电极放于 V_2 与 V_4 连线的中点；V_4 导联的探查电极放于左锁骨中线与第 5 肋间相交处；V_5 导联的探查电极放于左腋前线 V_4 水平处；V_6 导联的探查电极放于左腋中线 V_4 水平处（图 7-3）。

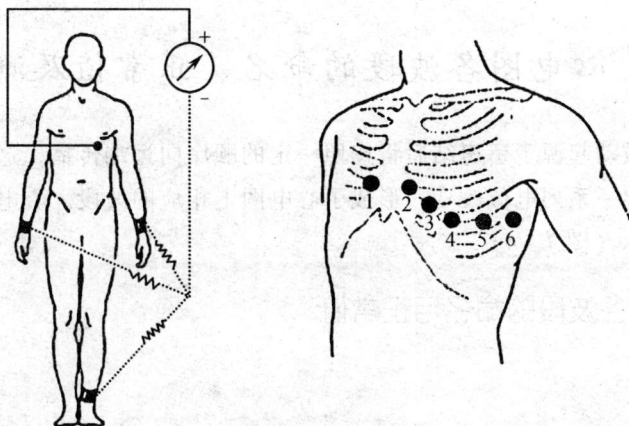

图 7-3 胸导联的连接方式

一般在临床工作中，常规的心电图检查上述三组导联即可满足需要，但在某些情况下还需加做一些特殊的导联。如：怀疑后壁心肌梗死常需加做 V_7、V_8、V_9 导联；怀疑右心病变常需加做 V_{3R}、V_{4R}、V_{5R} 导联。V_7 导联的探查电极放于左腋后线 V_4 水平处；V_8 导联的探查电极放于左肩胛线 V_4 水平处；V_9 导联的探查电极放在左脊旁线 V_4 水平处。V_{3R} 导联的探查电极放于右侧胸壁与 V_3 对称处；V_{4R} 导联的探查电极放于右侧胸壁与 V_4 对称处；V_{5R} 导联的探查电极放在右侧胸壁与 V_5 对称处。

心电图机上的导联线一般以固定颜色表示，惯例是红色接右上肢，黄色接左上肢，绿（或蓝）色接左下肢，黑色接右下肢，胸导联 $V_1 \sim V_6$ 一般按照红、黄、绿、褐、黑、紫色排列。如需加做 $V_7 \sim V_9$ 或 $V_{3R} \sim V_{5R}$ 导联，只需将 V_1、V_2、V_3 导联线接在以上导联的相应位置即可。

二、心电监护导联

心电监护导联是一种双极导联，多在心脏监护病房、危重症监护病房、手术及麻醉中观察心脏情况时使用。通常采用简化的心电图导联来代替标准体表心电图导联系统，用粘贴式纽扣电极片代替标准的电极夹，但所描记的心电图不能按常规心电图的标准去分析 ST – T 改变和 QRS 波群形态。临床常用以下几种监护导联：

1. MCL$_1$ 导联（改良的胸 – 左臂导联） 左上肢电极（LA$^+$）在 V_1 位置，右上肢电极（RA$^-$）在左锁骨外 1/3 处，地线（RL）在右肩。这种导联的电极部位不影响心脏听诊及其他物理检查，也不影响心前区电击治疗，护理患者比较方便。

2. MCL$_6$ 导联（改良的胸 – 左臂导联） LA$^+$ 在左腋前线第 6 肋间，RA$^-$ 在左锁骨外 1/3 处，RL 在右肩。这种导联影响心脏听诊和直流电击治疗。

3. CM$_5$ 导联（双极导联） 正极（左下肢电极）放在 V_5 位置，负极（右上肢电极）置于胸骨柄，用 Ⅱ 导联记录。

4. CC$_5$ 导联（双极导联） 正极（左下肢电极）放在 V_5 位置，负极（左上肢电极）置于 V_{5R} 处，用 Ⅲ 导联记录。该导联被广泛应用于床边心电监护工作中。

第二节 心电图各波段的命名、正常值及测量方法

正常心脏的激动起源于窦房结后将按照一定的顺序向远端传播，这种先后有序的电激动的传播，引起一系列电位改变，形成了心电图上相应的波段。心电图学对这些波段规定了统一的名称（图 7 – 4）。

一、心电图各波段的命名与正常值

（一）P 波

反映心房的除极过程。正常 P 波形态呈圆钝形，可有轻微切迹呈现双峰，但双峰间距 <0.04 秒。在 Ⅰ、Ⅱ、aVF、$V_3 \sim V_6$ 导联直立，aVR 导联倒置，其余导联可以直立、低平、双向或倒置。正常 P 波时间 <0.12 秒。肢体导联 P 波电压 <0.25mV，胸导联 P

图 7-4 心电图各波段的命名

波电压 < 0.20mV。V₁ 导联 P 波为双向时，其负向波的时间乘以电压称为 P 波的终末电势（Ptf）；其正向波的时间乘以电压称为 P 波指数（IPI）。正常情况下，$Ptf_{V1} \leqslant -0.04$；$IPI_{V1} \geqslant 0.03$ mms。

（二）P-R 间期

反映自心房开始除极至心室开始除极的时间。成人在正常心率范围时，P-R 间期为 0.12~0.20 秒。P-R 间期随心率及年龄可变化，年龄越大或心率越慢时 P-R 间期越长。

（三）QRS 波群

反映心室除极的全过程。

1. **QRS 波群的命名**　第一个负向波命名为 Q 波，Q 波之后的正向波命名为 R 波，R 波之后的第一个负向波称为 S 波；S 波后的正向波称为 R′波，R′波之后的负向波称为 S′波；如 QRS 波群只有负向波，则称为 QS 波。各波根据其波幅大小，分别选用大小写字母表示，通常波幅 < 0.5mV 用 q、r、s，波幅 ≥ 0.5mV 用 Q、R、S。（图 7-5）

2. **形态**　Ⅰ、Ⅱ、aVF、V₄~V₆ 导联主波向上，aVR、V₁、V₂ 导联主波向下，Ⅲ、aVL 导联 QRS 波群变化较多。V₁~V₅ 导联 R 波逐渐增高，S 波逐渐变浅。V₁、V₂ 导联 R/S < 1；V₃、V₄ 导联 R/S ≈ 1；V₅、V₆ 导联 R/S > 1。

3. **时间**　正常成人多数为 0.06~0.10 秒，小于 0.12 秒。

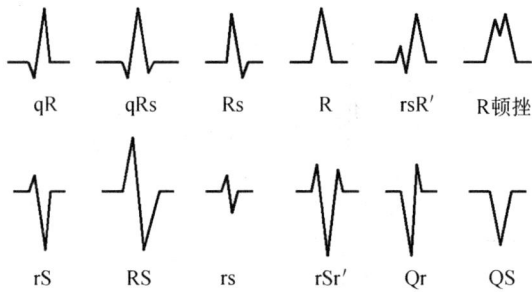

图 7 - 5　QRS 波群的命名

4. **电压**　在肢体导联中，aVR 导联 R 波不超过 0.5mV；aVL 导联 R 波不超过 1.2mV；aVF 导联 R 波不超过 2.0mV。胸导联中，V_1 导联 R 波不超过 1.0mV；V_5 导联 R 波不超过 2.5mV。每个肢体导联的 QRS 波群正向波与负向波电压的绝对值之和均应不小于 0.5mV，每个胸导联的 QRS 波群正向波与负向波电压的绝对值之和均应不小于 0.8mV，否则称为低电压。

5. **R 峰时间**　指从 QRS 波群起点至 R 波顶点的水平距离。正常人 R 峰时间在 V_1 不超过 0.03 秒，在 V_5 不超过 0.05 秒。R 峰时间有助于心室肥厚的诊断。

6. **Q 波**　除 aVR 导联外，其他导联 Q 波振幅不应超过同导联 R 波的 1/4，时间不超过 0.04 秒，且无切迹。超过正常范围的 Q 波称为异常 Q 波，但 V_1、V_2 导联可能呈现 QS 型。

（四）ST 段

反映心室的缓慢复极过程。正常 ST 段多为一等电位线，在任何导联 ST 段下移不应超过 0.05mV。ST 段上抬在肢体导联和 $V_4 \sim V_6$ 导联不超过 0.1mV，V_1、V_2 导联不超过 0.3mV，V_3 导联不超过 0.5mV。

（五）T 波

反映心室的快速复极过程。正常 T 波形态宽大圆钝，前支较长，后支较短。T 波方向一般与 QRS 波群主波方向一致，I、II、$V_4 \sim V_6$ 导联直立，aVR 导联倒置，其余导联可直立、倒置或双向。在以 R 波为主的导联中，T 波电压不应低于同导联 R 波的 1/10。

（六）Q - T 间期

为心室开始除极至心室复极完的时间。Q - T 间期一般为 0.32 ~ 0.44 秒，其长短与心率有关，心率越快，Q - T 间期越短，反之越长。

（七）U 波

代表心室后继电位，其产生机制目前尚不完全清楚。U 波出现在 T 波后 0.02 ~ 0.04 秒，其方向与 T 波方向一致，波幅不应超过同导联的 T 波。

二、心电图的测量方法

（一）心电图纸的组成

心电图记录纸由长和宽均为 1mm 的正方形小格组成，且每 25 个小正方形又组成 1 个大正方形。在心电图纸上纵线代表电压，横线代表时间。通常心电图走纸速度为 25mm/s，定准电压为 1mV，所以横线上每小格代表 0.04 秒，纵线上每小格代表 0.1mV。

（二）振幅的测量

1. 选择定准电压 当定准电压为 1mV 时，心电图记录笔将向上描记 10 个小格，则每纵向 1 小格代表 0.1mV 电压。若被评估者心电图波形较小时，可将定准电压设定为 2mV，此时 1 小格代表 0.05mV。同理，被评估者心电图波形过大，纸张无法记录时，可将定准电压设定为 0.5mV，此时 1 小格代表 0.2mV。

2. 测量 测量正向波的高度应自基线上缘垂直测量到波的顶点；测量负向波的深度应从基线的下缘垂直测量到波的底端（图 7-6）。

图 7-6 心电图各波振幅测量方法示意图

（三）时间的测量

在测量时间时应选择波形比较清晰的导联，从波形起始部的内缘测量至波形终末部的内缘（图 7-7）。

（四）心率的计算

心律规则时，每分钟心率 =60/R-R（或 P-P）间期（秒）；心律不规则时，至少测量 5 个以上 R-R（或 P-P）间期，算出平均值去除 60，即可得到每分钟的心室率或心房率。另外，也可根据 R-R 或 P-P 大格数粗略估算心率，即心率 =300/R-R

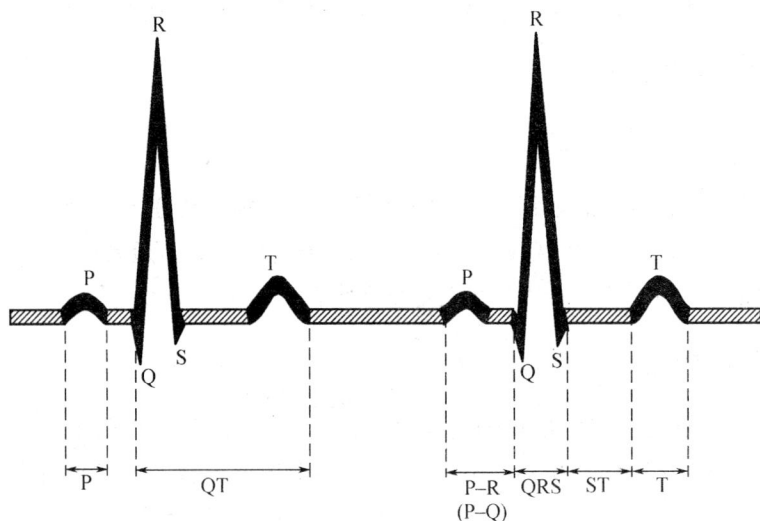

图 7 - 7　心电图各波时间测量方法示意图

（或 P - P）大格数。

（五）平均心电轴的测量

平均心电轴一般指平均 QRS 电轴，为心室除极过程中各瞬间向量的综合，代表整个心室肌除极向量在额面上的方向和大小。正常范围为 0°～ +90°。常用的测量方法有以下几种：

1. **目测法**　根据 I、Ⅲ导联 QRS 波群主波方向可大致判断心电轴（图 7 - 8）。

（1）若 I 导联 QRS 波群主波方向向上，Ⅲ导联 QRS 波群主波方向向上，则心电轴不偏。

（2）若 I 导联 QRS 波群主波方向向下，Ⅲ导联 QRS 波群主波方向向上，则心电轴右偏。

（3）若 I 导联 QRS 波群主波方向向上，Ⅲ导联 QRS 波群主波方向向下，则心电轴左偏。

（4）若 I 导联 QRS 波群主波方向向下，Ⅲ导联 QRS 波群主波方向向下，则心电轴极度右偏或心电轴不稳定。

图 7 - 8　目测法测量平均心电轴

2. **计算法**　分别计算出 I、Ⅲ导联 QRS 波群振幅的代数和，基线以上为正值，基线以下为负值，然后将这两个数值分别标记在 I、Ⅲ导联轴上并作出垂线，求得两垂线的交点，再将此交点与导联轴的零电位点相连，该线与 I 导联轴所构成的夹角即为心电轴的角度。此法为计算心电轴最准确的方法。

3. **查表法**　计算出 I、Ⅲ导联 QRS 波群振幅的代数和，通过查表，在表中查得该值对应的心电轴。这种方法常在心电图室使用。

评估者为了快速判断被评估者的心电轴情况，常常采用目测法进行判断。

（六）心脏钟向转位

1. 顺钟向转位 心脏沿其长轴作顺钟向转位时，$V_1 \sim V_4$ 导联 QRS 波群形态均为 rS 型。顺钟向转位常见于右心室肥大。

2. 逆钟向转位 心脏沿其长轴作逆钟向转位时，V_4、V_5 导联 QRS 波群形态均为 qR 型。逆钟向转位常见于左心室肥大。

第三节 异常心电图

一、心房及心室肥大

心房肥大包括心房肥厚和扩张，大多是由于血容量增多，心房压力增高所致。一般 P 波前半部代表右心房除极，后半部代表左心房除极。

心室肥大时常同时伴有心室腔的扩大，一般统称为心室肥大。但不管是心室肥大还是心室腔扩大，都会影响到心肌的除极和复极过程，以及由于心室肥大及其解剖位置改变所致的心电轴变化。

（一）左心房肥大（left atrial enlargement）

左心房肥大常见于风湿性心脏瓣膜病二尖瓣狭窄。左心房扩大使左心房除极向量增大，除极时间延长，其中除极时间延长更为明显（图 7 - 9）。心电图改变如下：

1. P 波增宽，时间 ≥0.12 秒，P 波常呈双峰型，后峰大于前峰，峰间距 ≥0.04 秒，在 I、II、aVL 导联较为明显。常见于二尖瓣狭窄，故又称为"二尖瓣型 P 波"。

2. V_1 导联 P 波正负双相，负向波宽而深（Ptf V_1 ≤ - 0.04mms）。

3. P 波振幅可正常。

图 7 - 9 左心房肥大示意图

（二）右心房肥大（right atrial enlargement）

右心房肥大在临床上常见于肺源性心脏病、肺动脉高压等。右心房的除极向量增大，除极时间延长，其主要表现是 P 波电压增高（图 7 - 10）。心电图表现如下：

1．P 波电压增高，P 波高尖，振幅≥0.25mV，在 Ⅱ、Ⅲ、aVF 导联较明显。常见于肺源性心脏病，故称为"肺型 P 波"。

2．P 波时间正常。

图 7 - 10　右心房肥大示意图

（三）双心房肥大（biatrial enlargement）

双心房肥大较单侧心房肥大少见，多见于较严重的心脏病。心电图表现兼有左右心房肥大的心电图特点，即 P 波增宽，时间≥0.12 秒，P 波高尖，振幅≥0.25mV。

（四）左心室肥大（left ventricular hypertrophy）

左心室肥大，心室肌细胞增多、心肌纤维增粗，引起除极向量增大；室壁增厚、室腔扩大及心肌细胞变性，导致激动在心室内传导时间延长；若心室壁增厚致相对性供血不足，还会导致心室复极程序改变（图 7 - 11）。心电图表现如下：

1．左心室高电压

（1）R_{V_5} > 2.5mV，或 R_{V_5} + S_{V_1} > 3.5mV（男 4.0mV）。

（2）R_{aVL} > 1.2mV，或 R_{aVF} > 2.0mV，或 R_{I} > 1.5mV，或 R_{I} + S_{III} 波 > 2.5mV。

2．平均心电轴左偏　电轴位于 -30° ~ -90° 为心电轴左偏。

3．QRS 波群时间轻度延长　时间 0.10 ~ 0.11 秒，V_5 导联 R 峰时间 > 0.05 秒。

4．ST - T 改变　在以 R 波为主的导联 V_5、V_6、I、aVL 上，ST 段下移超过 0.05mV，T 波低平、双向或倒置。

以上特征是左心室肥大时可能出现的心电图表现，这些表现中左心室高电压是诊断的必需条件，其他各项起辅助参考作用。符合的条件越多，左心室肥大的诊断越肯定。当左心室高电压同时伴 ST - T 改变时，称为左心室肥大伴劳损。

（五）右心室肥大（right ventricular hypertrophy）

右心室肥大主要表现为右心室除极向量增加，除极时间延长，复极程序改变。正常

图7-11 左心室肥大心电图

右心室室壁较薄，厚度仅为左心室的1/3，故轻度右心室肥大不能抵消左心室所产生的向量优势，只有当右心室肥大到一定程度时，才可引起明显的心电图改变（图7-12）。心电图表现如下：

图7-12 右心室肥大心电图

1. 右心室高电压

（1）$Rv_1 > 1.0mV$，或 $Rv_1 + Sv_5 > 1.2mV$。

（2）V_1、aVR 导联 $R/S \geq 1$，V_5 导联 $R/S < 1$。

2. 平均心电轴右偏 电轴位于 $+90° \sim +180°$ 为心电轴右偏。

3. QRS 波群时间正常或轻度延长 时间 $0.10 \sim 0.11$ 秒，V_1 导联 R 峰时间 >0.03 秒。

4. ST-T 改变 V_1、V_2、aVR 导联 ST 段下移超过 $0.05mV$，T 波低平、双向或倒置。

以上特征中右心室高电压与心电轴右偏是诊断右心室肥大的可靠指标，其他各项有参考价值。一般阳性指标越多，诊断的可靠性也越大。但应注意心电图对评估右心室肥大的准确性较高，敏感性较差，所以在临床应用中应结合病史综合判断。

（六）双心室肥大（bilateral ventricular hypertrophy）

双侧心室肥大多见于各种心脏病晚期，其心电图表现可有以下几种情况：

1. 单心室肥大心电图 由于左心室室壁较右心室室壁厚，因此，右心室肥大的图形常常被掩盖而表现不出来，心电图中仅表现为左心室肥大。

2. 双心室肥大心电图 常以一侧心室肥大的心电图表现为主，另一心室肥大的诊断条件较少。

3. "正常"心电图 双心室增大，电压同时增高而互相抵消所致。

二、心肌缺血

心肌缺血（myocardial ischemia）的心电图改变类型取决于缺血的严重程度、持续时间和缺血发生的部位。当心肌缺血时，细胞代谢减慢，能量产生不足，直接影响心肌的正常除极和复极，其中对复极的影响最早、最大，心电图上主要表现为 T 波与 ST 段的一系列改变。

（一）心肌缺血的心电图类型

1. T 波改变 正常情况下，心外膜复极早于心内膜，因此心室复极过程从心外膜开始向心内膜方向推进。发生心肌缺血时，复极过程发生改变，心电图上出现 T 波改变。

（1）T 波高大直立：当心内膜下心肌缺血时，该处心肌复极速度较正常时更加延迟，使原来存在的与心外膜复极向量相抗衡的心内膜复极向量减小或消失，致使 T 波向量增加。由于该向量方向指向缺血处的探查电极，因此在相应的导联上常表现出高大直立的 T 波。

（2）T 波倒置：心外膜下心肌缺血时（包括透壁性心肌缺血），引起心肌复极顺序的逆转，即心肌复极先从心内膜下心肌开始，再向心外膜下心肌扩展，从而使复极方向与正常相反，此时面向缺血区的导联表现出 T 波倒置，甚至对称或倒置逐渐加深。由于这种倒置深尖、双肢对称的 T 波多在冠状动脉供血不足时出现，故又称为"冠状 T 波"。

2. ST 段改变 当持续心肌缺血时，心肌细胞的除极速度亦会减慢，表现为除极尚未结束时复极即已开始，心电图上出现 ST 段移位。当心内膜下心肌缺血时，ST 段多表现为下移≥0.05mV；当心外膜下心肌缺血时（包括透壁性心肌缺血），多表现为 ST 段抬高 >0.1~0.3mV。

（二）临床意义

1. 心绞痛（angina pectoris） 心绞痛是由于心肌暂时性缺血引起，最常见的病因是冠状动脉粥样硬化，其次为冠状动脉痉挛等。根据临床表现与心电图表现的不同可分为典型心绞痛和变异型心绞痛两种。心绞痛未发作时，心电图可正常。

（1）典型心绞痛：由于冠状动脉狭窄，当心肌需氧量增加时引起的短暂性缺血。常在劳累、饱餐及激动后出现，持续时间短，一般不超过 15 分钟，休息后可缓解。心电图表现为 ST 段呈缺血型压低（≥0.1mV），T 波由直立转为低平、双向或倒置。

（2）变异型心绞痛：常见于冠状动脉持久性痉挛引起的缺血，多有明显周期性。发作时常无明显诱因，在安静状态下发作，疼痛程度重，持续时间长，休息后常不能缓解。心电图表现为 ST 段抬高，T 波高耸，在对应的导联 ST 段下移。心绞痛缓解后，抬高的 ST 段可恢复正常，若不缓解则可发展为心肌梗死。

2. 慢性冠状动脉供血不足 慢性冠状动脉供血不足时，主要引起缺血型改变及各种传导阻滞和心律失常，但最常见的变化是缺血型 ST 段压低和 T 波改变。

（1）ST 段压低：ST 段下移≥0.05mV。

（2）T 波改变：T 波低平、双向或倒置。

（3）心律失常：因心肌缺血可引起心脏传导功能减退，出现传导阻滞或异位心律。

慢性冠状动脉供血不足的心电图改变不是特异性的，故需动态观察，前后对比，并结合患者血压、血脂、血糖等辅助检查综合分析。如安静状态时心电图正常而疑有冠状动脉供血不足时，可做心电图负荷试验。

三、心肌梗死

心肌梗死（myocardial infarction，MI）由于冠状动脉急性闭塞，使其远端心肌因严重而持久的供血中断而发生局部坏死、损伤和缺血的一系列特征性心电图演变。临床症状可表现为长时间的、剧烈的心前区疼痛。

（一）基本图形

1. 缺血型 T 波改变 冠状动脉突然阻塞首先引起该处心肌缺血，此时仅影响心肌的复极过程。在早期，心内膜处心肌首先出现缺血，心肌复极仍从心外膜面开始，但由于复极延迟，致使电位差较正常增大，心电图主要表现为面向缺血区域的导联 T 波直立、高耸，前后两肢对称（巨大高耸的 T 波）；进一步发展，内外膜均发生缺血，这时复极程序反常，复极由心内膜面向心外膜面进行，心电图主要表现为面向缺血区域的导联 T 波倒置，呈"冠状 T"。

2. 损伤型 ST 段移位 随着缺血时间的延长及程度的加重，心肌发生损伤性改变。损伤是介于缺血和坏死之间的过渡期，此时冠状动脉如果恢复供血，心肌细胞可逐渐恢复正常，若继续缺血，则会很快发展至坏死。心电图主要表现为 ST 段抬高。

3. 坏死型 Q 波改变 持续更久的缺血，心肌细胞在损伤的基础上进一步发生变性、坏死，坏死的心肌丧失了除极和复极的能力，不再产生心电向量，而其他正常心肌的除极仍在进行，其综合心电向量背离心肌坏死区。心电图主要表现为面向坏死区域的导联出现病理性 Q 波，Q 波宽度 >0.04 秒，深度超过同导联 R 波的 1/4 或变为 QS 波。

冠状动脉闭塞后，相应区域的心肌可因缺血出现不同程度的病理改变，在相对应的导联上可记录出缺血型 T 波倒置、损伤型 ST 段抬高和坏死型 Q 波（图 7 - 13）。

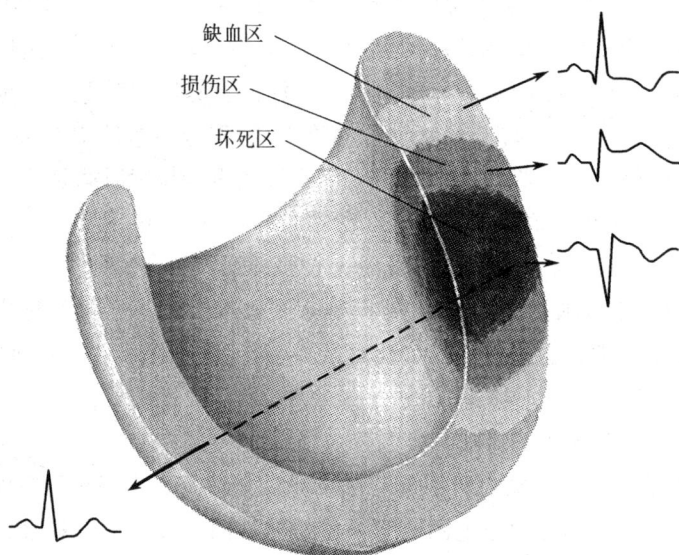

缺血区
损伤区
坏死区

图 7 - 13　缺血、损伤、坏死图形

（二）心肌梗死心电图的演变及分期

心肌梗死发生后，心电图的特征有一系列的规律性演变，根据其变化特点一般将其分为以下四期（图 7 - 14）：

1. 超急性期（早期） 发病后数分钟至数小时，仅有心肌缺血和损伤的心电图改变，表现为巨大高耸的 T 波或 S - T 段抬高，不出现病理性 Q 波。此时为治疗最佳时期，若治疗及时有效，可避免发生心肌梗死或使心肌梗死的范围缩小。

2. 急性期 发病后数小时至数天，可持续 3 ~ 6 周，大量心肌细胞发生坏死，出现病理性 Q 波，T 波倒置逐渐加深，ST 段呈弓背向上抬高，抬高显著者可呈单向曲线，继而逐渐下降至基线或接近基线。

3. 亚急性期（近期） 发病后数天至数月，可持续 3 ~ 6 个月，表现为病理性 Q 波持续存在，T 波逐渐变浅，ST

部位 导联 分期	前壁梗死				下壁梗死			
	aVL	aVF	V_2	V_5	aVL	aVF	V_2	V_5
正常								
早期								
急性期								
亚急性期								
陈旧期								

图 7 - 14　心肌梗死心电图的演变及分期

段基本恢复到基线。

4. 陈旧期　发病 3~6 个月后，可持续数年，坏死的心肌细胞逐渐被吸收，病理性 Q 波逐渐变浅，或残留异常 Q 波或 QS 波，此期异常 Q 波或 QS 波是曾经患过心肌梗死的唯一证据，ST 段、T 波逐渐恢复正常。

（三）心肌梗死的定位诊断

一般可根据心肌梗死图形出现的导联来判断梗死发生的部位，如梗死的图形出现在 Ⅱ、Ⅲ、aVF 导联，梗死的部位在心下壁。临床常见的心肌梗死定位诊断见表 7 – 1：

表 7 – 1　常见心肌梗死的定位诊断

	V₁	V₂	V₃	V₄	V₅	V₆	V₇	V₈	V₉	aVL	aVF	I	Ⅱ	Ⅲ
前间壁	+	+	+											
前壁			+	+	+									
侧壁					+	+				+		+		
广泛前壁	+	+	+	+	+	+								
下壁											+		+	+
后壁							+	+	+					

注：+ 表示该导联出现梗死型图形

在临床工作中，典型的胸痛病史结合心电图表现和心肌酶水平的改变，可对急性心肌梗死作出诊断，并可根据定位诊断大致判断梗死范围，从而进一步指导治疗及护理。

四、心律失常

正常情况下，心脏的激动起源于窦房结，窦房结按一定的频率和节律发放冲动，并按一定的传导速度和顺序下传到心室使之兴奋。如果由于某些原因，使心脏激动起源的部位、频率、节律、传导顺序及速度任何一个环节发生异常，称之为心律失常（cardiac arrhythmias）。心律失常可分为激动起源异常和激动传导异常两大类（表 7 – 2）。

表 7 – 2　心律失常的分类

心律失常
- 激动起源异常
  - 窦性心律失常（过速、过缓、不齐、停搏）
  - 异位心律
    - 被动性（逸搏与逸搏心律）
    - 主动性
      - 过早搏动
      - 阵发性与非阵发性心动过速
      - 扑动与颤动
- 激动传导异常
  - 生理性传导障碍
  - 病理性传导障碍
    - 窦房阻滞
    - 房内阻滞
    - 房室阻滞
    - 室内阻滞
  - 意外传导
  - 捷径传导

（一）窦性心律及窦性心律失常

1. 窦性心律（sinus rhythm）　起源于窦房结的心脏节律，称为窦性心律。心电图表现如下（图7-15）：

（1）P波在Ⅰ、Ⅱ、aVF导联直立，aVR导联倒置。

（2）P-R间期≥0.12秒。

（3）P-P间距之差小于0.12秒（同一导联的心电图上最短的与最长的P-P间距之差）。

（4）P波规则出现，频率60～100次/分钟。

图7-15　正常窦性心律心电图

2. 窦性心动过速（sinus tachycardia）　成人窦性心律的频率>100次/分钟，称为窦性心动过速。生理情况下见于运动、激动等，病理情况下见于发热、贫血、甲亢等。心电图表现如下（图7-16）：

（1）具有窦性心律的特点。

图7-16　窦性心动过速心电图

（2）心率多在 100 ~ 160 次/分钟。

3. 窦性心动过缓（sinus bradycardia）　成人窦性心律的频率 < 60 次/分钟，称为窦性心动过缓。生理情况下见于运动员及老年人，病理情况下见于病态窦房结综合征、阻塞性黄疸、洋地黄过量等。心电图改变如下（图 7 – 17）：

（1）具有窦性心律的特点。

（2）心率 < 60 次/分钟。

图 7 – 17　窦性心动过缓心电图

4. 窦性心律不齐（sinus arrhythmia）　窦房结发出的激动显著不匀齐，称为窦性心律不齐。窦性心律不齐常见于儿童和青少年，与呼吸运动有关，称为呼吸性心律不齐。窦性心律不齐亦可见于自主神经功能失调、器质性心脏病及洋地黄中毒等病理情况。心电图改变如下（图 7 – 18）：

（1）具有窦性心律的特点。

（2）在一次心电图记录中，最长的 P – P 间距与最短的 P – P 间距之差 > 0.12 秒。

图 7 – 18　窦性心律不齐心电图

（二）期前收缩

期前收缩是指起源于窦房结以外的异位起搏点提前发出的激动，又称早搏，是临床上最常见的心律失常。按异位起搏点部位的不同，将期前收缩分为房性、交界性及室性，其中以室性期前收缩最为常见。按期前收缩出现的频率，分为偶发（≤5 次/分钟）和频发（≥6 次/分钟）。部分健康人有偶发的期前收缩，常为生理性；亦可见于器质性心脏病如心肌梗死、心肌炎、风湿性心脏病等。

1. 室性期前收缩（premature ventricular beat）　起源于希氏束分叉以下的异位节律点所引起的期前收缩，称为室性期前收缩。心电图表现如下（图 7 – 19）：

（1）提前出现 QRS – T 波群，其前无 P 波。

（2）提前出现的 QRS 波群宽大畸形，时间 > 0.12 秒，T 波方向与 QRS 波的主波方向相反。

（3）代偿间歇完全，即早搏的 QRS 波群前后两个 P－P 间隔之和等于两个正常的 P－P 间隔。

图 7 - 19　室性期前收缩心电图

2. 房性期前收缩（premature atrial beat）　异位起搏点位于心房的期前收缩，称为房性期前收缩。心电图表现如下（图 7 - 20）：

（1）提前出现的 P′波形态与窦性 P 波稍有差异。

（2）P′－R 间期≥0.12 秒。

（3）提前出现的 QRS 波群形态多正常。

（4）代偿间歇多不完全。

图 7 - 20　房性期前收缩心电图

3. 交界性期前收缩（premature junctional beat）　交界性期前收缩的异位起搏点位于房室交界区。心电图表现如下（图 7 - 21）：

图 7 - 21　交界性期前收缩心电图

（1）提前出现的 QRS 波群形态多正常。

（2）逆行 P′波可在 QRS 波之前（P′－R < 0.12 秒），可与 QRS 波融合，或在 QRS 波之后（R－P′ < 0.20 秒）。

（3）代偿间歇多完全。

（三）阵发性心动过速（paroxysmal tachycardia）

连续出现 3 次或 3 次以上的早搏称为阵发性心动过速。根据异位起搏点的位置不同分为房性、交界性及室性，由于房性与交界性的心动过速在心率过快时不易区分，故统称为室上性心动过速。

1. 阵发性室上性心动过速（paroxysmal supraventricular tachycardia，PSVT）该类心动过速在发作时常有突发、突止的特点。阵发性室上性心动过速可以发生在健康人或是预激综合征心电图表现者，亦可见于风湿性心脏病、心肌梗死或甲状腺功能亢进等。心电图表现如下（图 7－22）：

（1）心律绝对规则，频率 160～250 次/分钟。

（2）QRS 波群形态一般正常。

图 7－22　阵发性室上性心动过速心电图

2. 阵发性室性心动过速（paroxysmal ventricular tachycardia，PVT）　阵发性室性心动过速是一种严重的心律失常，多见于严重的器质性心脏病患者，如急性心肌梗死、风湿性心脏病、心肌炎等。心电图表现如下（图 7－23）：

（1）心律大致规则，频率 140～200 次/分钟。

（2）QRS 波群宽大畸形，时间 >0.12 秒，常伴继发性 ST－T 改变。

（3）一般无 P 波，如见 P 波，其频率比心室率慢，且与 QRS 波群无固定关系。

（4）如 P 波传入心室，可形成心室夺获或室性融合波，有助于明确诊断。

图 7 - 23　阵发性室性心动过速心电图

（四）扑动与颤动

扑动、颤动可出现于心房或心室，主要原因是心肌的兴奋性增高，不应期缩短，同时伴有一定的传导障碍，形成环形激动及多发微折返。

1. **心房扑动（atrial flutter）**　心电图表现如下（图 7 - 24）：

（1）P 波消失，代之以大小相同、间隔规则、形态如锯齿样的扑动波（F 波），频率 250 ~ 350 次/分钟，Ⅱ、Ⅲ、aVF 导联明显。

（2）QRS 波群形态多正常。

（3）房室传导常按固定比例下传，如 2∶1、3∶1或 4∶1传导，心室率匀齐。

图 7 - 24　心房扑动心电图

2. **心房颤动（atrial fibrillation）**　心电图表现如下（图 7 - 25）：

（1）P 波消失，代之以大小不同、形态各异、间隔不规则的颤动波（f 波），频率 350 ~ 600 次/分钟。

（2）QRS 波群形态多正常。

（3）心室律绝对不规则。

图 7 - 25　心房颤动心电图

心房颤动比心房扑动多见，两者常发生在有器质性心脏病的患者。很多患者可终身伴有心房颤动。持续性房颤使心房失去协调一致的收缩，导致心排血量减少，且易形成附壁血栓。心房颤动的心电图在 V_1 导联更清楚。

3. 心室扑动（ventricular flutter）　心电图表现如下：

（1）出现快速匀齐宽大的正弦波，频率 200～250 次/分钟。

（2）QRS－T 波群无法辨认。

4. 心室颤动（ventricular fibrillation）　心电图表现如下（图 7－26）：

QRS－T 波群完全消失，代之以形状不同、大小各异、极不均匀的颤动波，频率约250～500 次/分钟。

图 7－26　心室颤动心电图

心室扑动与颤动是严重的心律失常，为猝死的常见原因。心室扑动常是颤动的先兆，如未纠正则很快转为颤动，此时患者的心脏失去收缩能力，会引起全身循环严重的供血不足，患者常在几分钟内死亡，为心脏病和其他疾病患者临终前的心电图表现。

五、电解质紊乱及药物所致心电图改变

（一）电解质紊乱

电解质紊乱（electrolytes disturbance）是指血清电解质浓度超出正常范围。心脏正常电活动的维持依赖于细胞内外各种电解质浓度正常，尤其是钾离子、钙离子、钠离子、镁离子。体内发生电解质紊乱，必然会影响心肌的除极和复极过程，并可反映在心电图上。其中尤以钾离子、钙离子变化对心电图的影响最为明显与重要。需要强调的是，心电图虽有助于电解质紊乱的诊断，但由于受其他因素的影响，心电图改变与血清中电解质水平并不完全一致，如同时存在各种电解质紊乱时又可相互影响，加重或抵消心电图改变，故需密切结合病史和临床表现进行判断。

1. 低血钾　血钾浓度 <3.5mmol/L 时称为低血钾。低血钾使心室复极障碍，引起 ST－T 及 U 波改变。还可使心肌自律性、兴奋性增高，传导延缓，因而出现各种心律失常。低钾血症见于钾盐丢失过多，如呕吐、腹泻、长期应用利尿剂、大量放腹水等。心电图表现如下（图 7－27）：

（1）ST 段压低 ≥0.5mV，T 波低平或倒置。

（2）U 波增高，可达 0.1mV，或超过同一导联上 T 波的振幅，出现 T－U 融合，呈"驼峰状"。

（3）出现各种心律失常，以窦性心动过速、期前收缩、阵发性心动过速等常见。

2. 高血钾　当血钾浓度 >5.5mmol/L 时称为高血钾。高血钾时，心肌除极缓慢，

图 7 - 27　低钾血症心电图

心肌自律性降低，兴奋性先升高后降低，激动传导延缓，复极过程缩短。高钾血症见于钾排出障碍，如肾衰竭；钾摄入过多，如输库存血过多或输液补钾过多；内生钾增多，如大面积烧伤、挤压综合征、脱水、酸中毒、缺氧状态等。心电图表现如下（图7 - 28）：

（1）最初 T 波高尖，基底狭窄，双支对称，而呈"帐篷样"T 波，以胸导联明显。

（2）随血钾浓度增高，R 波逐渐降低，S 波逐渐加深，ST 段压低，继而 P 波电压降低、增宽，QRS 波群增宽。

（3）严重高血钾时，P 波消失，QRS 波群增宽、畸形，心室率缓慢，T 波宽而对称，最后可发生室性心动过速、心室扑动或颤动。

图 7 - 28　高钾血症心电图

3. 低血钙　当血钙浓度 < 2.25mmol/L 时，称为低血钙。血钙过低使心室肌动作电位曲线中 2 时相时间延长。低钙血症见于钙摄入或吸收减少，如维生素 D 缺乏、吸收不良综合征、钙摄入不足等。一般很少发生心律失常。心电图表现如下：

（1）ST 段平坦、延长直立，T 波变窄、低平或倒置。

（2）Q－T间期延长。

4. 高血钙 当血钙浓度＞2.75mmol/L时，称为高血钙。血钙过高使心室肌细胞动作电位2时相时间缩短。高钙血症可见于钙摄入或吸收增高，如静脉注射或滴注钙剂过多、过快，维生素D过量，原发或继发甲状旁腺功能亢进，骨转移癌、多发性骨髓瘤等。心电图表现如下：

（1）ST段缩短或消失。

（2）Q－T间期缩短。

（3）偶可出现心律失常，如室性早搏。

（二）药物影响

1. 洋地黄类药物 洋地黄类药物是治疗心力衰竭的重要药物。其药理作用为增强心肌收缩力（从而缩短复极时间），加速心内膜复极，增加心肌兴奋性，以及增加心脏对迷走神经的反应性等。此类药物的安全范围狭窄，治疗剂量与中毒剂量十分接近，且个体差异很大，用药后容易出现中毒反应，故在用药后要监测心电图变化。洋地黄引起的心电图改变，有治疗剂量和中毒剂量之分，前者引起的心电图改变称为洋地黄效应或洋地黄作用，后者则称为洋地黄中毒或洋地黄过量。

（1）洋地黄效应：治疗剂量的洋地黄可加速心内膜下心肌的复极作用，从而使心室的复极程序由心内膜向心外膜推进，与正常复极过程相反，故心电图上出现ST－T改变，同时又可加速心室复极而使Q－T间期缩短。心电图特点如下（图7－29）：

①ST－T改变，最先表现在以R波为主的导联中，T波低平，继之ST段逐渐下垂，T波双向（先负后正），ST段与倒置T波部分融合成"鱼钩状"图形。

②Q－T间期缩短。

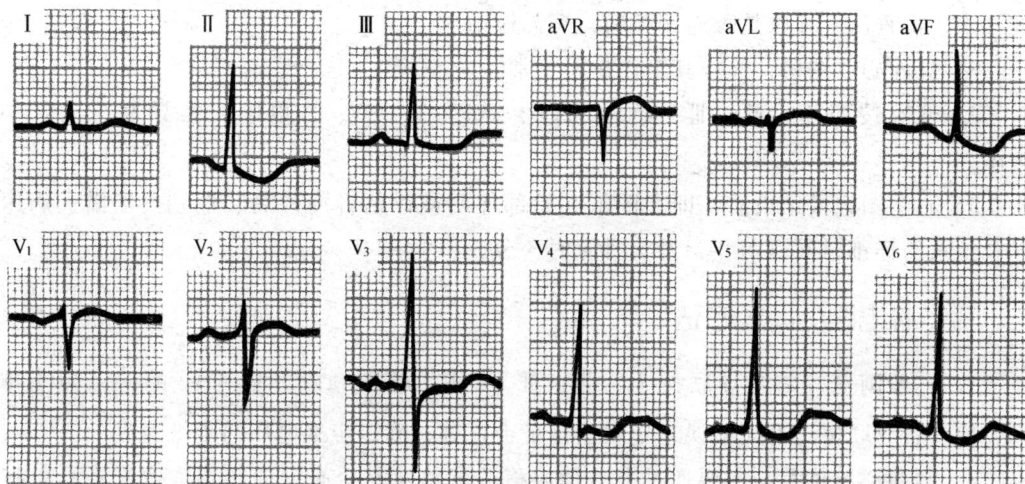

图7－29 洋地黄效应心电图

（2）洋地黄中毒：洋地黄中毒的心电图改变主要是各种心律失常，如室性早搏、阵发性心动过速、扑动或颤动、各种程度的房室传导阻滞等。

2．奎尼丁类制剂 奎尼丁属ⅠA类抗心律失常药物，是临床最常用的抗心律失常药物之一，可延缓心肌细胞的除极与复极，从而抑制其自律性及传导性，延长其不应期。

（1）奎尼丁治疗剂量时的心电图表现

①U波增高。

②T波低平或倒置。

③QRS增宽，Q-T间期延长。

④P波稍宽可伴有切迹，P-R间期稍延长。

（2）奎尼丁中毒时的心电图表现

①Q-T间期明显延长，QRS明显增宽（超过用药前的25％时即应考虑中毒，超过50％可肯定中毒）。

②不同程度的房室阻滞及窦性心动过缓、窦性停搏、窦房阻滞。

③各种室性心律失常。

第四节　心电图评估的步骤与临床应用

一、心电图评估的操作步骤

1．准备心电图机及导联线、棉签、导电膏或盐水。室内温度温暖，以免寒冷引起肌电产生干扰。被评估者取平卧位，四肢平放，嘱其记录过程中平静呼吸，尽量放松，避免因肢体紧张引起的肌电干扰。

2．暴露被评估者四肢远端和胸部，并在体表电极放置处的相应皮肤上涂抹导电膏或盐水，检查所有导联是否连接正确，有无松动。

3．打开心电图机，检查其工作是否正常。

4．依次按照Ⅰ、Ⅱ、Ⅲ、aVR、aVL、aVF、$V_1 \sim V_6$的顺序切换导联，记录心电图。

5．心电图记录结束后，即在图纸起始部注明被评估者的姓名、性别、年龄、病床号及记录的详细时间（×年×月×日×时×分）。

二、心电图的阅读方法

1．**一般浏览** 将各导联按Ⅰ、Ⅱ、Ⅲ、aVR、aVL、aVF、$V_1 \sim V_6$的记录顺序排列，检查各导联标记有无错误，导联连接是否正确，确定定准电压与走纸速度。

2．**判断心脏位置** 主要通过心电轴偏移的度数及是否有钟向转位大致判断心脏在胸腔中的位置。

3．**确定主导心律** 寻找并分析P波的形态和出现规律（一般在Ⅱ导联最清楚），确定主导心律是否为窦性心律（若不是应分析是哪种异位心律起主导作用）。

4.**计算心率**　测定 P – P 或 R – R 间期，计算心房率或心室率。

5.**分析 P 波与 QRS 波群相互关系**　注意各导联 P 波与 QRS 波群的形态、时间、振幅的变化，并通过 P 波与 QRS 波的出现顺序，P – R 间期的时间，及是否固定等，判断有无心律失常。

6.**观察 ST – T 改变及其改变类型**　主要观察 ST 段的移位情况和移位形态，T 波的形态改变，以及出现改变的导联及导联数。

7.**得出结论**

（1）正常心电图。

（2）大致正常心电图：仅在个别导联上出现 QRS 波群钝挫，ST 段轻微下移或 T 波稍低平者。

（3）可疑心电图：在若干导联上出现轻度异常改变，或有一项特殊改变而不能肯定异常者。应指出可疑之处。

（4）异常心电图：心电图改变符合病理诊断标准，肯定为异常者。应写出具体评估结论。

三、心电图的临床应用

1.对各种心律失常有确定性诊断价值，是目前诊断心律失常最可靠的方法。

2.对心肌梗死与心肌缺血有重要诊断价值，尤其是对急性心肌梗死的早期诊断、定位诊断，以及缺血、损伤和坏死程度的判断，有很重要的意义。

3.对房室肥大、电解质紊乱等有协助诊断价值，常用于治疗效果的评价。

4.心电监护广泛应用于内科重症监护、外科手术、人工心脏起搏、心脏复苏等的护理工作中，通过监护仪可及时了解患者心律的改变和心肌供血情况，从而提示采取相应的护理和治疗措施。

总之，心电图评估在临床中有很重要的地位，但也有其局限性，在作出心电图评估结论时，必须结合其他临床资料，如被评估者的病史、心脏超声检查、实验室检查等，才能作出比较正确的判断。

第八章　实验室检查

第一节　概　述

实验室检查（laboratory examination）是临床重要的辅助检查，它运用物理学、化学、生物学等学科的实验技术，对检查对象的血液、体液、分泌物、排泄物以及组织细胞等标本进行检测，其结果可直接或间接地反映机体功能状态或病理变化，对评价健康状况、协助疾病诊断、判断预后和制订治疗方案等具有重要的意义。

一、实验室检查的主要内容

1. **临床一般检查**　是临床各科室经常用于筛查疾病的检查。多用定性或定量分析的方法，检查血液及各种体液标本的理化性状，或是用显微镜检查标本中的有形成分。

2. **临床血液学检查**　主要是针对原发血液系统疾病的专门检查，以及对非造血组织疾病所致的血液学变化进行检查。

3. **临床生物化学检查**　是对血液及各种体液中生化物质以及治疗药物等浓度的检查。

4. **临床病原生物学及血清学检查**　是对各种病原体及其抗原、抗体的检测，其检查结果有确诊疾病的作用。

5. **临床免疫学检查**　是指除病原血清学检查之外的各种特异性或非特异性免疫功能的检查。

6. **临床遗传学检查**　主要是针对遗传性疾病染色体及基因的检查。

二、实验室检查的特点

1. **优点**　标本微量化，检测自动化，报告电脑化，测定结果重复性高。

2. **局限性**　主要有：①标本受采集、转运等中间环节的影响；②同一项检查可因各种检测原理、方法以及仪器、试剂不一而得出不同的结果，使临床诊断敏感性和特异性高低不同；③检测结果在生理变化与病理变化之间常有重叠，因而单独一次实验检测难以全面反映机体复杂的动态变化；④同一项检查结果异常可见于多种疾病，而同一种疾病又可出现多种检查项目的异常。因此，在确定检查结果的临床意义时，必须要有动态的观点，并综合全部临床资料进行具体分析，才能得出合理的解释。

三、实验室检查与临床护理的关系

实验室检查是健康评估的重要内容之一。实验室检查与临床护理有着十分密切的关系。一方面，大部分实验室检查的标本需护士去采集；另一方面，实验室检查的结果作为客观资料的重要组成部分，又可协助和指导护士观察、判断病情，作出护理诊断。护士应熟悉下列各项与临床常用实验室检查有关的事项。

1. 熟悉检验目的，懂得为什么要对患者进行该项目的检验，了解其临床应用的意义。

2. 懂得标本采集方法和主要干扰因素，包括熟悉直接采集标本的方法、影响检验结果正确性的主要因素及其避免干扰的措施，并且能够指导患者配合医护人员正确采集标本。

3. 能够正确分析检验参考值，需特别理解对疾病诊断、治疗、护理有重要临床意义的参考值。

四、检验标本的采集和处理

高质量检验标本是获得准确可靠检验结果的首要环节。要获得高质量的标本，护士的责任至关重要。

（一）标本采集的基本要求

1. **完整性**　尽可能保持离体标本在被检查者体内当时的生理或病理的固有状态，从而保持各种细胞、虫卵等有形成分和蛋白质、葡萄糖等无形成分的质和量基本不变。但事实上，任何标本，一旦离开人体即会发生细胞溶解破坏、蛋白质分解、细菌污染标本等改变。因此，在标本采集时或采集后，常需按检验项目的特点进行各种处理，以达到保持标本完整性的目的。

2. **新鲜**　任何检验标本都要求新鲜。衡量标本是否新鲜的尺度，是从标本采集到检验完毕所间隔的时间。间隔时间越短，检验结果越可靠。各种标本允许间隔的最长时间，视不同的检验项目和标本来源而不同。

（二）血液标本的采集

血液标本在各种检验标本中采用率最高，是诊断血液系统疾病的主要依据，可直接或间接提供有关全身各组织器官的生理或病理状态的许多重要信息。

1. **采血部位**　常用的有：①皮肤穿刺采血：又称毛细血管或末梢采血。一般使用采血针，在消毒后的指端或耳垂等部位采集血液。皮肤穿刺采血主要缺点是易发生溶血、凝血和混入组织液。②静脉采血：是目前最常用的采血方法。多在手臂表浅静脉采血，采血时压脉带的结扎时间要短，否则会使血液成分的浓度增高或减低。③动脉采血：常用于血气分析时，多在股动脉穿刺采血，也可以在肱动脉或桡动脉。采血必须与空气隔绝，立即送检。

2. 采血时间　通常情况下采血时间以上午 7~9 时较为适宜。静脉血液标本最好于起床后1小时内采集。检查目的不同对采血时间有不同的要求：①空腹采血：是指在禁食8小时后空腹采取的标本，一般是在晨起早餐前采血，常用于临床生化检查。其优点是可避免饮食成分和白天生理活动对检验结果的影响，同时因每次均在固定时间采血也便于对照比较。②特定时间采血：因人体生物节律在昼夜间有周期性变化，故在一天中不同时间所采的血标本检验结果也会随之变化，如激素、葡萄糖测定。此外，三酰甘油、维生素 D 等还可有季节性变化。进行治疗药物监测时，更需注意采血时药物浓度的峰值和低谷。③急诊采血：不受时间限制，但检测单上应标明急诊和采血时间。

3. 血标本种类　主要有：①全血：主要用于对血细胞成分的检查。②血浆：加有抗凝剂的全血经离心、分离血细胞后，所得到的液体部分称为血浆，主要用于凝血因子测定和部分临床生化检查，如内分泌激素的测定。③血清：不加抗凝剂的全血经过一定时间自然凝固后所分离的液体部分称为血清，主要用于大部分临床生物化学和免疫学检验。

4. 不同血标本的处理方法　血液标本采集后应尽快予以处理，及时送检和检测。根据不同的检测目的，标本处理方法也不同，主要有：①抗凝：有需要抗凝和不抗凝两种。采用全血或血浆标本时，采集的血液应注入含有抗凝剂的试管中，并立刻混匀。常用的抗凝剂有乙二胺四乙酸（EDTA）、枸橼酸盐、草酸盐和肝素等。抗凝剂使用与否也要由检验的项目来选择，否则可影响测定结果，如含有钾、钠的抗凝剂不能用作测定血钾或血钠的抗凝等。②糖酵解抑制剂：为了阻止标本中糖的继续酵解，可应用糖酵解抑制剂，常用的有氟化物和碘化物。③冰浴：将血标本置于冰浴水中，可减缓血液中各种成分的代谢改变，主要用于血氨测定、血气测定、凝血试验等标本的采集。④保温：系指将血标本保持于体温或 37℃ 环境中的方法，如冷凝集素测定。⑤避光：血标本用锡纸包裹或用避光的容器采集，以避免血中某些成分遇光分解，引起测定值的减低，如胆红素、维生素 B_{12} 测定等。⑥微生物检测标本：微生物检测的血液标本采集后注入血培养瓶，应立即送检，置 35℃ 孵育，不应置于冰箱内。

5. 避免不合格血标本及相关措施　不合格的血标本主要有：①高脂肪血标本：离心后的血清或血浆看上去呈乳白色混浊，表明血中含有高浓度的脂肪物质，多因患者进食后不久采集所致。含脂肪标本可干扰多种生化物质的检验，有效的预防措施为空腹采血。②溶血标本：指由于各种原因致红细胞破坏，外观呈红色或粉红色的血标本。除了病理性原因外，体外溶血的主要原因为容器不干净、血液遇水、标本被强力震荡等。红细胞破坏后，释放出的物质可严重干扰检验结果。因此，采血时注射器和容器必须干燥，抽血后将血液沿容器壁徐徐注入，可防止标本发生溶血。③污染标本：血标本污染的原因很多，如在同一部位多次穿刺，可使血液混入组织液；在输液侧采血，可使血液生化成分发生改变。有效的预防措施是：避免在同一部位反复穿刺；采血时间尽量避开输液治疗的时间；避免从正在滴注葡萄糖盐水的患者身上采集血标本进行葡萄糖或电解质测定，如必须检测，应避开输液的手臂采集。

（三）尿液标本的采集

1. **容器** 容器要干净，最好使用一次性专用的有盖塑料容器。使用药瓶等其他容器需洗净晾干后使用，否则各种非标本物质可干扰测定的结果。

2. **避免污染** 不可混有粪便。女性患者避免混入阴道分泌物或经血；男性患者避免混入前列腺液和精液。

3. **时间** 室温下，尿液在 30 分钟内开始分解；冷藏条件下，4 小时开始分解。因此，从标本收集到检验完成所间隔的时间，夏天不应超过 1 小时，冬天不应超过 2 小时，以免细菌污染和原有的各种成分改变。

4. **标本种类** ①晨尿：一般留取早晨第一次尿，以使尿液在膀胱内存留 8 小时以上，各种成分浓缩，有利于尿液有形成分的检出。②随机尿：为患者任何时间自然排泄的尿液标本，此类标本最适合门诊、急诊患者，但易受多种因素影响，尿中病理成分浓度较低。③定时尿：适用于一日之内尿液成分波动较大，用随机尿标本难以确定其参考值范围的多种化学物质的检测，如午餐后 2 小时尿，主要用于尿中尿胆原等的检验；12 小时尿要求前一天晚上 20 时先排尽当时余尿后再开始留尿，收集直至第二天早晨 8 时之内的全部尿液，主要用于尿中有形成分计数；24 小时尿标本的采集方法同 12 小时尿，主要用于蛋白、糖、肌酐、尿酸、尿 17 - 羟皮质类固醇、电解质等化学物质的检验。④中段尿：用清洁、无菌容器收集中段尿，主要用于细菌培养和药物敏感试验。

5. **标本保存** 尿标本如不能及时检验，需作适当保存，否则各种物质易破坏。常用方法有：①冷藏：以 4℃ 较好，注意避免结冰，否则尿中的盐类结晶容易析出沉淀，干扰检验结果；②化学法：根据检测内容，可选用甲醛、甲苯、浓盐酸、冰乙酸等防腐剂。

尿标本成分如发生分解或明显腐败时，外观可发生改变：①尿颜色加深：由于尿中代谢物氧化还原所致；②尿混浊度增加：多为尿中细菌繁殖或（和）结晶沉淀；③尿臭味加重：为尿中细菌繁殖，分解尿素产生氨所致。

（四）粪便标本的采集

1. **标本量** 一般检验至少留取大拇指样大小的粪便量或半匙量稀液便。做血吸虫毛蚴孵化、计数寄生虫虫卵或成虫等应留取全部粪便或 24 小时粪便。

2. **部位** 关键是采集病理性粪便成分，选取含有脓、血、黏液处的粪便，但不能只取脓液、黏液或血液。若无明显脓血黏液，应在粪便的多个部位各取一点后再混合以提高检出率。

3. **容器** 必须用干净、不透水的一次性容器。做细菌学检验，应使用经灭菌后封口的容器。

4. **无污染** 粪便标本不应混入其他物质，如混入尿液可使原虫死亡，混入污水等杂物可明显混淆检验结果。

5. **温度** 检查阿米巴滋养体的标本，应 25℃ 保温并立即送镜检。

6. 避免其他干扰因素 如用化学法做粪便隐血试验，应在试验前 3 天禁食肉类、动物血、铁剂或维生素 C 等。

7. 标本来源 粪便标本宜采用自然排便法。如无法自然排便，而用肛门指检、开塞露通便或灌肠得到的粪便，需加以说明。

8. 送检时间 粪便标本采集后应尽早送检，一般不应超过 1 小时。

（五）脑脊液标本的采集

脑脊液经无菌腰椎穿刺采集，所得脑脊液分别置于已编序的 3 只无菌试管内，每管 1～2ml，第 1 管做细菌学检查，第 2 管做化学和免疫学检查，第 3 管做一般检查和显微镜检查。标本采集后必须立即送检，一般不能超过 1 小时，以免放置过久细胞破坏或葡萄糖分解形成凝块等影响检查结果。

患者于腰椎穿刺采集脑脊液后，应去枕俯卧或仰卧 4～6 小时，以免术后低颅压引起头痛。

（六）浆膜腔积液标本的采集

浆膜腔主要包括人体的胸腔、腹腔和心包腔等。当浆膜腔内过多液体积聚时，分别称为胸水、腹水和心包腔积液。标本由医生经无菌胸穿、腹穿或心包穿刺获得。主要用于判断积液的性质，如鉴别炎症性或非炎症性、良性或恶性，检查是否有病原体并识别其种类。

经无菌穿刺采集的浆膜腔积液标本分管留取，每管 1～2ml，第 1 管做细菌学检查，第 2 管做化学及免疫学检查，第 3 管做细胞学检查，第 4 管不加抗凝剂，以观察有无凝集现象。

浆膜腔积液标本留取量多少不一，但渗出液因含纤维蛋白原较高易发生凝固，采集后应立即送检。如做生化检查，应同时采血做相应项目测定，以资对照。采集关节滑膜液前，患者应禁食 6 小时，使血液与滑膜液之间葡萄糖成分得以平衡。

（七）精液标本的采集

主要采集方法为被检查者手淫法。

1. 标本采集时间 必须禁欲（即无性交、手淫、遗精）4～7 天后才能采集。一般在第 1 次采集后间隔 1～2 周再复查 2～3 次，方能作出正确判断。

2. 送检温度 采集后，应立即保温（20℃～40℃）送检，故冬季采集标本应注意保温。

3. 送检时间 采集标本后立即送检，并注明采集时间，30～60 分钟内检测结果最理想，不可超过 2 小时，否则精子活动力减低。

（八）前列腺液标本的采集

前列腺液标本由医生经按摩前列腺采集，按摩前列腺时首先将第 1 滴前列腺液弃去，然后再收集。做微生物培养的标本需无菌操作。检测前 3 天应禁止性生活。

（九）阴道分泌物标本的采集

阴道分泌物标本由妇产科医生采集。患者在标本采集前 24 小时内无性交、盆浴、阴道检查、阴道灌洗、局部用药等。标本采集后应及时送检，特别是检查阴道滴虫，如时间延长滴虫死亡，则影响检出率。阴道分泌物检查主要用于诊断女性生殖道炎症，特别是各种阴道炎、性病，以及判断性激素水平。

（十）痰液标本的采集

真正的痰液是指气管、支气管的分泌物或肺泡内的渗出物，不包括口腔的唾液、鼻咽部的分泌物以及食物等其他物质。一般采用自然咳痰法，此法要求患者于早晨起床后，先漱口，然后再用力从呼吸道深部咳出 1~2 口痰，用内壁无吸水性的洁净容器存放，室温 2 小时内或冷藏 24 小时内送检。用于特殊检验的标本收集方法包括：①细胞学检查，取上午 9~10 点新鲜痰液；②细菌学检查，需用无菌容器留取，做漂浮或浓集法检查结核杆菌，应留 24 小时痰液；③检查 24 小时痰量，应将痰咳于无色广口瓶中，并加少许石炭酸防腐；④取痰困难者，用特殊方法取痰或在咽部直接刮取标本；⑤昏迷患者可于清理口腔后，用负压吸引法吸取痰液；⑥若采用纤维支气管镜检查，可直接从病灶处采集标本，质量最佳。

（十一）血液气体分析标本的采集

1. 采血部位 一般为动脉血管，常选用易于触及、表浅和相对固定的动脉，如桡动脉、肱动脉、股动脉等。

2. 动脉血采集法 近几年，临床多采用一次性采血针和真空采血管进行股动脉采血。消毒后，右手持一次性采血针，针头垂直朝下，在腹股沟韧带中部下 2~3cm 股动脉搏动处垂直刺入，一般进针 2~3cm，在针头缓慢刺入过程中，见有回血，即停止穿刺，将采血针另一端插入真空采血管进行采血，第一个真空采血器采血完毕后可换第二个真空采血管继续采血，至采血完毕。

3. 注意事项 血气分析标本采集和/或保存不当，可致检测结果严重偏差，故必须注意以下事项：①合理的采血部位；②严格隔绝空气进入标本；③患者应处于安静状态；④用肝素充分抗凝；⑤抽血后立即送检，宜在 10 分钟内完成测定，如不能及时测定，则标本置于冰水中或 4℃冷藏，于 2 小时内完成检测；⑥正在给氧的患者，如病情许可应停止吸氧 30 分钟后采血，否则应注明给氧浓度与氧流量。

五、影响检验结果的因素

在判断检验结果的异常是否确实由疾病引起之前，必须首先排除可能干扰检验结果的非疾病因素。

（一）生理因素

包括被检测者的年龄、性别、月经周期、妊娠、情绪、采血时间以及运动和环境变化等。在检测技术日益发展的今天，由生理因素引起的检验结果变异比检测过程中技术因素产生的变异更大。生理变异可分为两大类，一类是不能控制的，如年龄和性别，对检验结果的影响是长期效应；另一类是能够控制的，如情绪和运动等，对检验结果的影响多为短期效应。晨起空腹采集标本，可将上述因素对标本的影响减少到最低程度。此外，由于一日之内激素分泌的周期性变化，如生长激素在入睡后不久分泌最高，胰岛素在早晨分泌较高，因此对激素标本的采集时间常有严格的规定和控制。

（二）饮食因素

1. 标本采集前的影响　进食不久即采集血液检测，可见葡萄糖、铁、脂肪、碱性磷酸酶等浓度增高。进食后产生的血液中高脂肪物质可影响多种检测结果。因此，许多生化项目的检测特别要求从前一天晚上 20 时起禁食，次日晨起空腹采血。

2. 特殊饮料和进食习惯　包括饮酒或咖啡、吸烟、节食，高蛋白、高脂肪、高糖等饮食嗜好，可使尿液中多种物质的浓度发生变化，从而影响检测结果。

（三）药物因素

主要是药物的体内作用对检验结果的影响。标本采集前尽可能暂停各种药物，以免干扰检验结果。

（四）其他因素

对标本的准确标签编号，恰当的保存和转运等，均是减少检测结果假阳性或假阴性的重要措施之一，值得特别注意。

怀疑检验结果与临床不符时，应及时向检验科室反馈信息，要求进行复查，必要时重新采集标本。

第二节　血液一般检查

血液一般检查包括血液细胞成分的常规检测（简称为血液常规检测）、网织红细胞检测和红细胞沉降率检测。传统的血液常规检测包括红细胞计数、血红蛋白测定、白细胞计数及其分类计数。近年来由于血液学分析仪器的广泛应用，血液常规检测的项目增多，包括血红蛋白测定、红细胞计数、红细胞平均值测定和红细胞形态检测；白细胞计数及分类计数；血小板计数、血小板平均值测定和血小板形态检测。通过这些检查可以发现血细胞的变化，有助于某些疾病的诊断，是常用的检查方法。

一、红细胞计数和血红蛋白测定

【参考值】

红细胞与血红蛋白的参考值见表8-1。

表8-1 红细胞计数与血红蛋白计数

	红细胞计数（$\times 10^{12}$/L）	血红蛋白（g/L）
成年男性	4.0 ~ 5.5	120 ~ 160
成年女性	3.5 ~ 5.0	110 ~ 150
新生儿	6.0 ~ 7.0	170 ~ 200

【临床意义】

1. 红细胞和血红蛋白增多

（1）相对性增多：由于某些原因使血浆中水分丢失，血液浓缩，致红细胞和血红蛋白含量相对增多。见于剧烈呕吐、严重腹泻、大面积烧伤、大量出汗、慢性肾上腺皮质功能减退、尿崩症、甲状腺功能亢进危象、糖尿病酮症酸中毒等。

（2）绝对性增多：临床上称为红细胞增多症，按发病原因可分为继发性和原发性两类，后者称为真性红细胞增多症。

1）继发性红细胞增多症：①红细胞生成素代偿性增加：生理性增加见于胎儿及新生儿、高原地区居民；病理性增加则见于严重的慢性心肺疾患，如阻塞性肺气肿、肺源性心脏病、发绀型先天性心脏病等。②红细胞生成素非代偿性增加：见于肾癌、肝细胞癌、卵巢癌、肾胚胎瘤、肾上腺皮质腺瘤、子宫肌瘤以及肾盂积水、多囊肾等。

2）真性红细胞增多症：是一种原因未明的以红细胞增多为主的骨髓增殖性疾病，其特点为红细胞持续性显著增多，可高达（7 ~ 10）$\times 10^{12}$/L，血红蛋白达180 ~ 240g/L。

2. 红细胞和血红蛋白减少

（1）生理性减少：见于婴幼儿、15岁前的少年儿童、老年人、妊娠中后期孕妇。

（2）病理性减少：见于各种原因所致贫血，如再生障碍性贫血、缺铁性贫血、溶血性贫血和失血性贫血等。

二、白细胞计数和白细胞分类计数

测定单位容量（每升）血液中白细胞的数目，称为白细胞计数。检查方法包括血液分析仪和显微镜法两种。

【参考值】

白细胞数：成人：（4 ~ 10）$\times 10^9$/L；新生儿：（15 ~ 20）$\times 10^9$/L；6个月 ~ 2岁：

$(11 \sim 12) \times 10^9/L$。

白细胞分类计数：见表 8-2。

表 8-2　白细胞分类计数

细胞名称	百分数（%）	绝对值（$\times 10^9/L$）
中性粒细胞（N）		
杆状核（st）	0~5	0.04~0.05
分叶核（sg）	50~70	2~7
嗜酸粒细胞（E）	0.5~5	0.05~0.5
嗜碱粒细胞（B）	0~1	0~0.1
淋巴细胞（L）	20~40	0.8~4
单核细胞（M）	3~8	0.12~0.8

【临床意义】

1. 中性粒细胞（neutrophil，N）　占白细胞总数的 50%~70%，其增高和减低直接影响白细胞总数的变化。中性粒细胞由原始粒细胞分化而成，成熟后暂时存在骨髓中，其数量为血液中中性粒细胞的 15~20 倍。该细胞胞浆内含有蛋白酶、脂肪酶、过氧化酶及溶菌酶等，能吞噬某些细菌。当机体遭受感染等损害时，中性粒细胞在骨髓内加快形成，并大量释放到血流中。

（1）中性粒细胞增多

1）生理性增多：见于新生儿、妊娠后期、分娩、剧烈运动、饱餐、淋浴后、严寒、高温等，多为一过性。

2）病理性增多：①急性感染：是引起中性粒细胞增多最常见的原因，尤其是急性化脓性感染，如流行性脑脊髓膜炎、肺炎、阑尾炎等；②严重的组织损伤：大手术、急性心肌梗死、严重外伤、大面积烧伤及严重的血管内溶血后 12~36 小时内；③急性大出血：急性大出血后 1~2 小时内白细胞数及中性粒细胞百分数明显增高，内出血较外出血者显著，可作为消化道大量出血、脾破裂出血等内出血的早期诊断指标；④急性中毒：安眠药中毒、重金属中毒、糖尿病酮症酸中毒、尿毒症、妊娠中毒等；⑤恶性肿瘤：急性或慢性粒细胞白血病及胃癌、肝癌等非造血系统恶性肿瘤；⑥应用皮质激素、肾上腺素、阿司匹林等药物也可引起白细胞增高。

（2）中性粒细胞减少：白细胞总数低于 $4 \times 10^9/L$ 称白细胞减少。当中性粒细胞绝对值低于 $1.5 \times 10^9/L$，称为粒细胞减少症；低于 $0.5 \times 10^9/L$ 时称为粒细胞缺乏症。

1）感染性疾病：特别是革兰阴性杆菌感染为最常见的原因。见于伤寒、副伤寒，白细胞总数与中性粒细胞均减少，以及某些病毒性感染，如流行性感冒、麻疹、水痘、病毒性肝炎、疟疾等。应注意，在某些极重度感染时，白细胞总数不但不高，反而减低。

2）血液系统疾病：常见于再生障碍性贫血、非白血性白血病、恶性组织细胞病、巨幼细胞性贫血、严重缺铁性贫血、阵发性睡眠性血红蛋白尿、骨髓转移癌等，常同时伴血小板及红细胞减少。

3）理化损伤：X线、放射性核素等物理因素，化学物质如苯、铅、汞等，以及化学药物如氯霉素、磺胺类药、抗肿瘤药、抗糖尿病药及抗甲状腺药物等，均可引起白细胞及中性粒细胞减少。

4）自身免疫性疾病：如系统性红斑狼疮等。

5）单核－吞噬细胞系统功能亢进：脾功能亢进、淋巴瘤等。

2. 嗜酸粒细胞（eosinophil，E）

（1）嗜酸粒细胞增多：①变态反应性疾病：如支气管哮喘、荨麻疹、药物过敏反应、食物过敏、血管神经性水肿等；②寄生虫病：肺吸虫病、蛔虫病、钩虫病、血吸虫病、丝虫病等；③血液病：慢性粒细胞白血病、嗜酸粒细胞白血病、淋巴瘤等；④皮肤病：天疱疮、剥脱性皮炎、银屑病、湿疹等；⑤某些恶性肿瘤：某些上皮性肿瘤如肺癌等可引起嗜酸粒细胞增多；⑥某些传染病：传染病感染期时，嗜酸粒细胞常减少，在恢复期，则暂时性增多。但猩红热急性期，嗜酸粒细胞增多。

（2）嗜酸粒细胞减少：见于伤寒及副伤寒初期、应激状态、休克、长期应用肾上腺皮质激素后，其临床意义甚小。

3. 嗜碱粒细胞（basophilia，B）

（1）嗜碱粒细胞增多：①变态反应性疾病：药物、食物等所致过敏反应，类风湿关节炎等；②血液病：慢性粒细胞白血病、嗜碱粒细胞白血病、骨髓纤维化、真性红细胞增多症等；③恶性肿瘤：尤其是转移癌；④其他：糖尿病、水痘、流感、结核病等。

（2）嗜碱性粒细胞减少：其临床意义较小。

4. 淋巴细胞（lymphocyte，L）

（1）淋巴细胞增多

1）生理性增多：儿童期淋巴细胞比例较高，婴儿出生时淋巴细胞约占35%，粒细胞占65%，4~6天后淋巴细胞可达50%，与粒细胞比例大致相等。4~6岁时，淋巴细胞比例逐渐减低，粒细胞比例增加，逐渐达正常成人水平。

2）病理性增多：①感染性疾病：主要为病毒感染，如麻疹、风疹、传染性单核细胞增多症、传染性淋巴细胞增多症、水痘、流行性腮腺炎、病毒性肝炎、流行性出血热等，也可见于百日咳杆菌、结核杆菌、布氏杆菌、梅毒螺旋体等感染时；②血液病：急慢性淋巴细胞性白血病、淋巴瘤等；③急性传染病的恢复期；④其他疾病：自身免疫性疾病、肿瘤、慢性炎症、移植物抗宿主反应或移植物抗宿主病等。

（2）淋巴细胞减少：主要见于应用肾上腺皮质激素、烷化剂，及长期接触放射线、免疫缺陷病、丙种球蛋白缺陷症等。

5．单核细胞（monocyte，M）

（1）单核细胞增多

1）生理性增多：出生后2周的婴儿单核细胞增多，儿童亦较成人稍多。

2）病理性增多：①感染性疾病：如疟疾、黑热病、活动性结核病、亚急性感染性心内膜炎等；②血液病：单核细胞白血病、骨髓增生异常综合征、恶性组织细胞病、淋巴瘤、多发性骨髓瘤等。

（2）单核细胞减少：无临床意义。

三、网织红细胞计数

网织红细胞（reticulocyte，Ret）是晚幼红细胞脱核后至完全成熟的红细胞之间的过渡型细胞。网织红细胞计数可直接反映骨髓造血功能，除对贫血的诊断和鉴别诊断有重要参考价值外，还可作为贫血治疗效果和病情观察的指标。

【参考值】

百分数：成人：0.005～0.015（或0.5%～1.5%）；新生儿：0.03～0.07（或3%～7%）。

绝对值：$(24～84) \times 10^9/L$。

【临床意义】

1．网织红细胞增多　提示骨髓红细胞系增生旺盛，见于增生性贫血，如溶血性贫血，尤其是急性大量溶血时，网织红细胞计数可高达0.40以上；急性失血性贫血，网织红细胞也明显增加。缺铁性贫血或巨幼细胞性贫血，治疗前网织红细胞仅轻度增高或正常，给予铁剂或维生素 B_{12} 及叶酸治疗后，可逐渐增高，至7～10天达高峰，治疗2周后逐渐恢复正常。

2．网织红细胞减少　表示骨髓造血功能减低，常见于再生障碍性贫血。在骨髓病性贫血（如急性白血病等）时，骨髓中异常细胞大量浸润，使红细胞增生受到抑制，网织红细胞也减少。

四、红细胞比容测定

一定量的抗凝血经规定速度和时间离心沉淀后，测得红细胞体积与全血体积之比，即红细胞在全血中所占体积的百分比，称为红细胞比容（hematocrit，Hct）。该数值与红细胞数量和大小有关。注意进行此项检查静脉采血时，止血带结扎时间小于1分钟，以防止标本溶血。避免于大量输液后立即采血。

【参考值】

微量法：男0.467±0.039L/L；女0.421±0.054L/L。

温氏法：男0.40～0.50L/L（40～50vol%）；平均0.45L/L（45vol%）。

女0.37～0.48L/L（37～48vol%）；平均0.40L/L（40vol%）。

【临床意义】

红细胞比容测定可反映红细胞的增多或减少，但受血浆容量改变的影响，同时也受红细胞体积大小的影响。

1. **红细胞比容增高** 红细胞比容相对性增多见于各种原因所致的血液浓缩，临床上常测定脱水患者的红细胞比容，了解血液浓缩程度，作为计算补液量的参考。红细胞比容绝对性增多见于真性红细胞增多症。

2. **红细胞比容减少** 主要见于各种贫血。由于贫血类型不同，红细胞体积大小也不同，其红细胞计数与红细胞比容数值的减低不一定平行，因此必须将红细胞数、血红蛋白量及红细胞比容三者结合起来，计算红细胞各项平均值，才有参考意义。

五、红细胞平均值

将同一份血液标本同时测得的红细胞数、血红蛋白量和血细胞比容 3 项数据，按相应公式可以计算出红细胞的 3 种平均值。

【参考值】

1. **平均红细胞容积**（mean corpuscular volume，MCV） MCV 系指每个红细胞的平均体积，以飞升（fl）为单位。计算公式如下：$MCV = Hct/RBC$。

手工法：$82 \sim 92fl$；血细胞分析仪法：$80 \sim 100fl$。

2. **平均红细胞血红蛋白量**（mean corpuscular hemoglobin，MCH） MCH 系指每个红细胞内所含血红蛋白的平均量，以皮克（Pg）为单位。计算公式如下：$MCH = Hb/RBC$。

手工法：$27 \sim 31Pg$；血细胞分析仪法：$27 \sim 34Pg$。

3. **平均红细胞血红蛋白浓度**（mean corpuscular hemoglobin concentration，MCHC） MCHC 系指每升血液中平均所含血红蛋白浓度（克数），以 g/L 表示。计算公式如下：$MCHC = Hb/Hct$。

$320 \sim 360g/L$（$32\% \sim 36\%$）。

【临床意义】

主要用于贫血的细胞形态学分类，见表 8 - 3。

表 8 - 3 贫血的细胞形态学分类

形态学分类	MCV（fl）	MCH（Pg）	MCHC（%）	病 因
大细胞性贫血	>100	>34	32 ~ 36	叶酸及/或维生素 B_{12} 缺乏引起的巨幼细胞贫血
正常细胞性贫血	80 ~ 100	27 ~ 34	32 ~ 36	再生障碍性贫血、急性失血性贫血、溶血性贫血、骨髓病性贫血

（续表）

形态学分类	MCV（fl）	MCH（Pg）	MCHC（%）	病　　因
单纯小细胞性贫血	<80	<27	32～36	慢性炎症性贫血、肾性贫血
小细胞低色素贫血	<80	<27	<32	缺铁性贫血、铁粒幼细胞贫血、珠蛋白生成障碍性贫血、慢性失血性贫血

六、红细胞沉降率测定

红细胞沉降率（erythrocyte sedimentation rate，ESR）指红细胞在一定条件下沉降的速度，简称血沉率。红细胞沉降的速度受多种因素影响，当各种因素使红细胞形成缗线状聚集时，红细胞沉降速度增快。促使红细胞缗线聚集的因素有：①血浆中各种蛋白的比例改变：血浆中纤维蛋白原、球蛋白、胆固醇、三酰甘油含量增加或白蛋白含量减少时，使红细胞表面的负电荷减少，细胞相互聚集，形成缗线状，致血沉加快。②红细胞数量和形状改变：红细胞减少时，阻力减少，血沉加快；红细胞增多时则血沉减慢。红细胞直径越大血沉越快。球形红细胞不易聚集成缗线状，血沉减慢。

【参考值】

成年男性：0～15/1小时末；成年女性：0～20/1小时末。

【临床意义】

1．血沉增快

（1）生理性增快：可见于12岁以下的儿童、60岁以上的年长者、月经期妇女、妊娠3个月以上的孕妇。

（2）病理性增快：①各种炎症性疾病：急性细菌性炎症发生后2～3天即可见血沉增快。风湿热、结核病时，因纤维蛋白原及免疫球蛋白增加，血沉明显加快。②组织损伤及坏死：如急性心肌梗死时血沉增快，而心绞痛时则无改变。③恶性肿瘤：增长迅速的恶性肿瘤血沉增快，可能与肿瘤细胞分泌糖蛋白（属球蛋白）、肿瘤组织坏死、继发感染或贫血等因素有关。④各种原因所致的高球蛋白血症：如慢性肾炎、肝硬化、多发性骨髓瘤、巨球蛋白血症、系统性红斑狼疮、淋巴瘤等。⑤其他：贫血、动脉粥样硬化、糖尿病、肾病综合征。

2．血沉减慢　见于严重贫血、球形红细胞增多症、纤维蛋白含量严重缺乏者。临床意义较小。

ESR对于检测疾病动态过程是一项可靠的指标，特别是炎症性疾病、组织损伤或坏死，如风湿热、结核病、心肌梗死等。一般疾病加重，ESR增高；疾病改善，ESR降低而趋向正常。如ESR与临床不符，则常可测定C反应蛋白。

第三节　溶血性贫血的常用实验室检查

溶血性贫血（hemolyticanemia）是指各种原因导致红细胞生存时间缩短，破坏增多或加速，而骨髓造血功能不能相应代偿而发生的一类贫血。红细胞在血管内破坏者为血管内溶血，在血管外破坏者为血管外溶血。临床上按病因和发病机制可分为两大类，即红细胞内在缺陷所致的溶血性贫血和红细胞外因素所致的溶血性贫血。前者多为遗传疾病，如遗传性球形红细胞增多症等，但也有后天获得性疾病，如阵发性睡眠性血红蛋白尿；细胞外因素所致的溶血性贫血均为后天获得性疾病。

溶血性贫血的实验室检查主要分两步：①确定是否存在溶血；②确定溶血的原因。

一、溶血性贫血的一般检查（过筛试验）

（一）血浆游离血红蛋白测定

【参考值】

<40mg/L（邻－甲联苯胺法）。

【临床意义】

血浆游离血红蛋白增加是血管内溶血的佐证，当血管内溶血释放的血红蛋白超过结合珠蛋白所能结合的量时，血浆中游离血红蛋白升高，多见于较严重的血管内溶血，如葡萄糖－6－磷酸脱氢酶缺乏症、阵发性睡眠性血红蛋白尿、自身免疫性溶血性贫血、珠蛋白生成障碍性贫血等。

（二）血清结合珠蛋白测定

血浆中游离血红蛋白需与结合珠蛋白结合后被输送到肝脏分解，通常每升血液中结合珠蛋白的含量可以结合1.3g游离血红蛋白，形成稳定的大分子复合物，以防止血红蛋白自肾小球滤出而从尿中丢失。

【参考值】

0.7~1.5g/L（70~150mg/dl）。

【临床意义】

1. **结合珠蛋白减少**　①各种溶血性贫血，包括血管内或血管外溶血，以血管内溶血减低为显著；②肝细胞损害、传染性单核细胞增多症、先天性无结合珠蛋白血症等；③使用可引起溶血的药物，如链霉素、氯丙嗪、甲基多巴、雌激素、口服避孕药等。

2. **结合珠蛋白增多**　见于感染、创伤、结核病、恶性肿瘤、系统性红斑狼疮、风湿性或类风湿关节炎、组织损伤等。

（三）血浆高铁血红素清蛋白测定

有生化法和电泳法两种检测方法。生化法的原理为高铁血红素清蛋白能与硫化铵形成铵血色原，光谱仪观察在 558nm 处有一吸收光带。电泳法为醋酸纤维膜电泳，出现一条高铁血红素清蛋白区带。

【参考值】

阴性。

【临床意义】

阳性表示严重血管内溶血。

（四）尿含铁血黄素测定（Rous 试验）

血管内溶血时，大部分血红蛋白随尿排出，小部分血红蛋白被肾小管上皮细胞吸收并代谢成含铁血黄素，当这些细胞脱落随尿排出时，本试验阳性。

【参考值】

阴性。

【临床意义】

阳性主要见于近期和慢性血管内溶血、出血性胰腺炎等。急性溶血需要数天后进行尿液检查才能出现阳性并可持续一段时间。

（五）^{51}Cr 标记红细胞寿命测定

用 ^{51}Cr 标记红细胞测定红细胞的半衰期。

【参考值】

半衰期：25 ~ 32 天。

【临床意义】

溶血性贫血时红细胞半衰期小于 15 天，此项检查是确诊溶血性贫血最直接而确实的证据。

二、溶血性贫血的特殊检查

（一）红细胞渗透脆性试验

红细胞在低渗氯化钠溶液中，会逐渐膨胀甚至破裂而溶血。红细胞渗透脆性试验

（erythrocyte osmotic fragility test）是测定红细胞对不同浓度低渗氯化钠溶液的抵抗力，即红细胞的渗透脆性。

【参考值】

开始溶血：0.42% ~0.46%（4.2~4.6g/L）NaCl 溶液；

完全溶血：0.28% ~0.34%（2.8~3.4g/L）NaCl 溶液。

【临床意义】

1. **脆性增高** 开始溶血及完全溶血时氯化钠溶液的浓度均较正常对照提前两管（0.04%）或更高，即开始溶血 >0.50% NaCl 溶液，完全溶血 >0.38% NaCl 溶液时，为脆性增高，主要见于遗传性球形细胞增多症。温抗体型自身免疫性溶血性贫血、遗传性椭圆形细胞增多症也可见脆性增高。

2. **脆性减低** 见于缺铁性贫血、海洋性贫血、肝硬化及阻塞性黄疸等。

（二）自身溶血试验及纠正试验

血液在37℃孵育48小时后的溶血试验，称为自身溶血试验（autohemolysis test）。纠正试验（correction test）为加入葡萄糖或 ATP 作为纠正物，并以氯化钠溶液作为对照，观察溶血是否能被纠正。本试验是溶血性贫血的筛选试验之一，反映了红细胞的代谢功能，有助于红细胞膜和酶缺陷的鉴别。

【参考值】

正常人红细胞经孵育48小时后，溶血率很低，溶血率 <3.5%；加葡萄糖或 ATP 孵育，溶血率更低，溶血率均 <1%。

【临床意义】

可用作遗传性球形细胞增多症和先天性非球形细胞性溶血性贫血的鉴别诊断。遗传性球形细胞增多症时，经孵育后自身溶血明显增强，加入葡萄糖或 ATP，溶血均得到明显纠正；Ⅰ型先天性非球形细胞性溶血性贫血（葡萄糖–6–磷酸脱氢酶缺陷症）时自身溶血加重，加葡萄糖和 ATP 均可使溶血部分纠正；Ⅱ型先天性非球形细胞性溶血性贫血（丙酮酸激酶缺陷症）自身溶血明显增强，加入葡萄糖孵育，溶血不能纠正，只有加入 ATP 才能纠正。

（三）酸溶血试验

酸溶血试验（acid serum hemolysis test）又称 Ham 试验。阵发性睡眠性血红蛋白尿患者的红细胞膜对补体敏感，在酸化血清中易破坏而溶血。

【参考值】

阴性。

【临床意义】

阳性主要见于夜间阵发性睡眠性血红蛋白尿,是其重要的诊断依据。某些自身免疫性溶血性贫血发作严重时也可呈阳性。

(四) 高铁血红蛋白还原试验

当葡萄糖-6-磷酸脱氢酶含量正常时,有足量的还原型辅酶Ⅱ,高铁血红蛋白能被还原;反之,则高铁血红蛋白还原速度减慢。

【参考值】

高铁血红蛋白还原率 >75%。

【临床意义】

还原率减低见于葡萄糖-6-磷酸脱氢酶缺陷。

(五) 葡萄糖-6-磷酸脱氢酶荧光斑点试验和活性测定

葡萄糖-6-磷酸脱氢酶能使氧化型辅酶Ⅱ还原,后者在紫外线照射下会发出荧光或在 340nm 处有 NADPH 吸光度的升高。

【参考值】

正常人有强荧光。

【临床意义】

弱荧光或无荧光、活性减低见于葡萄糖-6-磷酸脱氢酶缺陷者;杂合子或某些葡萄糖-6-磷酸脱氢酶变异体者则可能有轻到中度荧光。

(六) 丙酮酸激酶荧光筛选实验和酶活性测定

丙酮酸激酶(PK)在二磷酸腺苷(ADP)存在的条件下催化磷酸烯醇式丙酮酸(PEP)转化为丙酮酸,在乳酸脱氢酶(LDH)作用下丙酮酸转化为乳酸,同时 NADH(有荧光)氧化为 NAD(有荧光)。在紫外线照射下检测以上过程荧光消失的时间可反映 PK 的活性或检测 340nm 下 NADH 减少的速率推算 PK 的活性。

【参考值】

正常丙酮酸激酶(PK)活性荧光在 20 分钟内消失。酶活性 15.1 ± 4.99U/gHb。

【临床意义】

60 分钟内荧光不消失或活性低于 25%，见于丙酮酸激酶严重缺乏症（纯合子）；荧光在 25～60 分钟消失或活性为正常的 25%～50%，可能是丙酮酸激酶杂合子。

（七）血红蛋白电泳

【参考值】

正常人的电泳图谱显示 4 条区带，最靠阳极端的为量多的 HbA，其后为量少的 HbA_2，再后为两条量更少的红细胞内非血红蛋白成分（NH_1 和 NH_2）。

【临床意义】

1. **HbA_2 增高** 是诊断 β - 轻型地中海贫血的重要依据。个别恶性贫血、叶酸缺乏所致巨幼细胞贫血、某些不稳定血红蛋白病也会增高。

2. **HbA_2 减低** 见于缺铁性贫血及铁幼粒细胞贫血。

3. **正常电泳区带外出现新的区带** 可能是异常血红蛋白区带，如 HbE、HbS、HbC、HbH 等，对诊断血红蛋白病有重要意义。

（八）抗球蛋白试验

抗球蛋白试验（Coombs' test）旧称抗人球蛋白试验。此试验包括：①直接抗球蛋白试验阳性，表明红细胞表面上已结合有不完全抗体；②间接抗球蛋白试验阳性，表明血清中存在不完全抗体。

【参考值】

直接或间接抗球蛋白试验：阴性。

【临床意义】

本试验主要用于诊断自身免疫性溶血性贫血，包括新生儿溶血性贫血，评估血型不合的输血反应等。

1. **直接抗球蛋白阳性** 见于新生儿溶血病、自身免疫性溶血性贫血，也见于系统性红斑狼疮、淋巴瘤以及青霉素等药物诱发的免疫性溶血反应。

2. **间接抗球蛋白阳性** 见于主要用于 Rh 或 ABO 妊娠免疫性新生儿溶血病母体血清中不完全抗体的检测。

3. **药物性直接抗球蛋白阳性** 见于使用对乙酰氨基酚、对氨基水杨酸、氨基比林、抗组胺药、头孢菌素、左旋多巴、胰岛素、甲基多巴、青霉素、利福平、磺胺类药、四环素等药物者。

（九）冷热溶血试验

冷热溶血试验（Donath – Landsteiner's test）主要原理是：血清溶血素在0℃ ~4℃时与红细胞结合，并吸附补体而不溶血；当温度增高至30℃ ~37℃时则发生溶血。

【参考值】

阴性。

【临床意义】

阳性主要见于阵发性冷性血红蛋白尿，也可见于传染性单核细胞增多症等。

（十）冷凝集素试验

冷凝集素试验（cold agglutinin test）主要原理是：冷凝集素在0℃ ~4℃时可与自身或同型红细胞、O型红细胞发生凝集，但当温度增高至37℃时凝集消失。

【参考值】

抗体效价低于1:16。

【临床意义】

冷凝集素试验抗体效价增高（阳性）：主要见于冷凝集素综合征以及支原体肺炎、传染性单核细胞增多症、肝硬化、淋巴瘤等。

第四节　血栓与止血检查

正常止血机能，主要依赖于血管壁的结构和功能、血小板的质量和数量、凝血因子活性以及健全的神经体液调节等。机体中涉及止血功能的物质包括血小板、血管壁、血浆凝血因子、纤溶素和其他血浆抑制物等。

现代血栓与止血实验诊断指标繁多，特别是特异性的检查项目，已经深入细胞、分子和基因水平，但临床常用的筛检试验仍然有限。这些试验，首先从整体上初步区分出异常的血栓与止血发生的机制或环节。目前，血栓与止血检查的方法已从传统的手工方法转向半自动、全自动的仪器检测或床边检测，使试验灵敏度更强、精密度更高、操作更简捷。

本节重点介绍常用的筛检试验。常用筛检试验包括：毛细血管脆性试验、出血时间、血小板计数、血块收缩试验、凝血酶原时间、活化部分凝血活酶时间、凝血酶时间、纤维蛋白（原）降解产物和D–二聚体测定等。

一、血管壁和血小板功能检测

（一）出血时间测定

将皮肤毛细血管刺破后，血液自然流出到自然停止所需的时间称为出血时间（bleeding time，BT）。BT 的长短主要受血小板数量和功能以及毛细血管的通透性和脆性的影响。试验前被检查者须停用阿司匹林（此药物对 BT 的影响可达 4 天）等抗血小板药物。检测时无需采血，仅在前臂作一个浅小皮肤穿刺或切口。试验后个别被检查者可能留有瘢痕。

【参考值】

Ivy 法（现已少用）：2~6 分钟，超过 7 分钟为异常；测定器法（推荐使用）：6.9±2.1 分钟，超过 9 分钟为异常。

【临床意义】

BT 主要反映血小板的数量、功能以及血管壁的通透性和脆性的变化。BT 延长见于：①血小板显著减少，如原发性或继发性血小板减少性紫癜；②血小板功能异常，如血小板无力症、巨大血小板综合征；③毛细血管壁异常，如维生素 C 缺乏症、遗传性出血性毛细血管扩张症；④严重缺乏血浆某些凝血因子，如血管性血友病（vWD）、弥散性血管内凝血；⑤药物影响，如服用乙酰水杨酸、双嘧达莫（潘生丁）等。

（二）血小板计数

血小板计数（platelet count，PC 或 plt）是计数单位容积内外周血液中血小板的含量。

【参考值】

$(100 \sim 300) \times 10^9 / L$。

【临床意义】

1. 血小板减少　血小板数低于 $100 \times 10^9 / L$，称为血小板减少。引起血小板减少的原因有：

（1）血小板生成障碍：如再生障碍性贫血、放射性损伤、急性白血病、骨髓纤维化等。

（2）血小板破坏或消耗增多：如原发性血小板减少性紫癜、系统性红斑狼疮、弥散性血管内凝血、血栓性血小板减少性紫癜。

（3）血小板分布异常：如肝硬化，血液被稀释如输入大量库存血或血浆时。

（4）感染：细菌、病毒、立克次体感染性疾病，特别是患者免疫功能受损状态如艾滋病时。

2. 血小板增多　血小板数超过 $400 \times 10^9 / L$，称为血小板增多。主要见于：

（1）**原发性增多**：见于骨髓增生性疾病，如慢性粒细胞白血病、真性红细胞增多症和原发性血小板增多症。

（2）**反应性增多**：如急性感染、急性溶血、类风湿关节炎、缺铁性贫血或出血性贫血、恶性肿瘤、结肠癌。

（三）血小板黏附试验

血小板黏附试验（platelet adhesion test，PAdT）又称血小板黏附功能试验。该试验有多种测定方法，如玻璃球法、玻璃滤器法和玻璃柱法。每一种试验都需计数受检血液试验前、后血液中血小板数的差值，由此可计算出试验前血小板数的比率，即为血小板黏附率（%）。

【参考值】

玻璃柱法：62.5%±8.61%（45.34%～79.78%）；玻璃球旋转法：34.9%±5.95%；玻璃滤器法31.9%±10.9%。

【临床意义】

1. **PAdT 增高**　见于血液高凝状态和血栓性疾病，如心肌梗死、心绞痛、脑血管病变、糖尿病、深静脉血栓形成、妊娠高血压综合征、肾小球肾炎、高脂血症、口服避孕药等。

2. **PAdT 减低**　见于血管性血友病（vWD）、血小板无力症、巨大血小板综合征、尿毒症、肝硬化、骨髓增生异常综合征、纤维蛋白原血症、急性白血病、服用抗血小板药物等。

（四）血小板聚集试验

血小板聚集试验（platelet aggregation test，PAgT）是在体外富含血小板血浆中加入诱导剂，使血小板聚集，然后用血小板聚集仪测定，并绘制曲线。

【参考值】

血小板聚集率参考值见表8-4。

表8-4　血小板聚集率参考值

	ADP (1.0mmol/L)	ADP (0.5mmol/L)	肾上腺素 (0.4mg/L)	胶原 (3mg/L)	瑞斯托霉素 (1.5g/L)
2'A（%）	52.7±14.5	31.6±11.5	37.0±12.9	43.5±19.4	73.8±17.0
4'A（%）	60.7±17.8	34.6±15.3	61.0±18.9	70.9±19.6	87.5±11.4
MA（%）	62.7±16.1	37.4±14.3	67.8±17.8	71.7±19.3	87.5±11.0
TMA（s）	211.3±72.5	146.2±87.5	296.4±70.5	250.2±34.5	239.4±30.9
T50%（s）	35.1±12.1	26.6±19.7	109.4±53.8	110.5±16.8	58.0±23.5

【临床意义】

1. PAgT 增高 反映血小板聚集功能增强,见于血液高凝状态和血栓性疾病,如糖尿病、急性心肌梗死、心绞痛、深静脉血栓形成、人工瓣膜、口服避孕药、吸烟等。

2. PAgT 减低 反映血小板聚集功能减低,见于各种先天性疾病如血小板无力症、巨血小板综合征、系统性红斑狼疮、近期体外循环或血液透析、尿毒症、各种骨髓增生性疾病、肝硬化,或应用血小板抑制药物等。

(五)血块收缩试验

血块收缩试验(clot retraction test,CRT)属于血小板功能的诊断筛选试验,是在富含血小板的血浆中加入 Ca^{2+} 和凝血酶,使血浆凝固形成凝块。血小板收缩蛋白使血小板伸出伪足,伪足前端连接到纤维蛋白束上。当伪足向心性收缩,使纤维蛋白网眼缩小,检测析出血清的容积可反映血小板血块收缩能力。

【参考值】

非抗凝全血法:血块 1~2 小时开始收缩,18~24 小时完全收缩;抗凝全血标本法:48%~64%。

【临床意义】

1. 减低 见于特发性血小板减少性紫癜、血小板无力症、红细胞增多症、低(无)纤维蛋白原症、多发性骨髓瘤、原发性巨球蛋白血症等。

2. 增高 见于先天性或获得性因子 XIII 缺乏症、严重贫血等。

二、凝血和抗凝血功能检测

参与凝血过程的有关因子统称为凝血因子,包括 12 个经典的凝血因子、激肽系统的激肽释放酶原(PK)、高分子量激肽原(HMWK)。除因子IV外,其他均为蛋白质;除因子III外,其他均存在于血浆中。凝血因子止血的途径包括:①外源性凝血途径:当组织和血管内皮损伤后,释放出组织因子(tissue factor,TF),首先启动外源性凝血途径。TF 与 FVII 或激活的 FVIIa 形成复合物(TF-FVIIa),该复合物可激活 FX 和内源凝血途径中的 FIX。TF 广泛存在于各种组织中,因其含有大量磷脂,一旦进入血液可明显促进凝血反应过程。②内源性凝血途径:当血管壁损伤,内皮下组织暴露,血液中的 FXII 被内皮下胶原激活,再依次激活 FXI、FIX,然后形成 FIX-Ca^{2+}-FVIIIa-PF_3 复合物,使 FX 激活为 FXa。③共同凝血途径:激活的 FXa 与 PF_3、Ca^{2+}、FVa 组成复合物,即凝血酶原酶,它将凝血酶原(FII)激活为凝血酶(FIIa)。FIIa 使纤维蛋白原(Fg)转变为纤维蛋白单体(Fb)。

体液中含有多种抗凝物质,主要有:①抗凝血酶III(antithrombinIII,ATIII),在肝素的介导下灭活凝血酶等,其抗凝作用占体内总抗凝血作用的 50%~67%;②蛋白 C

系统：在凝血酶和血栓调节蛋白作用下，蛋白 C 转变为活化蛋白 C，又在蛋白 S（pro-teinS，PS）协同下，灭活 FVa、FⅧa，同时激活纤溶系统。

（一）凝血时间测定

凝血时间测定（clotting time，CT）是将静脉血放入玻璃试管中，观察自采血开始至血液凝固所需的时间。本试验反映了内源凝血系统自因子Ⅻ被负电荷表面（玻璃）激活至纤维蛋白形成的过程，主要反映内源性凝血过程第 1 期有无异常。

【参考值】

试管法：6～12 分钟；硅化试管法：15～32 分钟。目前凝血时间测定基本上被 APTT 所取代。

【临床意义】

1. **CT 延长**　见于：①凝血因子Ⅷ、Ⅸ、Ⅺ明显减少，如甲、乙型血友病、因子Ⅺ缺乏症；②凝血酶原、纤维蛋白原严重减少，如纤维蛋白原减少症、严重肝损伤等；③继发性或原发性纤溶活力增强；④应用肝素、口服抗凝药或循环抗凝物质增加，如类肝素物质增多等。

2. **CT 缩短**　见于高凝状态，血栓性疾病、抽血不顺利使血液中混有大量组织液时。

（二）活化部分凝血活酶时间测定

活化部分凝血活酶时间（activated partial thromboplastin time，APTT）测定是在血浆中加入 APTT 试剂和 Ca^{2+} 后，观察其凝固时间。此法是内源性凝血系统最常用的筛选试验。此试验灵敏简便，目前已替代传统的普通试管法凝血时间试验。如用全自动凝血分析仪测定，结果更准确。

【参考值】

手工法：32～43 秒，较正常对照值延长 10 秒以上为异常。

【临床意义】

同凝血时间（CT）测定，但较普通试管法 CT 为敏感，是目前推荐应用的内源性凝血系统的筛选试验。此外，APTT 是监测肝素应用的首选指标。

（三）血浆凝血酶原时间测定

血浆凝血酶原时间（prothrombin time，PT）测定是在被检血浆中加入 Ca^{2+} 和组织凝血活酶，使凝血酶原转变为凝血酶，后者使纤维蛋白原转变为纤维蛋白，观测血浆的凝固时间。本试验是反映外源性凝血系统较为灵敏和常用的筛选试验。

【参考值】

1. **凝血酶原时间**　为 11~13 秒，测定值超过正常对照值 3 秒以上为异常。

2. **凝血酶原时间比值**（prothrombin ratio，PTR）　即被检查者血浆凝血酶原时间（秒）/正常人凝血酶原时间（秒），参考值为 1.0±0.05。

3. **国际标准化比值**（international normalized ratio，INR）　即 PTR^{ISI}，参考值为 1.0±0.1。国际敏感性指数（international sensitivity index，ISI）越小，组织凝血活酶的敏感性越高。

【临床意义】

1. **PT 延长**　见于：①先天性凝血因子 I（纤维蛋白原）、II（凝血酶原）、V、VII、X 缺乏；②后天性凝血因子缺乏，如严重肝病、维生素 K 缺乏、纤溶亢进、弥散性血管内凝血、接受大量输血、使用抗凝剂等；③其他因素：饮酒者、痢疾、吸收不良者，应用抗生素、甲基多巴、磺胺药物等。

2. **PT 缩短**　见于高凝状态，如弥散性血管内凝血早期、心肌梗死、脑血栓形成、急性血栓性静脉炎、高脂或叶类蔬菜饮食、口服避孕药、维生素 K 等等。

3. **口服抗凝剂监测**　PT 及 INR 是临床监测口服抗凝剂的首选指标。使 PT 为正常对照者的 1.0~2.0，PTR 在 1.0~2.0，INR 在 2.0~3.0。

（四）血浆纤维蛋白原测定

【参考值】

凝血酶比浊法：2~4g/L。

【临床意义】

1. **纤维蛋白原增高**　见于急性心肌梗死、急性感染、急性肾炎、糖尿病、创伤、休克、大手术后、妊娠高血压综合征、恶性肿瘤以及血栓前状态等。亦可见于服用雌激素、口服避孕药、吸烟等。

2. **纤维蛋白原减低**　见于重症肝炎、肝硬化、弥散性血管内凝血、原发性纤溶症、先天性无纤维蛋白原血症、营养不良、溶栓治疗等。

（五）血浆抗凝血酶测定

血浆抗凝血酶测定包括抗凝血酶Ⅲ（antithrombin Ⅲ，activity，AT－Ⅲ：A）活性和抗凝血酶抗原（antithrombin Ⅲ，antigen，AT－Ⅲ：Ag）测定。

【参考值】

活性：108.5%±5.3%；抗原：0.29±0.06g/L。

【临床意义】

1. **增高** 见于血友病、白血病、再生障碍性贫血等急性出血期以及口服抗凝药物等。

2. **减低** 减低见于先天性或获得性 AT 缺乏（血栓性疾病、弥散性血管内凝血、肝病等）、高凝状态、肾病综合征、溶纤治疗、肝素治疗、口服避孕药（含雌激素）等。

（六）血浆蛋白 C 测定

血浆蛋白 C 测定包括蛋白 C 活性（protein C activity，PC：A）测定和蛋白 C 抗原（protein c antigen，PC：Ag）测定。

【参考值】

各实验室应建立自己的参考范围。活性：70% ~ 140%；抗原：70% ~ 140%。

【临床意义】

PC：A 和 PC：Ag 减低，见于先天性或获得性 PC 缺乏症，后者如弥散性血管内凝血、肝病、手术后、口服抗凝剂、急性呼吸窘迫综合征。

（七）血浆肝素定量测定

【参考值】

阴性。

【临床意义】

用于血栓性疾病防治及血液透析时肝素用量的监测。血浆肝素浓度以 0.2 ~ 0.5IU/ml 为宜。

（八）狼疮抗凝物质测定

包括 Lupo 试验Ⅱ和 Lucor 试验。

【参考值】

Lupo 试验Ⅱ：31 ~ 44 秒；Lucor 试验：30 ~ 38 秒；Lupo 试验Ⅱ与 Lucor 试验比值：1.0 ~ 1.2。

【临床意义】

阳性见于有狼疮抗凝物质的疾病，如系统性红斑狼疮（SLE）、某些血栓形成性疾病、自发性流产等。

三、纤维蛋白溶解功能测定

体内或体外的凝血块可以被溶解，是由于体内的纤溶系统作用。血管内皮细胞合成和释放的组织型纤溶酶原激活物、肾小球或内皮细胞合成和释放的尿激酶型纤溶酶原激活物以及凝血、抗凝血过程，均可启动纤溶系统，使纤溶酶原（plasminogen，PLG）激活为纤溶酶（plasmin，PL），PL 可溶解体内或体外的纤维蛋白凝血块，并可产生纤溶降解产物，如 D – 二聚体等碎片。

（一）优球蛋白溶解时间测定

血浆优球蛋白中含有纤维蛋白原、纤溶酶原和纤溶酶原激活物等成分，但不含纤溶酶抑制物。将受检血浆置于醋酸溶液中，使优球蛋白沉淀，经离心除去纤溶抑制物，将沉淀的优球蛋白溶于缓冲液中，再加入 Ca^{2+} 溶液或凝血酶，使其凝固。在 37℃ 下观察凝块完全溶解所需的时间，即为优球蛋白溶解时间（euglobulin lysis time，ELT）。本试验可作为纤溶性疾病的筛查方法之一，粗略反映纤溶活性情况。

【参考值】

加钙法：129.8 ± 41.1 分钟；加酶法：157.0 ± 59.1 分钟。一般认为 < 70 分钟为异常。

【临床意义】

1. **ELT 缩短**（< 70 分钟） 表明纤溶活性增强，见于原发性和继发性纤溶亢进，后者常见于手术、应激状态、创伤、休克、羊水栓塞、急性白血病、恶性肿瘤广泛转移和晚期肝硬化等。

2. **ELT 延长** 表明纤溶活性减低，见于血栓前状态、血栓性疾病和应用抗纤溶药物等。

（二）血浆硫酸鱼精蛋白副凝固试验

血浆硫酸鱼精蛋白副凝固试验（plasma protamine paracoagulation test，3P）的原理为在受检血浆中加入硫酸鱼精蛋白溶液，如果血浆中存在可溶性纤维蛋白单体与纤维蛋白降解产物的复合物，则可被加入的鱼精蛋白解离，被解离的纤维蛋白单体又可重新聚合成可见的纤维状物，即为 3P 试验阳性。

【参考值】

阴性。

【临床意义】

1. **阳性** 见于弥散性血管内凝血早、中期，假阳性可见于恶性肿瘤、大手术后、败血症、肾小球疾病、人工流产、分娩等。

2. 阴性　除正常人外，可见于晚期弥散性血管内凝血和原发性纤溶症。

本试验是鉴别原发性纤溶症和继发性纤溶症的试验之一。

（三）血浆凝血酶时间测定

受检血浆中加入"标准化"凝血酶溶液，测定开始出现纤维蛋白丝所需的时间，即为血浆凝血酶时间测定（thrombin time，TT），是外源性凝血系统较为灵敏和最常用的筛选试验。

【参考值】

16~18 秒；延长超过正常对照 3 秒以上为异常。

【临床意义】

TT 延长见于肝素增多或类肝素抗凝物质存在，纤维蛋白（原）降解产物（FDP）增多及低（无）纤维蛋白原血症、异常纤维蛋白原血症、弥散性血管内凝血、系统性红斑狼疮和肝脏疾病等。

TT 是肝素抗凝治疗监测的良好指标，一般控制在参考值的 2~5 倍。TT 也是链激酶、尿激酶溶栓治疗监测的良好指标，一般控制在参考值的 1.5~2.5 倍。

（四）血浆纤维蛋白（原）降解产物测定（fibrin（ogen）degradation products，FDP）

【参考值】

阴性或 <5mg/L。

【临床意义】

FDP 是理想的纤溶活性筛选试验。FDP 阳性或增高见于原发性纤溶症、溶栓治疗、肝硬化、恶性肿瘤、弥散性血管内凝血、急性早幼粒细胞白血病、肺梗死、肝或肾脏疾病、器官移植排斥反应等。

（五）血浆 D - 二聚体测定

血浆 D - 二聚体（D - dimer，D - D）是纤维蛋白被纤溶酶降解后产生的碎片 D 的二聚体。目前认为血浆 D - 二聚体是诊断弥散性血管内凝血的重要指标。

【参考值】

胶乳凝集法：阴性；ELISA 法：<250μg/L。

【临床意义】

增高见于继发性纤溶症，如弥散性血管内凝血；原发性纤溶症为阴性或不增高，此为两者鉴别的重要指标。阳性或增高也见于深静脉血栓形成、肺梗死、动脉血栓栓塞症，妊娠、恶性肿瘤、外科手术等。D－D阴性更是排除深静脉血栓非常有价值的试验。

第五节　尿液检测

尿液是血液中部分物质经肾小球滤过、肾小管和集合管的重吸收及排泌的终末代谢产物，尿液检测不仅可以直接了解泌尿系统的生理功能和病理变化，对其他系统疾病的诊断、治疗及预后亦具有重要意义。

1. **协助泌尿系统疾病的诊断和疗效观察**　泌尿系统的炎症、结石、结核、肿瘤、肾脏的移植排斥反应及肾衰竭时，尿液成分会发生变化，尿液检测是泌尿系统疾病最常用的不可替代的首选项目。

2. **协助其他系统疾病的诊断**　尿液来自血液，凡引起血液成分改变的疾病，均可引起尿液成分的变化。如糖尿病时进行尿糖检测；急性胰腺炎时作尿淀粉酶检测；黄疸时作尿三胆检测等，均有助于该类疾病的诊断。

3. **药物副作用的监测**　某些药物如庆大霉素、卡那霉素、多黏菌素B、磺胺等，可引起肾的损害，故用药前及用药过程中需观察尿液的变化，以确保用药的安全。

尿液检测主要包括：尿液一般检查、尿液有形成分计数、尿液特殊化学检查等。

一、尿液一般检测

（一）一般性状检查

尿液一般检查标本通常不加防腐剂。采集后应在1小时内送检。如不能及时送检，可在2℃～8℃冷藏，但也必须在6小时内完成检验，避免尿成分变性、腐败或细菌污染。

【参考值】

1. **尿量**　成人1000～2000ml/24h。
2. **颜色**　正常新鲜的尿液呈淡黄至深黄色，清澈透明，尿颜色受尿色素、尿胆原、尿胆素、酸碱度、食物或药物的影响。
3. **气味**　正常尿液气味来自尿内挥发性酸性物质，久置后有氨臭味。
4. **酸碱度**　正常新鲜尿液多呈弱酸性，晨尿pH为6.0～6.5，新鲜随机尿波动在4.5～8。肉食为主者尿液偏酸，素食者尿液则偏碱。久置后，尿液呈碱性。
5. **尿液比密**　晨尿1.015～1.025，随机尿1.003～1.035。

【临床意义】

1. 尿量

（1）尿量增多：24小时尿量超出2.5L称为多尿（polyuria）。见于：①大量饮水、输液、应用利尿剂等所致暂时性多尿；②垂体抗利尿激素（ADH）分泌不足或肾小管对ADH反应性减低所致低比密多尿；③糖尿病尿糖过多引起的溶质性利尿，尿比密增高。

（2）尿量减少：24小时尿量少于400ml或每小时尿量持续少于17ml称为少尿（oliguria）；24小时尿量少于100ml称为无尿（anuria）。见于：①肾前性少尿：各种原因所致的休克、严重脱水、心力衰竭等；②肾性少尿：各种肾实质性病变；③肾后性少尿：各种原因所致的尿路梗阻，如尿路结石、肿瘤、尿路狭窄等；④假性少尿：各种排尿功能障碍所致，如前列腺肥大、神经源性膀胱等。

2. 颜色

（1）血尿（hematuria）：尿内含有一定量的红细胞时称为血尿。出血量不多时可呈淡红色云雾状、淡洗肉水样；出血量多时呈鲜血样，甚至混有凝血块。每升尿中含血量超过1ml即可出现淡红色，称肉眼血尿（grosshematuria）；如尿液外观变化不明显，而离心沉淀后进行显微镜检查，每高倍镜视野下红细胞数>3个称为镜下血尿。主要见于急性肾小球肾炎、肾和尿路结石、肾结核、泌尿系统肿瘤或感染以及出血性疾病等。

（2）血红蛋白尿（hemoglobinuria）：正常尿隐血试验阴性，为淡黄色。血管内溶血时，出现血红蛋白尿，呈浓茶色或酱油色，隐血试验阳性，见于蚕豆病、血型不合的输血反应及恶性疟疾等。

（3）胆红素尿（bilirubinuria）：尿内含有大量结合胆红素，呈深黄色，振荡后泡沫亦呈黄色。若在空气中久置，可因胆红素被氧化为胆绿素而使尿液外观呈棕绿色，见于阻塞性黄疸及肝细胞性黄疸。

（4）乳糜尿（chyluria）：因乳糜液逆流入尿中所致，尿液外观呈不同程度的乳白色，有时含有血液，称为乳糜血尿，多见于丝虫病、肿瘤等。

（5）脓尿（pyuria）和菌尿（bacteriuria）：尿液中含有大量脓细胞或细菌等炎性渗出物时，外观可呈白色混浊（脓尿）或云雾状（菌尿），加热、加酸其混浊均不消失，见于泌尿系统感染如肾盂肾炎、膀胱炎、尿道炎或前列腺炎等。

（6）脂肪尿（lipiduria）：尿中出现脂肪小滴则称为脂肪尿，见于肾病、挤压伤、骨折、肾病综合征、肾小管变性等。

（7）无色尿：见于尿量增多，如尿崩症、糖尿病或饮水、输液过多。

3. 气味　新鲜尿即有氨臭味多见于慢性膀胱炎及慢性尿潴留；腐臭味见于泌尿系统化脓性感染；粪臭味见于膀胱、直肠瘘；烂苹果味见于糖尿病酮症酸中毒；鼠臭味见于苯丙酮酸尿；蒜臭味见于有机磷中毒。

4. 酸碱度

（1）尿pH降低：见于酸中毒、高热、严重缺钾、痛风，服用氯化铵、维生素C，低钾性代谢性碱中毒等。

（2）尿 pH 增高：见于碱中毒、尿潴留、膀胱炎、肾小管酸中毒，服用碳酸氢钠、噻嗪类利尿剂等。

5. 尿液比密（specific gravity，SG）　尿液比密是指在 4℃ 时尿液与同体积纯水重量之比，可粗略判断肾小管的浓缩稀释功能。目前多用尿试纸条法测 SG，其他方法还包括折射仪法、比重计法。

（1）尿液比密增高：（晨尿 > 1.020）见于高热、脱水、出汗过多、周围循环衰竭等致血容量不足的肾前性少尿；尿量多而比重高见于糖尿病。

（2）尿液比密减低：（< 1.015）见于大量饮水、急性肾小管坏死、急性肾衰竭少尿期及多尿期、慢性肾衰竭、尿崩症等。

（二）化学检查

【参考值】

1. 尿蛋白　定性试验：阴性；定量试验：24 小时尿 0 ～ 80mg。尿蛋白定性阳性或定量 24 小时尿超过 150mg（或超过 100mg/L）称为蛋白尿（proteinuria）。尿蛋白定性与定量试验有一定的相关性：定性尿蛋白 ± ～ +，定量为 24 小时 0.2 ～ 1g；定性尿蛋白 + ～ ++，定量为 24 小时 1 ～ 2g；定性尿蛋白 +++ ～ ++++，定量为 24 小时 > 3g，多者可超过 10g。

2. 尿糖　定性试验：阴性；定量试验：0.56 ～ 5.0mmol/24h。

3. 尿酮体　定性试验：阴性。

4. 尿胆红素与尿胆原　尿胆素定性：阴性，定量 ≤ 2mg/L；尿胆原定性：阴性或弱阳性（尿 1:20 稀释后应为阴性），定量 ≤ 10mg/L。

【临床意义】

1. 尿蛋白

（1）生理性蛋白尿：又称功能性蛋白尿，指泌尿系统无器质性病变，尿内暂时出现蛋白质，持续时间短，程度轻。见于发热、紧张、剧烈运动或劳动后以及体位性蛋白尿，尿蛋白定性多不超过（+），定量 24 小时尿超过 0.5g。

（2）病理性蛋白尿：因各种肾脏及肾外疾病所致的蛋白尿，多为持续性蛋白尿。蛋白尿可分为：①轻度：120 ～ 500mg/24h；②中度：500 ～ 4000mg/24h；③重度：4000mg/24h 以上。

1）肾小球性蛋白尿（glomerular proteinuria）：见于①原发性肾小球疾病：如肾小球肾炎、肾病综合征；②继发性肾小球疾病：糖尿病肾病、狼疮性肾炎等。

2）肾小管性蛋白尿（tubular proteinuria）：见于肾盂肾炎、重金属（汞、镉、铋）中毒、大量使用氨基苷类抗生素、肾移植术后。

3）混合性蛋白尿（mixed proteinuria）：同时累及肾小球和肾小管所产生的蛋白尿，

见于慢性肾炎、慢性肾盂肾炎、糖尿病肾病、狼疮性肾炎等。

4）溢出性蛋白尿（overflow proteinuria）：由于血浆中低分子量蛋白异常增多，超过肾小管重吸收阈值所致，见于①多发性骨髓瘤、巨球蛋白血症形成的本－周蛋白尿；②急性血管内溶血产生的血红蛋白尿；③急性肌肉损伤所致的肌红蛋白尿。

2．尿糖 当血中葡萄糖量超过肾阈值时，出现糖尿（glucosuria）。

（1）血糖增高性糖尿：常见于原发性糖尿病和内分泌疾病，如库欣综合征、甲状腺功能亢进、肢端肥大症、嗜铬细胞瘤等，还可见于肝功能不全、胰腺癌、胰腺炎等。

（2）血糖正常性糖尿：血糖含量虽正常，但由于肾阈值下降，近曲小管对葡萄糖重吸收能力下降，出现糖尿，又称肾性糖尿，见于慢性肾小球肾炎、肾病综合征、间质性肾炎或家族性糖尿病等。

（3）暂时性糖尿包括：①摄入性糖尿：短时间内摄入大量糖类所致；②应激性糖尿：见于强烈的精神刺激、颅脑外伤、脑血管意外；③新生儿糖尿；④妊娠性糖尿；⑤药物性糖尿：如应用肾上腺糖皮质激素、茶碱、大剂量阿司匹林等。

（4）非葡萄糖性糖尿：乳糖、半乳糖、果糖、戊糖等非葡萄糖摄入过多或代谢紊乱时，可出现相应的糖尿，可见于肝硬化、哺乳期妇女、大量进食水果后。

3．尿酮体 酮体（ketone body）包括乙酰乙酸、β－羟丁酸及丙酮。尿中出现酮体称为酮体尿（ketonuria），简称酮尿。

（1）糖尿病性酮尿：糖尿病时由于脂肪动员，酮体生成增加，引起血酮过多而出现酮尿。尿酮体测定是糖尿病酮症酸中毒昏迷的早期指标，此时多伴有高糖血症和糖尿。

（2）非糖尿病性酮尿：见于剧烈呕吐、高热、腹泻、饥饿、酒精性肝炎、肝硬化、重症子痫等，因糖代谢障碍而出现酮尿。

4．尿胆红素与尿胆原 尿胆红素、尿胆原检查可协助鉴别黄疸病因。尿胆红素阳性见于肝细胞性黄疸或阻塞性黄疸；尿胆原阳性见于肝细胞性黄疸。

（三）显微镜检查

临床上应用显微镜对尿沉淀物进行检查，识别尿液中各种有形成分，可反映出肾、尿路疾患的基本病变，为诊断提供极为重要的依据。

【参考值】

1．**红细胞** 玻片法平均 $0 \sim 3$ 个/HP，定量检查 $0 \sim 5$ 个/μl。

2．**白细胞** 玻片法平均 $0 \sim 5$ 个/HP，定量检查 $0 \sim 10$ 个/μl。

3．**上皮细胞** 少量或无。

4．**透明管型** $0 \sim 1$ 个/LP。

5．**生理性结晶** 偶见磷酸盐、草酸钙、尿酸等结晶。

【临床意义】

1. 细胞

（1）红细胞：尿沉渣镜检红细胞 >3 个/HP，称为镜下血尿。红细胞形态对鉴别肾小球源性和非肾小球源性血尿有重要价值。新鲜红细胞为淡黄色，大小均匀，呈双凹圆盘形。由肾小球滤出的红细胞呈多形性改变，如荆棘形红细胞、环形红细胞等，而非肾小球滤出的红细胞形态较一致。肾性红细胞常见于急、慢性肾小球肾炎、急性肾盂肾炎等，非肾性红细胞常见于肾结石、输尿管结石及泌尿系肿瘤等。

（2）白细胞：尿中以中性粒细胞较多见，炎症时白细胞发生变异，通常成团，形态多变。白细胞增多见于肾盂肾炎、膀胱炎、尿道炎症或肾结核。成年女性生殖系统有炎症时，常有阴道分泌物混入尿内，除有成团脓细胞外，并伴有多量扁平上皮细胞。

（3）上皮细胞

1）肾小管上皮细胞（又称小圆上皮细胞）：来自远曲和近曲小管，尿中出现肾小管上皮细胞表示肾小管病变，如成团出现，则多见于肾小管坏死性病变，如急性肾小管坏死、肾病综合征、肾小管间质性炎症等；肾小管上皮细胞发生脂肪变性时，胞质中充满脂肪颗粒，称为脂肪颗粒细胞，见于慢性肾小球肾炎；肾小管上皮细胞中出现含铁血黄素颗粒，见于心力衰竭、肾梗死。此外，肾移植后若肾小管上皮细胞持续增多或重新出现，则为排斥反应的表现。

2）移行上皮细胞：因部位不同其形态可有较大差别。表层移行上皮细胞，主要来自膀胱，体积为白细胞的 4~5 倍，多为不规则的类圆形，胞核居中，又称大圆上皮细胞。中层移行上皮细胞，主要来自肾盂，为大小不一的梨形、尾形，故又称尾形上皮细胞，核较大，呈圆形或椭圆形。底层移行上皮细胞，来自输尿管、膀胱和尿道，形态圆形，胞核较小。正常尿中无或偶见移行上皮细胞，在输尿管、膀胱、尿道有炎症时可出现。大量出现应警惕移行上皮细胞癌。

3）复层扁平上皮细胞：亦称鳞状上皮细胞，呈大而扁平的多角形，胞核小，圆形或椭圆形，来自尿道前段。女性尿道有时混有来自阴道的复层扁平上皮细胞。生理情况下，男性尿中偶见，女性 0~5 个/HP，多无临床意义。尿中大量出现或片状脱落且伴有白细胞、脓细胞，见于尿道炎。

2. 管型

管型（cast）为尿沉渣中有重要意义的成分，是蛋白质细胞或细胞碎片在肾小管、集合管中凝结而成的圆柱状蛋白聚合体，它的出现往往提示有肾实质性损害。常见管型的特征及临床意义如下：

（1）透明管型（hyaline cast）：主要由管型基质构成。剧烈运动后、高热、心衰等可见少量增加。大量出现见于肾小球肾炎、肾病综合征、肾盂肾炎、恶性高血压、应用氨基苷类抗生素等所致肾实质性病变。

（2）颗粒管型（granular cast）：可分为细颗粒和粗颗粒管型。粗颗粒主要为白细胞碎片，细颗粒则多为上皮细胞碎片。少量细颗粒管型可见于运动后、发热或脱水时；大量出现见于肾小球肾炎、肾病综合征及药物毒性等所致肾脏病变，并提示病变较重，为肾实质损害的最可靠的实验诊断依据之一。

（3）细胞管型（cellular cast）：管型基质内含有细胞，其数量超过 1/3 的管型体积则称为细胞管型。按细胞种类可进一步分为上皮细胞管型、红细胞管型、白细胞管型、混合管型。与尿中出现的各种细胞临床意义基本一致，但出现管型，为肾实质损害的最可靠的试验诊断依据之一。

（4）蜡样管型（waxy cast）：常呈浅灰色或蜡黄色，为颗粒管型、细胞管型进一步衍化，或直接由淀粉样变性的上皮细胞溶解后形成。其出现提示肾小管的严重病变，预后差。见于慢性肾小球肾炎晚期、肾功能不全及肾淀粉样变性。

3. 尿结晶体　尿结晶体的形成与各种物质溶解度、尿 pH 值、温度及胶体浓度有关，当促进与抑制结晶析出的种种因素失衡时，可见结晶析出。

（1）生理性尿结晶：主要有①磷酸盐结晶：少量出现无临床意义，持续大量出现应排除甲状旁腺功能亢进、肾小管性酸中毒、骨脱钙等致磷酸盐大量丢失的病理情况，并警惕形成磷酸盐结石的可能；②碳酸钙晶体：常与磷酸盐结晶同时出现，无特殊临床意义；③尿酸盐结晶：无特殊临床意义；④尿酸结晶：正常人尤其是食入富含嘌呤的食物后，尿中可偶见；若新鲜尿中持续出现尿酸结晶，应警惕形成尿酸结石；⑤草酸钙结晶：正常人尤其是进食植物性食物后尿中可出现；如持续出现在新鲜尿中，应警惕形成结石。

（2）病理性尿结晶：指在正常人尿中不存在的结晶。主要有：①胱氨酸结晶：为蛋白质分解产物，见于遗传性胱氨酸尿症；②亮氨酸与酪氨酸结晶：为蛋白质分解产物，见于有大量组织坏死的疾病，如急性肝坏死、白血病、急性磷中毒等；③胆固醇结晶：临床上少见，可见于肾淀粉样变性、尿路感染及乳糜尿患者；④胆红素结晶：见于阻塞性黄疸和肝细胞性黄疸；⑤磺胺类药结晶：见于大量服用磺胺类药物，如大量磺胺结晶伴有红细胞或管型同时出现，多表示肾脏已经受损，应立即停药；⑥解热镇痛药结晶：见于大量服用阿司匹林、水杨酸。

（四）尿沉渣定量检查

留取一定时间的尿液，取定量尿液离心沉淀，用血细胞计数板计数红细胞、白细胞和管型数，再换算成单位时间内的数量。动态观察比较，可以了解肾损害的情况。传统的 Addis 计数：需收集 12 小时尿，既耗时又因尿置放过久易致有形成分破坏或结晶形成而影响测定准确性，现已少用。现多采用"1 小时尿有形成分计数"法检测，适合于门诊和住院患者。标本采集可在正常饮食下留取尿液。1 小时尿有形成分计数通常准确留取早晨 6:00～9:00，3 小时内全部尿液，也可留取任意而固定的时间段内的尿液，及时送检。注意不能大量饮水。尿中不必加防腐剂。

【参考值】

男性：红细胞 <3 万/小时，白细胞 <7 万/小时；女性：红细胞 <4 万/小时，白细胞 <14 万/小时。男性、女性：管型 <3400 个/小时。

【临床意义】

白细胞增高为主者，主要见于泌尿系统感染如急性肾盂肾炎；红细胞、管型增高为主者，主要见于急、慢性肾小球肾炎。

二、尿液其他检测

（一）尿微量清蛋白测定

在无尿路感染和心力衰竭的情况下，尿中可存在少量清蛋白，浓度为每分钟 20 ~ 200μg 的亚临床范围，称为微量清蛋白，若 24 小时尿超过 30mg 称微量清蛋白尿。常用放免法或酶联免疫吸附法、免疫比浊法检测。

【参考值】

尿清蛋白排出率（UAE）为 24 小时尿 5 ~ 30mg，超过 30mg 称微量清蛋白尿。

【临床意义】

UAE 增高见于：

1. 糖尿病。当 UAE 持续超过 20 ~ 200μg/min（24 小时尿分泌率 > 70μg/min，相当于每 24 小时 30 ~ 300mg）为早期糖尿病肾病的诊断指标。
2. 肾小球疾病、狼疮性肾炎、肾小管间质性疾病等。
3. 高血压、肥胖、高脂血症、吸烟、剧烈运动与饮酒等。

（二）尿蛋白电泳

尿蛋白电泳又称尿蛋白 SDS 盘状电泳。在聚丙烯酰胺凝胶柱中各种蛋白质组分都向正极移动，按其分子量大小的顺序彼此分离，分子量越大，泳动越慢，反之越快。尿蛋白电泳可以判断蛋白尿组分的性质与分子量范围，进行蛋白尿选择性和非选择性分析。

【临床意义】

1. **肾小管损害** 如急性肾盂肾炎、肾小管性酸中毒、慢性间质性肾炎早期、重金属及药物引起肾损害等常出现小分子量蛋白，主要电泳区带在清蛋白及清蛋白以下。
2. **肾小球损害** 如各类肾小球肾炎、肾病综合征等，常出现中、大分子量蛋白，主要电泳区带在清蛋白附近及以上。
3. **肾单位受损** 如慢性肾小球肾炎晚期、严重间质性肾炎累及肾小球及慢性肾衰竭等，常出现混合性蛋白尿。电泳区带以清蛋白带为主。

（三）尿 β_2 - 微球蛋白测定

β_2 - 微球蛋白（β_2 - microglobulin，β_2 - MG）是体内除成熟红细胞和胎盘滋养层细

胞外的所有细胞，特别是淋巴细胞和肿瘤细胞膜上组织相容性抗原（HLA）的轻链蛋白组分，是一种分子量仅为 11 800 的低分子量蛋白质。在人体内 β_2 - MG 的浓度相当恒定，可自由经肾小球滤入原尿，其中 99.9% 的 β_2 - MG 被肾小管重吸收，并在肾小管细胞中降解成氨基酸。

【参考值】

尿液 < 0.2mg/L。

【临床意义】

本试验是反映近端肾小管重吸收功能受损的敏感试验。尿 β_2 - MG 增高见于肾小管间质性疾病、药物（如庆大霉素、多黏菌素、卡那霉素）或毒物所致早期肾小管损伤，以及肾移植后急性排斥反应早期。

（四）尿淀粉酶（urine amylase）测定

胰腺分泌液中的胰淀粉酶不需要激活就具有活性，当胰腺有炎性病变或胰液排出受阻时，胰腺的淀粉酶可从胰管管壁及胰泡逸出，吸收入血而随尿排出，故血和尿内淀粉酶含量均增高。收集标本时避免唾液污染尿标本，调节尿液至碱性，以保持尿淀粉酶的稳定性。

【参考值】

1 - 17U/h；170 - 2000U/L。

【临床意义】

1. **急性胰腺炎**　尿淀粉酶在急性胰腺炎发病后 12 ~ 24 小时开始增高，维持 2 周左右，但由于尿淀粉酶浓度测定受肾脏浓缩稀释功能的影响较大，临床应用价值不如血淀粉酶的测定。

2. **其他**　腮腺炎、肠梗阻、胰腺囊肿等尿淀粉酶也可升高。

（五）尿纤维蛋白降解产物（FDP）测定

【参考值】

定性：阴性；定量 < 0.25mg/L。

【临床意义】

1. **尿 FDP 阳性**　见于原发性肾小球肾病、肾移植后排斥反应、弥散性血管内凝血、原发性纤溶性疾病以及肾肿瘤等。

2. 尿 FDP 可作为鉴别肾病综合征类型的参考指标。肾病综合征 I 型，FDP 阴性；肾病综合征 II 型，FDP 阳性。

3. 肾小球肾炎时，肾小球滤过膜通透性增高，尿中出现 FDP，如果尿 FDP 进行性升高，说明病变在进展，提示预后不好。

近年来，血浆 D - 二聚体测定已作为血栓形成分子标志物，FDP 与 D - 二聚体同时测定，对判断肾病及有无血栓形成临床意义更大。

（六）尿蛋白其他成分的检验

1. 尿本 - 周蛋白 尿本 - 周蛋白（Bence - Jones protein，BJP）又称凝 - 溶蛋白，是血液免疫球蛋白的轻链，当浓度增高超过近曲小管吸收阈值时，可自尿中排出。

2. 尿 α_1 - 微球蛋白 尿 α_1 - 微球蛋白（α_1 - microglobulin，α_1 - MG）是一种低分子蛋白，游离 α_1 - MG 可自由透过肾小球，99% 被近曲小管重吸收并分解，仅微量从尿中排泄。

【参考值】

1. **尿本 - 周蛋白** 阴性。
2. **尿 α_1 - 微球蛋白** 尿液中浓度为 $0 \sim 15 \text{mg/L}$。

【临床意义】

1. 尿本 - 周蛋白阳性 主要见于多发性骨髓瘤、巨球蛋白血症、肾淀粉样变性等。

2. 尿 α_1 - 微球蛋白 尿 α_1 - 微球蛋白是判断肾近曲小管损害的早期诊断指标，尿 α_1 - MG 可用来替代 β_2 - MG 作为诊断肾小管功能不全的指标。

（七）乳糜尿试验

【参考值】

阴性。

【临床意义】

阳性多见于丝虫病，也可由于结核、肿瘤、胸腹部创伤或某些原因引起的肾周淋巴循环受阻，淋巴管阻塞而致乳糜液进入尿液。

三、尿液自动化检查

目前，临床上尿液自动化检查主要应用尿液干化学分析仪和尿沉渣分析仪。这些仪器以其操作简便、重复性好、检测快速、多项目联检的特点，在健康筛检上可替代传统的手工法尿液一般检验。然而疾病时对尿液有形成分的鉴别，仪器还不能完全代替显微镜检查。一般规定，凡尿液自动化仪器测定结果异常，必须用显微镜和其他检查方法进行复查，以提高尿液检查的准确性。

（一）尿液干化学分析仪

1. 检测项目　常见的尿液分析仪按尿试带组合的检测项目数量，分为尿八联、尿九联、尿十联和尿十一联分析仪。八联试带检测项目为酸碱度（pH）、蛋白（PRO）、葡萄糖（GLU）、酮体（KET）、胆红素（BIL）、尿胆原（UBG）、隐血（BLD）和亚硝酸盐（NIT）；九联试带增加白细胞（LUE）检测，十联试条再加比重（SG）测定，十一联试条则再增维生素 C 检测。各项目检测均利用化学或生物化学原理，如对尿白细胞、红细胞的检测，就是间接检测细胞中酶或相当于酶的物质，因而不是直接的形态学上的识别，与显微镜法检查有时并不完全一致，多数项目干扰因素多，易出现假阳性或假阴性的结果。

2. 参考范围　参见本节尿液一般检查。

（二）尿沉渣分析仪

目前有两大类尿沉渣分析仪器：一类是图像分析技术，一类是流式细胞术和电阻抗法。仪器以标准化流程定量检测非离心尿中的有形成分，报告有两种形式，即"个/μl"或"个/HP"，便于和传统的尿沉渣显微镜检查方法比较。由于仪器类型不统一，临床应用尚不十分普遍，因此参考范围并未完全确定。如检验结果异常，则需显微镜复核才能最终报告。

第六节　粪便检验

正常粪便主要由消化后未被吸收的食物残渣、消化道分泌物、大量细菌和无机盐及水等组成。粪便检查的主要目的是：①了解消化道有无炎症、出血、寄生虫感染、恶性肿瘤等疾患；②判断胃肠、胰腺、肝胆系统的功能状况。

标本采集注意事项如下：

1. 用干燥洁净盛器留取新鲜标本，不得混有尿液或其他物质，如作细菌学检查，应将标本盛于加盖无菌容器内立即送检。

2. 粪便标本有脓血时，应当挑取脓血及黏液部分涂片检查，外观无异常的粪便要多点取样检查。

3. 对某些寄生虫及虫卵的初筛检测，应采取三送三检，因为许多肠道原虫和某些蠕虫卵都有周期性排出现象。

4. 从粪便中检测阿米巴滋养体等寄生原虫，应在收集标本后30分钟内送检，并注意保温，以免滋养体因失去活动力而难以检出。

5. 粪便隐血检测，患者应素食 3 天，并禁食肉类、动物血和某些蔬菜，禁服维生素 C、铁剂、铋剂等药物，并连续检查 3 日。

6．粪胆原定量试验，应连续收集 3 天的粪便，每日将粪便混匀称重后取出约 20g 送检。

7．无粪便又必须检测时，可经肛门指诊采集粪便。

一、一般性状检查

（一）颜色与性状

【参考值】

1．**颜色与性状**　成人粪便为棕黄色、成形软便；婴儿粪便呈黄色或金黄色。

2．**寄生虫体**　无。

3．**气味**　有臭味。正常人食肉者粪便有强烈臭味，食蔬菜者臭味较轻。

【临床意义】

1．**稀糊状便或水样便**　见于各种感染性或非感染性腹泻，尤其是急性肠炎。小儿肠炎时胆绿素来不及转变为粪胆素而呈绿色稀糊状。伪膜性肠炎为大量黄色稀糊状便（3000ml 或更多）并含有膜状物。艾滋病伴发肠道隐孢子虫感染时可排出大量稀水样便。出血坏死性肠炎可见红豆汤样便。

2．**黏液脓血便**　见于肠道下段病变，如细菌性痢疾、溃疡性结肠炎、阿米巴痢疾等。脓或血的多少取决于炎症的类型及其程度。阿米巴痢疾以血为主，血中带脓，粪便可呈暗红色果酱样。细菌性痢疾以脓为主，脓中带血。

3．**柏油样便**　见于上消化道出血，且出血量达 50～70ml，粪便呈褐色或黑色，质软，富有光泽，如柏油，粪便隐血试验阳性。服用活性炭、铋、铁剂等之后也可排出黑便，但无光泽且隐血试验阴性。

4．**鲜血便**　见于肠道下部出血，如痔疮、肛裂、直肠息肉、结肠癌等。痔疮时常在排便之后有鲜血滴落，而其他疾病则鲜血附着于粪便表面。

5．**米泔样便**　粪便呈白色淘米水样，见于霍乱、副霍乱。

6．**白陶土样便**　粪便呈灰白色，见于阻塞性黄疸、钡餐造影术后。

7．**异常形状便**　便秘可见球形硬便；直肠或肛门狭窄可见扁平带状便，见于直肠癌、直肠息肉等。

8．**乳凝块**　乳儿粪便中见有黄白色乳凝块，亦可见蛋花汤样便，常见于婴儿消化不良、婴儿腹泻。

（二）寄生虫

蛔虫、蛲虫、绦虫等较大虫体或其片段肉眼即可分辨，钩虫虫体需将粪便冲洗过筛后方可看到。服驱虫剂后应查找有无虫体。

二、显微镜检查

(一) 细胞检查

【参考值】

1. 红细胞 无。
2. 白细胞 无或偶见。
3. 巨噬细胞 无。
4. 肠黏膜上皮细胞 无。
5. 肿瘤细胞 无。

【临床意义】

1. **红细胞** 下消化道出血、痢疾、溃疡性结肠炎、结肠和直肠癌时，粪便中可见到红细胞。细菌性痢疾时红细胞少于白细胞，散在分布，形态正常。阿米巴痢疾时红细胞多于白细胞，多成堆出现并有残碎现象。

2. **白细胞** 粒细胞增多常见细菌性痢疾、溃疡性结肠炎，嗜酸性粒细胞增多可见于过敏性肠炎、肠道寄生虫。

3. **吞噬细胞** 见于细菌性痢疾、溃疡性结肠炎。

4. **肠黏膜上皮细胞** 见于肠道炎症。

5. **肿瘤细胞** 见于乙状结肠癌、直肠癌，常为鳞状细胞癌或腺癌。

(二) 食物残渣检查

正常粪便中的食物残渣均是已充分消化后的无定形细小颗粒，偶见淀粉颗粒和脂肪小滴等未经充分消化的食物残渣。

1. **淀粉颗粒** 正常人偶见，腹泻者的粪便中常易见到。在慢性胰腺炎、胰腺功能不全、碳水化合物消化不良时可在粪便中大量出现。

2. **脂肪颗粒** 大量存在时，提示胰腺功能不全，因缺乏脂肪酶而使脂肪水解不全所致，见于急、慢性胰腺炎，胰头癌，吸收不良综合征，小儿腹泻等。

3. **其他食物残渣** 胰腺外分泌功能不全时可见少量肌纤维，肠蠕动亢进可见植物纤维增加。

(三) 结晶检查

正常粪便可见到少量磷酸盐、草酸钙、碳酸钙结晶，均无病理意义。病理性结晶主要有夏科-莱登（Charcot-Leyden）结晶，常见于阿米巴痢疾、钩虫病及过敏性肠炎。

(四) 寄生虫卵或原虫检查

1. **寄生虫卵** 肠道寄生虫病时可以靠镜检找到虫卵，粪便中常见的寄生虫卵有蛔虫卵、钩虫卵、鞭虫卵、蛲虫卵、华枝睾吸虫卵、血吸虫卵、姜片虫卵等。

2．肠道寄生原虫 主要有阿米巴滋养体和包囊、隐孢子原虫等。

三、化学检查

【参考值】

1．隐血试验（化学和免疫学检查）阴性。
2．粪胆红素阴性。
3．粪胆素阳性。

【临床意义】

1．隐血试验 隐血是指消化道出血量很少，粪便外观无变化，肉眼及显微镜均不能证实的出血。隐血试验（occult blood test，OBT）目前检查的方法主要有：①化学法：其实验设计原理是基于血红蛋白中的含铁血红素具有催化过氧化物的作用，能催化试剂中的色原物脱氢氧化而呈色，呈色的深浅反映了血红蛋白多少，亦即出血量的大小。此类方法影响因素较多，特异性、敏感性较差；②免疫学法：采用人血红蛋白或红细胞基质的单克隆抗体检测，特异性强、敏感性高，主要用于检测下消化道出血。

隐血试验阳性，见于消化性溃疡的活动期、胃癌、溃疡性结肠炎、出血性疾病、钩虫病等。

2．粪胆色素检查 粪胆素减少或消失见于胆道梗阻，不完全梗阻时呈弱阳性，完全梗阻时呈阴性。粪胆红素阳性见于婴幼儿、成人腹泻。

四、细菌学检查

（一）正常菌群

健康婴幼儿粪便中主要为双歧杆菌、肠杆菌、肠球菌，少量芽孢菌、葡萄球菌等。成人粪便中以双歧杆菌、大肠埃希菌、厌氧菌和肠球菌为主要菌群，约占80%；产气杆菌、变形杆菌、铜绿假单胞菌等多为过路菌，不超过10%；此外尚可有少量芽孢菌和酵母菌。正常人粪便中菌量和菌谱处于相对稳定状态，保持着细菌与宿主间的生态平衡。

（二）肠道菌群失调症

若正常菌群突然消失或比例失调，临床上称为肠道菌群失调症，见于长期使用广谱抗生素、免疫抑制剂、慢性消耗性疾病及伪膜型肠炎，此时，粪便中除球/杆菌比值变大外，有时还可见白色假丝酵母菌。

第七节　痰液检查

痰液（sputum）是气管、支气管和肺泡所产生的分泌物。正常人一般痰液很少，呈清晰水样。当呼吸道黏膜和肺泡受到刺激时痰量增加，其性质也发生改变。痰液检查对协助诊断急慢性支气管炎、支气管哮喘、支气管扩张、肺炎、肺结核、肺癌及肺寄生虫病等呼吸系统疾病有重要参考价值。

一、一般性状检查

（一）痰量

正常人很少咳痰。当呼吸道有病变时痰量增多（>50ml/24h），慢性呼吸道炎症的痰量较急性为多，细菌性炎症较病毒感染为多。痰量增多见于慢性支气管炎、支气管扩张、肺脓肿、肺水肿、支气管哮喘及肺结核等。痰量突然增加并呈脓性见于肺脓肿或脓胸破入支气管腔。观察痰量时，应留取 24 小时痰。

（二）颜色

正常人的痰液为无色或灰白色黏液状。黄色痰见于化脓性感染；黄绿色痰见于铜绿假单胞菌感染或干酪性肺炎；血性痰见于肺癌、肺结核、支气管扩张；铁锈色痰见于大叶性肺炎；红棕色胶冻样痰见于克雷伯杆菌肺炎；粉红色泡沫样痰见于急性肺水肿；咖啡色（棕褐色）痰见于阿米巴肺脓肿或肺淤血；灰色或黑色痰见于煤矿工人或长期吸烟者。

（三）性状

1. **黏液性痰**　黏稠、无色透明或灰白色，量多时见于支气管炎、支气管哮喘等。
2. **脓性痰**　黄色、黄绿色或黄褐色脓性混浊痰，有时奇臭，见于肺脓肿、支气管扩张等。
3. **浆液性痰**　稀薄，常带有泡沫，见于慢性支气管炎；或略带粉红色，见于肺水肿。
4. **血性痰**　痰内带血丝或血块，或为大量鲜红色泡沫样血痰，见于肺结核、支气管扩张、肺癌、肺吸虫等。
5. **混合性痰**　由两种以上性状痰混合，如浆液脓性痰、黏液脓性痰等，见于肺内炎性疾病。

二、显微镜检查

（一）非染色检查

正常痰液内可有少量白细胞及上皮细胞。下列情况属异常：

1. **红细胞** 提示呼吸道出血，如支气管扩张、肺结核、肺癌。

2. **大量白细胞** 提示呼吸道有化脓性感染。

3. **上皮细胞** 常见于慢性支气管炎。

4. **肺泡吞噬细胞** 吞噬含铁血黄素颗粒者称含铁血黄素细胞，又称心力衰竭细胞，见于心力衰竭引起的肺淤血等；吞噬炭末颗粒者称炭末细胞，见于各种尘肺或吸入大量烟尘者。

5. **寄生虫及寄生虫卵** 找到肺吸虫卵提示肺吸虫病，找到阿米巴滋养体可诊断阿米巴肺脓肿。

（二）染色检查

1. **脱落细胞检查** 癌细胞检查最好用巴氏染色法，应连续检查 3～5 次，可提高阳性率。肺癌癌细胞易脱落排出，中央型肺癌阳性率为 70%～80%，周围型肺癌阳性率 40%～50%。

2. **细菌检查** 一般细菌检查常用革兰染色，可见到的致病菌种类很多，如葡萄球菌、链球菌等。

3. **分枝杆菌检查** 使用抗酸染色法检查，多次送检晨痰结核菌阳性率较高，浓缩法找抗酸杆菌应留取 12～24 小时痰。

三、细菌培养

肺部感染时，进行痰菌培养并加做药物敏感试验，对判定病因和指导用药很有价值。由于不同病菌对培养基的要求不一，所以应严格把握取材方法。一般以清晨第一口痰为宜，留取痰液标本时，先用清水充分漱口，用力咳出气管深部的痰，涂片在低倍镜视野上皮细胞 <10 个，白细胞 >25 个或白细胞/上皮细胞 >2.5 个为合格的痰标本，定量培养细菌量 $\geqslant 10^7 cfu/ml$ 可判定为致病菌。经环甲膜穿刺气管吸引或经纤维支气管镜采集的支气管肺泡灌洗液标本得到的结果可信度更高。

第八节　脑脊液检查

脑脊液（cerebrospinal fluid，CSF）主要由脑室系统内脉络丛产生，循环和流动于脑室及蛛网膜下腔内，大部分通过脑穹隆面的蛛网膜粒绒毛吸收至上矢状窦而返回静脉。健康成人脑脊液容量为 90～150ml，新生儿 10～60ml。脑脊液主要功能为缓冲外力震荡、调节颅内压、供应营养物质与排泄代谢产物，以及维持酸碱平衡。

生理状态下血液及脑脊液之间的血－脑脊液屏障对血浆中各种物质的通透性具有选择性：钠、氯、镁离子等最容易通过；白蛋白、葡萄糖、尿素和肌酐次之；大分子的纤维蛋白原、结合胆红素及胆固醇不容易通过。选择性地通过某些物质，可维持神经系统内环境的相对稳定。病理状态下，血－脑屏障破坏，通透性增加，导致脑脊液性状、成分等发生改变，因此脑脊液检查对神经系统疾病的诊断、病情观察、用药指导等具有重要意义。腰椎穿刺成功后应立即测定脑脊液压力，然后留取脑脊液标本于 3 个无菌试管中，第 1 管做病原微生物检验，第 2 管做化学和免疫学检验，第 3 管做细胞学检验。

脑脊液检查适应证：①有脑膜刺激症状而诊断未明者；②疑有颅内出血；③有剧烈头痛、昏迷、抽搐及瘫痪等表现而原因未明者；④疑有中枢神经系统恶性肿瘤；⑤中枢神经系统疾病需椎管内给药或手术前检查。

脑脊液检查禁忌证：颅内压明显增高或伴显著视乳头水肿者禁忌穿刺，以免发生脑疝。

一、一般性状检查

(一) 压力

腰椎穿刺后应立即测定脑脊液压力，正常人侧卧位压力为 80 ~ 180mmH$_2$O（0.78 ~ 1.76kPa）或 40 ~ 50 滴/分钟，<60mmH$_2$O 为低颅压，>189mmH$_2$O 为高颅压。

(二) 颜色

正常脑脊液为无色透明液体，穿刺损伤可致最初数滴为血性。红色脑脊液见于穿刺损伤出血，蛛网膜下腔出血或脑室出血；黄色脑脊液见于脑实质或蛛网膜下腔陈旧性出血、黄疸；白色者见于化脓性脑膜炎；褐色见于脑膜黑色素瘤。

(三) 透明度

正常脑脊液清澈透明。脑脊液的透明度与其所含的细胞数量和细菌多少有关，当脑脊液白细胞 >300 × 10^6/L 时，可呈浑浊；脑脊液中蛋白质明显增高或含有大量细菌、真菌时，也可使脑脊液浑浊。结核性脑膜炎时，脑脊液内细胞数中度增加，可呈毛玻璃样混浊；化脓性脑膜炎时，脑脊液内细胞数、蛋白含量明显增加，外观混浊呈脓性甚至出现凝块。

(四) 凝固性

正常脑脊液不凝固。结核性脑膜炎时，静置 12 ~ 24 小时，表面可见膜状物或纤维凝块形成，取此膜涂片查结核分枝杆菌阳性率较高；化脓性脑膜炎时，静置 1 ~ 2 小时即可出现凝块；蛛网膜下腔梗阻时，其远端部位的脑脊液因蛋白含量高呈黄色胶冻状。若脑脊液同时存在胶样凝固、黄变症及蛋白 - 细胞分离现象（蛋白明显增加而细胞数仅轻度增高或正常）三个特征，称 Froin - Nonne 综合征，这是蛛网膜下腔梗阻的脑脊液特点。

二、化学检查

(一) 蛋白质测定

【参考值】

蛋白定性试验（Pandy 试验）：阴性；蛋白定量：成人 0.15 ~ 0.45g/L。

【临床意义】

脑脊液中蛋白质含量增加见于中枢神经系统感染性疾病，如化脓性脑膜炎为高度增加，结核性脑膜炎为中度增加，病毒性脑膜炎、流行性乙型脑炎、疱疹病毒性脑炎呈轻度增加；其他如脑出血、蛛网膜下腔出血或梗阻、颅内占位性病变、神经梅毒等均可使蛋白质含量增加。

（二）葡萄糖测定

【参考值】

2.5～4.5mmol/L（45～80mg/dl）。

【临床意义】

化脓性脑膜炎的早期因大量细菌分解葡萄糖，脑脊液葡萄糖含量可显著减少或缺如；结核性脑膜炎、真菌性脑膜炎时亦多减低，但不如化脓性脑膜炎时显著，多发生在病程的中晚期；颅内肿瘤也可致脑脊液葡萄糖含量减少；病毒性脑膜炎、脑脓肿（未破裂时）及其他中枢神经系统疾患则多正常。

（三）氯化物测定

【参考值】

120～130mmol/L（700～760mg/dl）。

【临床意义】

脑脊液中氯化物常随血清中氯化物的改变而变化。由于脑脊液中蛋白质含量较少，为维持脑脊液和血浆渗透压的平衡，健康人脑脊液中氯化物的含量常较血中为高，此即为Donman平衡。当脑脊液中蛋白质含量增加时氯化物常减少。脑脊液中氯化物含量减低常见于细菌性脑膜炎，特别是结核性脑膜炎更显著，可降至102mmol/L以下。其他中枢神经系统疾患，如病毒性脑炎、脑脓肿等多正常。此外，大量呕吐、腹泻、脱水等情况血中氯化物减低，脑脊液中氯化物亦随之减少。

（四）酶学检查

正常脑脊液中含有多种酶，但因血-脑脊液屏障的存在，其活性明显低于血清。在神经系统疾病时，由于脑组织受损或缺氧，脑细胞内酶逸出，血-脑脊液屏障通透性增加及脑脊液酶清除下降等，均可使脑脊液中酶的活性增高。恶性肿瘤时，与肿瘤有关酶的逸出，亦可使脑脊液中酶活性增高。

【参考值】

1. **乳酸脱氢酶及其同工酶** 成人低于40U/L。
2. **肌酸激酶** 0.94±0.25U/L（比色法）。
3. **天门冬氨酸氨基转移酶** 5~20U/L。
4. **溶菌酶** 正常人脑脊液中含量甚微或缺如。
5. **腺苷脱氢酶** 0~8U/L。

【临床意义】

1. **乳酸脱氢酶（lactate dehydrogenase，LDH）及其同工酶**

（1）鉴别中枢神经系统炎症的性质：细菌性脑膜炎脑脊液中LDH活性增高，同工酶以LDH_4和LDH_5为主，主要来自粒细胞；病毒性脑膜炎LDH活性多正常，少数可以轻度升高，以LDH_1和LDH_2为主，来自受损的脑细胞。

（2）鉴别颅脑外伤与脑血管疾病：颅脑外伤时脑脊液中LDH活性正常；脑血管疾病时LDH活性多明显增高。

（3）鉴别中枢神经系统恶性肿瘤、脱髓鞘病的病期：进展期脑脊液中LDH活性增高，缓解期下降。

2. **肌酸激酶（creatine kinase，CK）** CK有3种同工酶，在脑脊液中同工酶全部是脑型CK（CK-BB）。化脓性脑膜炎CK-BB明显增高；结核性脑膜炎次之；病毒性脑膜炎常不高或轻度增高。因此，CK-BB是鉴别细菌性与病毒性感染的良好指标。

3. **天门冬氨酸氨基转移酶（aspartate aminotransferase，AST）** 临床意义同CK检查，另外在流行性乙型脑炎、脑肿瘤时AST活性也增高。

4. **溶菌酶（lysozyme，LZM）** 脑脊液中溶菌酶活性增高，主要见于结核性脑膜炎，化脓性脑膜炎也增高。

5. **腺苷脱氢酶（adenosine deaminase，ADA）** 结核性脑膜炎时显著升高，可作为该病与其他化脓性脑膜炎的鉴别指标之一。

三、显微镜检查

【参考值】

1. **细胞计数** 正常脑脊液中不含红细胞，仅有极少量白细胞，成人为$(0~8) \times 10^6/L$，儿童为$(0~15) \times 10^6/L$。

2. **细胞分类** 正常脑脊液中主要为淋巴细胞和单核细胞，二者之比为7:3。病理情况下出现中性粒细胞、嗜酸粒细胞、浆细胞和肿瘤细胞。

【临床意义】

1. **神经系统感染** 白细胞增多是中枢神经系统感染的重要指标。化脓性脑膜炎时，脑脊液的白细胞数显著增加，可达 $1000 \times 10^6/L$ 以上，以中性粒细胞为主；结核性脑膜炎时，白细胞数增加，但多不超过 $500 \times 10^6/L$，早期以中性粒细胞为主，以后以淋巴细胞增多为主。中性粒细胞、淋巴细胞及浆细胞同时存在是本病的特征；真菌性脑膜炎、病毒性脑膜炎或脑炎，细胞总数轻度增多而以淋巴细胞为主。

2. 脑和蛛网膜下腔出血　脑室和蛛网膜下腔出血可见大量红细胞，出血时间超过 $2 \sim 3$ 天，可发现含铁血黄素细胞。

3. 中枢神经系统肿瘤　细胞数可正常或轻度增加，以淋巴细胞为主，但以找到肿瘤细胞为诊断依据。

四、细菌学检查

一般采用直接涂片法和细菌培养法。在病理情况下如细菌性脑膜炎，可发现葡萄球菌、脑膜炎双球菌、结核杆菌等。诊断化脓性、结核性、新型隐球菌性脑膜炎可分别采用革兰氏染色、抗酸染色及墨汁染色。

五、免疫学检查

（一）免疫球蛋白检测

正常脑脊液中免疫球蛋白极少，主要含有 IgG。

【参考值】

IgG $0.01 \sim 0.04g/L$，IgA $0.001 \sim 0.006g/L$，IgM $0 \sim 0.013g/L$。

【临床意义】

1. IgG 增加见于多发性硬化、亚急性硬化性全脑炎和梅毒性脑膜炎等。
2. IgA 增加见于各种脑膜炎及脑血管疾病。
3. IgM 增加，提示中枢神经系统近期感染及活动性变态反应性疾病。

（二）抗结核抗体检测

通常应用 ELISA 法检测结核性脑膜炎患者血清及脑脊液中抗结核杆菌的特异性 IgG 抗体。若脑脊液中抗体水平高于自身血清，有助于结核性脑膜炎的诊断。聚合酶链反应（PCR）可检出脑脊液中微量结核杆菌，是目前最敏感的方法。

第九节　浆膜腔积液检查

人体浆膜腔包括胸腔、腹腔、心包腔及关节腔。生理状态下，腔内有少量液体起润滑作用；病理情况下，腔内液体增多并积聚，称浆膜腔积液（serous membrane fluid）。因积液的形成原因及性质不同，可分为漏出液和渗出液两类。

1. **漏出液（transudate）** 为非炎性积液。其形成的原因主要为：①血浆胶体渗透压减低，如肾病综合征、重度营养不良、晚期肝硬化等；②毛细血管内流体静脉压升高，如慢性充血性心力衰竭；③淋巴管阻塞，如肿瘤压迫或丝虫病引起的淋巴回流受阻。

2. **渗出液（exudate）** 为炎性积液。其形成的原因主要为：①感染性，如细菌、病毒或支原体感染等；②非感染性，如外伤、恶性肿瘤、化学性刺激（血液、胰液、胃液）等。

一、一般性状检查

（一）颜色

漏出液多为淡黄色。渗出液多呈不同颜色，红色见于恶性肿瘤、结核病急性期以及出血性疾病等；黄色脓样见于化脓性细菌感染；乳白色多系淋巴管阻塞；绿色可为铜绿假单胞菌感染所致。

（二）透明度

漏出液多清晰透明，渗出液因含有大量细胞、细菌而呈不同程度混浊。

（三）比重

漏出液多 <1.018；渗出液多 >1.018。

（四）凝固性

漏出液一般不凝固；渗出液因含有纤维蛋白及组织细胞裂解产物，易于自行凝固。

二、化学检查

（一）黏蛋白定性试验

浆膜上皮细胞受炎症刺激后，可产生大量浆膜黏蛋白。漏出液多为阴性；渗出液多为阳性。

（二）蛋白定量测定

漏出液蛋白总量 <25g/L，渗出液蛋白总量 >30g/L。蛋白质在 25～30g/L，则难以判明其性质。漏出液蛋白电泳白蛋白高，球蛋白低于血浆；渗出液蛋白电泳谱与血浆相似。

（三）葡萄糖测定

漏出液葡萄糖含量与血糖接近；渗出液中葡萄糖常因细菌分解而减少；癌性积液葡萄糖若明显减低，提示肿瘤广泛浸润，预后不良。

（四）酶活性测定

1. 乳酸脱氢酶（LDH） 漏出液 LDH 活性与正常血清相近。渗出液 LDH 活性增高，其活性越高，表明炎症越明显。化脓性积液 LDH 活性显著增高，可达正常血清的 30 倍；癌性积液中度增高；结核性积液略高于正常。

2. 淀粉酶（AMS） 急性胰腺炎或胰腺创伤引起的腹水 AMS 活性明显增高；食管破裂或肺腺癌所致的胸腔积液中的 AMS 活性亦可显著增高。

3. 溶菌酶（LZM） 正常胸、腹水中 LZM 含量为 0～5mg/L。炎症时，单核细胞、中性粒细胞及类上皮细胞中的溶酶体释放 LZM 而使浆膜腔积液的 LZM 活性增加。结核性积液、化脓性积液中的 LZM 含量明显升高。

4. 腺苷脱氨酶（ADA） ADA 在红细胞和 T 细胞中含量最丰富。浆膜腔积液中 ADA 的升高，对结核性积液的诊断及疗效观察具有重要价值，当 ADA >40U/L 应考虑为结核性，治疗有效时则其活性下降。

（五）癌胚抗原（carcinoembryonic antigen，CEA）测定

CEA 正常人 < 2.5μg/L。癌性胸、腹腔积液时 CEA 多 >5μg/L，良性积液时多 <5μg/L。

三、显微镜检查

（一）细胞计数

红细胞计数对鉴别漏出液和渗出液意义不大，白细胞增高对诊断积液的性质有一定的帮助，漏出液多在 100×10^6/L 以下；渗出液常 $>500 \times 10^6$/L，化脓性积液可达 1000×10^6/L 以上。

（二）有核细胞分类

漏出液细胞较少，以淋巴和间皮细胞为主。渗出液细胞较多，若中性粒细胞增加为主，多见于化脓性或结核性积液早期；淋巴细胞为主，多见于结核、梅毒或癌性积液；嗜酸性粒细胞为主，见于过敏性疾病或寄生虫感染；红细胞为主，常见于恶性肿瘤、结核、创伤等。

（三）脱落细胞检查

可用巴氏染色或 HE 染色，必要时可加免疫组织化学染色进行浆膜腔积液肿瘤细胞检查，对胸、腹腔原发和继发性肿瘤的诊断有重要价值。

四、细菌学检查

疑为渗出液，则应经无菌操作离心沉淀，取沉淀物涂片镜检，查病原菌，必要时可

进行细菌培养，同时加做药物敏感试验。

第十节　肝功能检查

肝是人体内最大的腺体，有丰富的血窦及双重血液供应，具有对蛋白质、糖、脂类、维生素、激素等物质的代谢功能，同时肝还有分泌、排泄、生物转化及胆红素代谢等方面的功能。检查肝功能状态的实验室检查即肝功能检查，其可以解决下列问题：有无肝实质的损害及其程度；对肝功能状态进行动态观察；黄疸的诊断与鉴别诊断；肝损害的可能病因诊断；指导安全用药等。

一、蛋白质代谢检查

（一）血清总蛋白和白蛋白、球蛋白比值测定

血清总蛋白（serum total protein，STP）为血清各种蛋白质的总称，包括白蛋白（albumin，A）和球蛋白（globulin，G）。白蛋白又称清蛋白，由肝脏合成，为正常人体血液中主要蛋白质。白蛋白是单一组分，而球蛋白是多种蛋白质的混合物，包括免疫球蛋白和补体、多种糖蛋白、脂蛋白、金属结合蛋白和酶类等。血清总蛋白减去白蛋白即为球蛋白含量，根据清蛋白和球蛋白的量，可计算出清蛋白与球蛋白的比值（A/G）。

【参考值】

1. **血清总蛋白**　双缩脲法，成人为 $60 \sim 83 g/L$。
2. **白蛋白**　溴甲酚绿法，成人 $34 \sim 48 g/L$。
3. **球蛋白**　$20 \sim 30 g/L$。
4. **A/G 比值**　正常成人为 $1.5 \sim 2.5 : 1$。

【临床意义】

肝代偿能力强，而白蛋白半衰期较长，为 $15 \sim 19$ 天。因此，只有当肝损害达到一定程度后，才出现血清总蛋白和白蛋白的变化，白蛋白降低的同时多伴有球蛋白增高。在急性或局灶性肝损害时，总蛋白和白蛋白多正常；血清总蛋白和白蛋白检测主要反映慢性肝损害。血清总蛋白减低与白蛋白减少相平行，而总蛋白升高常同时有球蛋白的增高。

1. **血清总蛋白及白蛋白降低**　血清总蛋白 $<60 g/L$ 或白蛋白 $<25 g/L$，称为低蛋白血症。常见于：①肝脏蛋白合成功能障碍，如亚急性重症肝炎、慢性肝炎、肝癌等；②营养不良；③蛋白丢失过多，如肾病综合征、严重烧伤等；④慢性消耗性疾病，如结核、甲状腺功能亢进、恶性肿瘤等；⑤血液稀释。

2. **血清总蛋白及球蛋白增高**　血清总蛋白 $>83 g/L$ 或球蛋白 $>35 g/L$，称为高球蛋白血症。主要由球蛋白增高引起，见于：①慢性肝脏疾病，如慢性活动性肝炎、肝硬化

等；②M 蛋白血症，如多发性骨髓瘤、恶性淋巴瘤等；③自身免疫性疾病，如系统性红斑狼疮、类风湿关节炎等；④慢性炎症，如结核、疟疾、血吸虫病等。

3. **白蛋白增高** 常由于严重失水，血液浓缩所致，并非白蛋白绝对量的增多，临床上尚未发现单纯白蛋白浓度增高的疾病。

4. **球蛋白减低** 见于婴幼儿、免疫功能抑制、先天性低 γ - 球蛋白血症。

5. **A/G 倒置** 是指 A/G < 1，见于肝功能严重损害，如重度慢性肝炎、肝硬化。病情好转时白蛋白则可回升，A/G 比值也趋于正常。

（二）血清蛋白电泳

血清蛋白由多种大小、等电点及所带负电荷不同的蛋白质组成。在电场中各种蛋白质泳动速度不同，分子量小、带负电荷多者向阳极泳动速度快，分子量大、带负电荷少者向阳极泳动速度慢。电泳后，从阳极至阴极依次为白蛋白和 α_1、α_2、β 及 γ 球蛋白。

【参考值】

醋酸纤维素膜法（%）：白蛋白 62 ~ 71，α_1 球蛋白 3 ~ 4，α_2 球蛋白 6 ~ 10，β 球蛋白 7 ~ 11，γ 球蛋白 9 ~ 18。

【临床意义】

1. **肝病** 白蛋白减低，α_1、α_2 和 β 球蛋白有减少倾向，γ 球蛋白增高，见于慢性肝炎、肝硬化、肝细胞癌，且球蛋白增加的程度与肝炎的严重程度相平行；急性肝炎血清蛋白电泳可无变化。

2. **M 蛋白血症** 白蛋白轻度减低，单克隆 γ 球蛋白明显增高，γ 区带、β 区带或 β 与 γ 区带之间出现一结构均一、基底窄峰高尖的 M 蛋白区带，见于浆细胞病如多发性骨髓瘤、原发性巨球蛋白血症等。

3. **肾病** 白蛋白及 γ 球蛋白减低，α_2 及 β 球蛋白增高，见于肾病综合征、糖尿病肾病。

4. **炎症** α_1、α_2、β 三种球蛋白均增高，见于各种急、慢性炎症或应激反应。

5. **其他** 结缔组织病常伴有 γ 球蛋白增高；先天性低 γ 球蛋白血症时 γ 球蛋白减低。

（三）血氨测定

【参考值】

谷氨酸脱氢酶法：11 ~ 35μmol/L。

【临床意义】

生理性增高见于剧烈运动或进食高蛋白饮食后；病理性增高见于严重肝损害，如重型肝炎、肝硬化以及尿毒症、上消化道出血等。血氨降低见于贫血或低蛋白饮食。

二、胆红素代谢检查

血液循环中衰老的红细胞在肝、脾及骨髓的单核－吞噬细胞系统中分解、破坏而形成的产物是胆红素的主要来源，少量来自肌蛋白、游离血红素等。血液中的胆红素在进入肝细胞前为非结合胆红素（unconjugated bilirubin，UCB），在水中的溶解度低，不能通过肾小球由尿液排出。非结合胆红素随血流进入肝脏，在葡萄糖醛酸转移酶作用下转化成结合胆红素（conjugated bilirubin，CB），随胆汁排入肠道，被肠道细菌还原成胆素原，后者大部分在肠道细菌的作用下氧化成粪胆素并随粪便排出，少部分被肠道重吸收入门静脉；进入肝的胆素原大部分又被肝细胞摄取重新转变为结合胆红素，即进入胆红素的肠肝循环，另一部分自门静脉入体循环，经肾脏随尿排出，称为尿胆原。血清总胆红素（serum total bilirubin，STB）是 UCB 和 CB 的总和。

【参考值】

重氮法：成人血清总胆红素：$3.4 \sim 17.1\mu mol/L$；血清结合胆红素：$0 \sim 6.8\mu mol/L$；血清非结合胆红素：$1.7 \sim 10.2\mu mol/$。

【临床意义】

血清胆红素测定主要用于黄疸的诊断及其鉴别。

1. **判断有无黄疸及其程度** 隐性黄疸 STB 为 $17.1 \sim 34.2\mu mol/L$；轻度黄疸 STB 为 $34.2 \sim 171\mu mol/L$；中度黄疸 STB 为 $171 \sim 342\mu mol/l$；重度黄疸 STB $> 342\mu mol/L$。

2. **鉴别黄疸的类型** 溶血性黄疸 STB 增高伴 UCB 明显增高；肝细胞性黄疸 STB、CB 及 UCB 均增加；阻塞性黄疸 STB 增高伴 CB 明显增高。

3. **推断黄疸的原因** 通常溶血性黄疸为轻度黄疸，肝细胞性黄疸为轻、中度黄疸，阻塞性黄疸通常为中（不完全梗阻）、重度黄疸（完全梗阻）。

三、血清总胆汁酸测定

胆汁酸（bile acid，BA）在肝脏中由胆固醇合成，随胆汁排入肠道，约95%入肠肝循环。因此，胆汁酸的测定不仅能反映肝细胞的合成、摄取及排泌功能，而且可反映胆道的排泄功能。BA 具有促进脂类消化吸收、调节胆固醇代谢、促进胆汁分泌等重要生理功能。总胆汁酸（TBA）是各种胆酸的总称。当肝细胞损害或有肝内外阻塞时，TBA 代谢出现异常，血清中 TBA 增高，是一项较敏感的肝功能试验。

【参考值】

循环酶法：$0 \sim 10\mu mol/L$。

【临床意义】

进食后血清 TBA 可出现一过性生理性增高。病理性 TBA 增高主要见于：

1. **肝脏疾病** 急性肝炎、慢性活动性肝炎、肝硬化和肝癌。
2. **胆道阻塞性疾病** 胆石症、胆道肿瘤等肝内、肝外胆管阻塞。
3. **其他疾病** 如门脉分流、肠道疾病、胆结石。

四、血清酶学检查

肝脏是人体含酶最丰富的器官。肝脏病变时，血液中与肝脏有关的酶浓度可发生变化，如存在于肝细胞内的血清氨基转移酶、乳酸脱氢酶等在肝细胞损伤时释放入血，使血清中这些酶的活性增高；凝血酶等由肝细胞合成，肝病时这些酶活性降低；一些经胆道排泄的酶，当胆道阻塞时其活性升高。因此，测定血清酶变化可反映肝脏的病理状态，是诊断肝脏疾病的重要指标。

（一）血清氨基转移酶测定

氨基转移酶是一组催化氨基酸与 α-酮酸之间的氨基转移反应的酶类。用于肝功能检查的转氨酶主要有丙氨酸氨基转移酶（alanine aminotransferase，ALT）和天门冬氨酸氨基转移酶（aspartate aminotransferase，AST）。ALT 主要分布在肝脏（主要存在于肝细胞中的非线粒体中，肝内活性较血清高 100 倍），其次为心肌、脑和肾脏组织。AST 主要分布于心肌，其次为肝脏（80% 以上存在于线粒体中）、骨骼肌和肾脏等组织。ALT 与 AST 均为非特异性细胞内功能酶，正常时血清的含量很低，但当肝细胞损伤时，肝细胞膜通透性增加或破坏，胞浆内的 ALT 与 AST 释放入血，致使血清中 AST 与 ALT 的酶活性增高。

【参考值】

连续监测法（37℃）：ALT 5～40U/L，AST 5～40U/L，ALT/AST≤1。

【临床意义】

1. **急性病毒性肝炎** ALT 与 AST 均显著增高，常可达参考值上限的 20～50 倍，甚至 100 倍，以 ALT 增高更明显，ALT/AST>1。通常在肝炎病毒感染后 1～2 周转氨酶达高峰，3～5 周逐渐下降，ALT/AST 比值恢复正常。如急性病毒性肝炎恢复期 ALT 和 AST 仍不能恢复正常或再次增高，提示急性肝炎转为慢性。急性重症肝炎，病程初期即表现出 AST 增高较 ALT 增高更明显，表明肝细胞严重损伤。急性重症肝炎，肝细胞严重坏死，黄疸进行性加深，可出现胆红素明显增高、转氨酶活性不增高甚至减低的"胆-酶分离"现象，提示预后不良。

2. **慢性病毒性肝炎** 血清转氨酶轻度增高（100～200U）或正常，ALT/AST>1；如果 AST 增高较 ALT 明显，则提示慢性肝炎可能转为活动期。

3. **肝内、外胆汁淤积** 药物性肝炎、脂肪肝和肝癌等非病毒性肝病时，转氨酶轻度增高或正常，ALT/AST < 1。

4. **肝硬化** 转氨酶活性取决于肝细胞进行性坏死和肝脏纤维化程度，终末期肝硬化转氨酶活性正常或降低。

5. **急性心肌梗死** 发病后 6～8 小时，AST 开始增高，18～24 小时达高峰，其值可达参考值上限的 4～10 倍，3～5 天后可恢复正常；如 AST 减低后又再次增高，提示梗死范围扩大或出现新的梗死。

6. **其他** 转氨酶活性轻度增高还可见于皮肌炎、进行性肌萎缩、肺梗死、肾梗死、胰腺炎、传染性单核细胞增多症。

人红细胞中 AST 和 ALT 的活性分别是血清/血浆中的 38 倍和 7 倍，因此采血时应避免标本溶血，明显溶血的标本不能用于转氨酶的测定。

（二）碱性磷酸酶测定

碱性磷酸酶（alkaline phosphatase，ALP）是一组在碱性环境下（pH8.6～10.3）能水解多种磷酸单酯化合物的酶。主要分布于肝脏、骨骼、肾脏、小肠和胎盘中。血清中的 ALP 主要来源于肝脏和成骨细胞。肝内及来自肝外的 ALP 经胆汁排入小肠，当胆汁排泄受阻，毛细胆管内压增高时，ALP 产生增多，为胆汁淤积的酶学指标。

【临床意义】

1. **肝胆疾病** 肝内、肝外胆管阻塞性疾病，ALP 明显增高，且增高程度与血清胆红素升高相平行；肝炎等累及肝实质细胞的肝胆疾病，ALP 仅轻度增高。

2. **黄疸的鉴别诊断** ALP 与血清胆红素、转氨酶同时测定有助于黄疸的鉴别诊断（表 8-5）。

表 8-5 黄疸的酶学鉴别诊断

	阻塞性黄疸	肝细胞性黄疸	溶血性黄疸	肝癌
ALP	明显增高	正常或增高	正常	明显增高
TB	明显增高	较明显增高	增高～较明显增高	增高或正常
ALT	轻度增高	明显增高	正常	增高

3. **骨骼疾病** ALP 增高见于纤维性骨炎、骨软化症、骨肉瘤、骨转移癌、骨折愈合期等。

4. **其他** ALP 增高见于佝偻病、甲状旁腺功能亢进、妊娠后期及儿童生长期。

（三）γ-谷氨酰转移酶测定

γ-谷氨酰转移酶（γ-glutamyl transferase，γ-GT 或 GGT）是催化谷胱苷肽上 γ-谷氨酰基转移到另一个肽或另一个氨基酸上的酶。主要分布于肾脏、肝脏、胰腺。血清

中 γ-GT 主要来源于肝胆系统。肝中的 γ-GT 广泛分布于肝细胞的毛细胆管一侧和整个胆管系统，当肝内 γ-GT 合成增多或胆汁排泄受阻时，可引起血清 γ-GT 增高。

【参考值】

硝基苯酚连续监测法（37℃）：<50U/L。

【临床意义】

血清 γ-GT 增高主要见于：

1. **肝癌** 由于肝内阻塞，诱使肝细胞产生多量 γ-GT，同时癌细胞也合成 γ-GT，故 γ-GT 明显升高，可达参考值上限的 10 倍以上。

2. **胆道阻塞性疾病** 可达正常水平的 5~30 倍，如硬化性胆管炎、原发性胆汁性肝硬化。

3. **病毒性肝炎和肝硬化** 急性肝炎时 γ-GT 呈中等度增高；慢性肝炎及肝硬化非活动期 γ-GT 正常，活动期或病情恶化时 γ-GT 持续增高。

4. **其他酒精性或药物性肝炎** γ-GT 可明显或中度以上增高（300~1000U/L）。γ-GT 轻度增高见于胰腺癌、胰腺炎、前列腺癌、脂肪肝等。

（四）单胺氧化酶测定

单胺氧化酶（monoamine oxidase，MAO）是一组在有氧条件下催化各种单胺的氧化脱氨反应的酶。体内 MAO 以肝、肾、胰、心、脑组织中含量最多，主要存在于线粒体中。MAO 能促进结缔组织的成熟，因此测定 MAO 能反映肝纤维化的程度。

【参考值】

伊藤法：<30U；中野法：23~49U。

【临床意义】

1. **肝病** 血清中 MAO 活性的高低能反应肝纤维化的程度，是诊断肝硬化的一项传统指标。重症肝硬化及肝硬化伴肝癌时，MAO 活性明显增高；早期肝硬化 MAO 增高不明显；急性肝坏死时 MAO 增高；中、重度慢性肝炎近半数 MAO 增高。

2. **其他疾病** 慢性充血性心力衰竭、糖尿病合并脂肪肝可因肝淤血继发肝纤维化，甲状腺功能亢进症因纤维组织分解与合成旺盛，肢端肥大症因纤维组织过度合成等原因，血清 MAO 活性皆可增高。

（五）血清假性胆碱酯酶（PCHE）测定

胆碱酯酶分为两大类：真性胆碱酯酶也称乙酰胆碱酯酶（ACHE），存在于红细胞、肺、脑组织、交感神经节等处，主要作用是水解乙酰胆碱。假性胆碱酯酶（PCHE）存在于血清或血浆中，除可作用于乙酰胆碱外，还可作用于其他胆碱类化合物。含有有机磷的杀虫剂对两种胆碱酯酶都有抑制作用。PCHE 是一种糖蛋白,由肝合成,当肝功能受损时,产生量减少,是反映肝合成功能的一项指标。

【参考值】

速率法:5000~12000U/L。

【临床意义】

1. 降低

(1)肝病:肝功能不全时 PCHE 明显降低。在病情严重的肝炎患者中,其 PCHE 降低与肝病变程度成正比,与血清白蛋白平行;慢性肝炎、肝硬化、肝癌时如 PCHE 持续降低则提示预后不良。

(2)其他:有机磷中毒、遗传性血清 PCHE 异常病、营养不良时血清 PCHE 均降低;口服雌激素或避孕药时,血清 PCHE 可略降低。

2. 升高

(1)肾脏疾病时可明显升高。

(2)肥胖、脂肪肝、甲状腺功能亢进和遗传性高 PCHE 血症者,血清 PCHE 水平均可升高。

第十一节 肾功能检查

肾是排泄水分、代谢产物和废物,维持体内水、电解质和酸碱平衡的重要器官。同时,肾还具有内分泌功能,如合成、分泌肾素和促红细胞生成素等。肾功能检查的主要目的是了解肾有无较广泛性的损害,判断损害程度及损害部位,以制订治疗方案及判断预后。

一、肾小球功能检查

(一)内生肌酐清除率测定

肾在单位时间内将若干毫升血浆中的内生肌酐全部清除出去,称为内生肌酐清除率(endogenous creatinine clearance rate,Ccr)。肌酐是肌酸的代谢产物。血浆中的肌酐来源于两方面:外源性肌酐,由高蛋白食物经肠道吸收入血形成;内源性肌酐,由人体肌肉中的磷酸肌酸释放能量、脱水后转变而来。肌酐的相对分子质量小,除少量由肾小管排泌外,绝大部分肌酐由肾小球滤过,从终尿中排出。由于内源性肌酐生成恒定,因此在控制饮食、排除外源性肌酐来源的前提下,测定血肌酐浓度可反映肾小球的滤过功能。

【标本采集方法】

1. 连续 3 天低蛋白饮食,每天 <40g。禁用含高肌酐的药物,如试验前停用促肾上

腺皮质激素、可的松、甲状腺素等。避免剧烈运动。

2. 收集尿液和血液 在限制进食的第 4 天晨 8 时起，收集并纪录此后 24 小时尿量，加入甲苯 4～5ml 以防腐。测定尿液中的肌酐浓度。在同一天的任何时间，采血 2～3ml，与 24 小时尿液同时送检，测定尿液及血液中的肌酐浓度，结合 24 小时总尿量，计算肌酐清除率。

【参考值】

80～120ml/min；矫正清除率：实际清除率×1.73m^2（标准体表面积）/受试者的体表面积（m^2）。

【临床意义】

1. **判断肾小球滤过功能损害** 肾小球滤过功能减低初期，血清肌酐、血清尿素氮测定结果还在正常范围时，Ccr 即可低于正常参考值的 80%，是判断肾小球滤过功能损害的敏感指标。当肾小球滤过功能轻度、中度或重度损害时，Ccr 测定值分别为每分钟 70～51ml、50～31ml 和 <30ml。慢性肾衰竭早期、晚期和终末期 Ccr 测定值分别为每分钟 20～11ml、10～6ml 和 <5ml。

2. **指导治疗** 内生肌酐清除率 <50ml/min，应限制蛋白质的摄入；<30ml/min，噻嗪类利尿剂治疗常无效；<10ml/min，袢利尿剂治疗无效，应做透析治疗。此外，肾衰竭时对经肾小球排泄的药物的排除能力减低，可根据内生肌酐清除率减低的程度调整用药剂量和用药时间。

（二）血清肌酐测定

血清肌酐（serum creatinine，Scr）由外源性和内生性两类组成。血中肌酐主要由肾小球滤过排出体外。在外源性肌酐摄入量稳定的情况下，血中的浓度取决于肾小球滤过能力。当肾实质损害、血中肌酐浓度就会上升，但其并非早期诊断指标。

【参考值】

全血肌酐 88.4～176.8μmol/L；血清或血浆肌酐：男性为 53～106μmol/L，女性为 44～97μmol/L。

【临床意义】

1. 由于肾的储备力和代偿力强，肾小球滤过功能轻度损害时，血肌酐浓度可正常；肾小球滤过功能下降至正常人的 1/3 时，血肌酐明显上升。因此，测定血肌酐不能反映肾早期受损的程度，但它的优点是不受高蛋白饮食的影响。

2. 血肌酐和血尿素氮同时测定临床意义更大，如两者同时增高，表示肾功能已严重受损；如肌酐浓度超过 200μmol/L，提示病情继续恶化；超过 400μmol/L，预后较差；如仅有尿素氮增高，血肌酐在正常范围内，则可能为肾外因素所致，如上消化道出血、高蛋白饮食等。

（三）血清尿素测定

尿素（urea）又称脲，是体内氨基酸分解代谢的终产物，相对分子量小，不与血浆蛋白结合，经肾小球滤过，但 40%~60% 在肾小管和集合管被重吸收，并且与水重吸收量呈正相关。

【参考值】

成人 3.2~7.1mmol/L；儿童 1.8~6.5mmol/L。

【临床意义】

血尿素增高见于以下情况：

1. **肾前性因素**　见于脱水、心功能不全、休克、水肿、腹水等疾病。
2. **肾性因素**　见于各种肾疾患所致的较严重的肾小球病变，如慢性肾炎、肾动脉硬化症、严重肾盂肾炎、肾结核和肾肿瘤晚期均可出现血尿素升高。轻度肾功能受损时，血尿素可无变化；当血尿素升高时，表明 60%~70% 肾单位已受到损害，故血尿素测定不是反映肾功能损害的早期指标，但血尿素增高的程度与尿毒症病情的严重性成正比，对尿毒症的诊断及预后估计有重要意义。
3. **肾后性因素**　尿路结石、前列腺肥大、肿瘤等，因尿路梗阻致肾小管内高压，肾小管内尿素逆扩散入血液，使血尿素升高。
4. **肾外因素**　见于急性传染病、脓毒血症、上消化道出血、大面积烧伤、大手术后和甲状腺功能亢进等，因蛋白质分解过盛所致。

（四）血清尿酸测定

尿酸（uric acid，UA）是体内嘌呤代谢的最终产物，来自食物和体内组织中核酸的分解代谢。尿酸主要在肝生成，大部分经肾排出。原尿中 98%~100% 的尿酸在近端肾小管中被重吸收。正常情况下尿酸的清除率甚低。肾病变致肾小球滤过功能受损时，血中尿酸浓度首先增高，因而有助于早期诊断肾功能损害。

【参考值】

酶偶联测定法：男性 180~440μmol/L；女性 120~320μmol/L。

【临床意义】

血尿酸增高见于以下情况：

1. **肾功能受损**　血清尿酸浓度增高较尿素氮、肌酐显著。
2. **体内尿酸生成异常增多**　由于核蛋白与嘌呤代谢紊乱，血清尿酸增高，浓度可达 800~1500μmol/L。血清尿酸增高是诊断痛风的主要依据。

3. **妊娠高血压综合征** 因血管痉挛、肾血流量减少，尿酸排出减少而使血尿酸增高。此外，本病存在高乳酸血症，乳酸经肾排泄时可竞争性抑制近曲小管排泄尿酸，致使血中尿酸增高。

4. **白血病和肿瘤** 由于白血病细胞和其他恶性肿瘤细胞的增殖周期增快，核酸分解加强，使内源性尿酸增加。当病变累及肾引起尿酸排泄障碍时，血中尿酸升高更为明显。

（五）β_2-微球蛋白测定

正常人 β_2-微球蛋白生成量较恒定，可自由经肾小球滤过，在近端肾小管几乎全部被重吸收，仅微量从尿中排出。

【参考值】

血 β_2-微球蛋白 <3mg/L；尿 β_2-微球蛋白 <0.2mg/L。

【临床意义】

可用于肾小球与肾小管损伤的鉴别。

1. 肾小球病变早期，虽然肾小球通透性增加，β_2-微球蛋白大量滤过，但因肾小管重吸收功能尚好，血或尿 β_2-微球蛋白均不增高。

2. 肾小球病变晚期，滤过功能减低，血 β_2-微球蛋白可明显增加。

3. 肾小管损伤，如药物或毒物引起肾小管损害，肾小管重吸收不良，尿 β_2-微球蛋白增高。

4. 肾移植后如有排异反应，影响肾小管功能，尿 β_2-微球蛋白量增加。

（六）血清胱抑素 C 测定

胱抑素 C（cystatin，Cys-C）是一种小分子蛋白质，是胱氨酸蛋白酶的一种抑制剂，胱抑素 C 基因属"看家基因"，能在几乎所有的有核细胞表达，无组织学特异性，故机体胱抑素 C 产生率相当恒定。循环血液中胱抑素 C 经肾小球自由过滤，在近曲小管被重吸收并降解，肾脏是清除循环胱抑素 C 的唯一器官，胱抑素 C 是反映肾小球滤过率变化的理想的内源性标志物。

【参考值】

免疫比浊法：0.59~1.03mmol/L。

【临床意义】

血清胱抑素 C 浓度主要由 GFR 决定，是一种理想的反映 GFR 变化的内源性标志物。作为肾小球滤过率的标志物，Cys-C 的敏感性和特异性均优于血清肌酐和尿素。

二、肾小管功能检查

（一）肾脏浓缩和稀释功能试验

包括 3 小时尿比密试验和昼夜尿比密试验。肾小管功能正常时，远端肾小管选择性重吸收原尿中的钠离子、氯离子，而不吸收水，使原尿中电解质浓度逐渐减低，此为远端肾小管稀释功能；集合管则选择性吸收水，此为远端肾小管的浓缩功能。生理情况下，夜间水摄入及生成减少，肾小球滤过率较白昼低，而浓缩稀释功能仍继续进行，故夜尿较昼尿量少而比密较高。比较昼夜的尿量和比密，可判断肾脏浓缩稀释功能。

【标本采集要求】

1. **3 小时尿比密试验**　患者正常饮食和活动，晨 8 点排尿弃去后，24 小时内每 3 小时留尿 1 次，至次晨 8 点，共留尿 8 次，分置于 8 个容器中，分别测定尿量与尿比密。

2. **昼夜尿比密试验**　试验日正常进食，每餐含水量不超过 500 ~ 600ml，不得再饮任何液体。8 点排尿弃去，于 10 点、12 点、14 点、16 点、18 点、20 点共留尿 6 次，此为昼尿；自 20 点后至次晨 8 点，尿液全部收集一起，此为夜尿。测定每次尿量及尿比密。

【参考值】

1. **3 小时尿比密试验**　24 小时尿量：1000 ~ 2000ml，昼尿量（8 点至 20 点 6 次尿量的总和）多于夜尿量（20 点至次晨 8 点 4 次尿量的总和），为 (3 ~ 4):1。其中必有一次尿比密高于 1.020，另一次尿比密低于 1.003。

2. **昼夜尿比密试验**　24 小时尿量：1000 ~ 2000ml，其中夜尿量 < 750ml，昼尿量与夜尿量之比为 3 ~ 4:1；夜尿或昼尿中至少 1 次尿比密 > 1.020，昼尿中最高与最低尿比密差值 > 0.009。

【临床意义】

3 小时尿比密试验及昼夜尿比密试验均用于诊断肾小管浓缩稀释功能。

1. 夜尿量超过 750ml，低比密尿，昼尿最高与最低比密之差降至 0.001 ~ 0.002，或比密恒定在 1.010 左右，均示肾浓缩功能不全。见于慢性肾小球肾炎、慢性肾衰竭、慢性肾盂肾炎等。

2. 尿量少而比密增高见于肾前性少尿。

3. 24 小时尿量 >4L，尿比密均 <1.006，见于尿崩症。

（二）尿渗量测定

尿渗量（urine osmol，Uosm）为尿中具有渗透活性粒子数量的指标，可反映溶质和水的相对排泄速度。尿比密与尿渗量都能反映尿中溶质的含量，但尿比密易受溶质微粒大小和性质的影响，如尿蛋白、葡萄糖，测定尿渗量较尿比密更能确切反映肾浓缩和稀释功能。

【标本采集方法】

晚餐后禁水 8 小时，次日留取晨尿 100ml（不加防腐剂），同时采集肝素抗凝静脉血用于检测血浆渗量（plasma osmol，Posm）。

【参考值】

尿渗量：600～1000mOsm/kgH$_2$O；血浆渗量：275～305mOsm/kgH$_2$O；尿渗量/血浆渗量：3～4.5:1。

【临床意义】

1. **判断肾浓缩稀释功能** Uosm 及 Uosm/Posm 比值正常，示肾浓缩稀释功能正常。若 Uosm/Posm 比值等于或接近 1，为等渗尿，示肾浓缩稀释功能几近完全丧失，见于慢性肾盂肾炎、多囊肾及慢性肾小球肾炎晚期。Usom＜200mOsm/kgH$_2$O 或 Uosm/Posm 比值＜1，称低张尿，提示肾浓缩功能丧失，而稀释功能尚存，见于尿崩症。

2. **鉴别肾前性和肾性少尿** 肾前性少尿肾小管浓缩功能完好，Uosm 较高；肾性少尿者，Uosm 常减低。

第十二节 临床常用生物化学检查

一、血糖及其代谢物检测

（一）空腹葡萄糖测定

血糖主要指血液中的葡萄糖（glucose，Glu）。由小肠吸收的食物中的碳水化合物经消化作用分解为葡萄糖等单糖，经门静脉入肝，大部分被合成糖原贮存于肝。机体需要能量时，肝糖原水解为葡萄糖入血。当糖摄入超过机体需要时可转变为脂肪，而脂肪与蛋白质也可转变为糖。血糖的来源包括肠道吸收、肝糖原分解或肝内糖异生，血糖的去路则为周围各组织以及肝的摄取利用。神经因子和胰岛素等激素都参与血糖水平的调节。正常时血糖浓度保持相对稳定。检测血糖对于判断糖代谢及相关疾病的诊断有重要价值。

空腹葡萄糖测定应特别注意采血前的准备。采血前 8 小时内禁止进食、吸烟，停用胰岛素和降血糖药物，避免精神紧张、剧烈运动等。标本避免溶血。采集血液标本后，应尽快送检，否则会使测定结果偏低，如不能及时测定应将血清（或血浆）及时分离后保存。

【参考值】

酶法：血清 3.9～6.1mmol/L；血浆 3.3～5.6mmol/L。

【临床意义】

1. 血糖增高

（1）生理性：如餐后 1～2 小时、高糖饮食及情绪激动等。

（2）病理性：1 型或 2 型糖尿病、巨人症、肢端肥大症、皮质醇增多症、甲状腺功能亢进、嗜铬细胞瘤等内分泌代谢性疾病；颅脑损伤、脑卒中、心肌梗死等应激状态；应用噻嗪类利尿剂、大剂量肾上腺糖皮质激素及口服避孕药；严重肝病、胰腺病变、妊娠呕吐、脱水、缺氧等。

2. 血糖减低

（1）生理性饥饿、剧烈运动等。

（2）病理性胰岛素过多，如胰岛素用量过多、口服降糖药过量、胰岛细胞瘤等；缺乏肾上腺皮质激素、生长激素等抗胰岛素的激素；肝糖原贮存缺乏性疾病，如重症肝炎、肝硬化、肝癌以及长期营养不良、不能进食等。

（二）口服葡萄糖耐量试验

正常人口服定量葡萄糖后，血糖浓度暂时增高，同时胰岛 β 细胞分泌胰岛素增多，促使血中葡萄糖合成肝糖原贮存，使血糖于短时间内即恢复至空腹水平，此现象称为耐糖现象。病理状态下，口服或注射一定量葡萄糖后，血糖急剧增高，在与正常人相应的短时间内不能恢复至原有水平，此即糖耐量减低或异常。口服或注射一定量葡萄糖后，间隔一定时间测定血糖浓度称为糖耐量试验，主要用于诊断可疑的糖尿病。临床常用口服葡萄糖耐量试验（oral glucose tolerance test，OGTT）。

【标本采集方法】

患者按规定禁食后，先采集空腹血糖标本，然后一次饮完 200～300ml 葡萄糖液（含 75g 无水葡萄糖）或进食 100g 馒头，在服葡萄糖后 0.5 小时、1 小时、2 小时及 3 小时分别采集静脉血标本和各时间的尿标本，测定血糖和尿糖。

【参考值】

空腹血糖 < 6.1mmol/L。服糖后 0.5～1 小时血糖上升达高峰，一般为 7.8～9.0mmol/L，峰值应 < 11.1mmol/L；2 小时 ≤ 7.8mmol/L；3 小时应恢复至空腹血糖水平。各次尿糖测定结果均为阴性。

【临床意义】

1. 诊断糖尿病　两次空腹血糖均 ≥ 7.0mmol/L；或服糖后 2 小时血糖值 ≥

11.1mmol/L；随机血糖≥11.1mmol/L；或有临床症状者，可诊断为糖尿病。

2. 糖耐量减低 指空腹血糖＜7.0mmol/L，服糖后 2 小时血糖在 7.0～11.1mmol/L；血糖达高峰时间可延至 1 小时后，血糖恢复正常时间延至 2～3 小时后，且有尿糖阳性，多见于 2 型糖尿病、痛风、肥胖、甲状腺功能亢进、肢端肥大症及皮质醇增多症等。

3. 葡萄糖耐量曲线低平 指空腹血糖水平减低，服糖后血糖水平上升不明显，2 小时血糖仍处于低水平，见于胰岛 β 细胞瘤、垂体功能减退症、肾上腺皮质功能减退症等。

4. 功能性低血糖 表现为空腹血糖正常，服糖后血糖高峰时间及峰值在正常范围内，但服糖后 2～3 小时出现低血糖，见于特发性餐后低血糖症等。

5. 肝源性低血糖 表现为空腹血糖低于正常，服糖后血糖水平超过正常，2 小时后仍不能降至正常，尿糖阳性，见于暴发性病毒性肝炎、中毒性肝炎、肝肿瘤等肝脏疾病。

6. 慢性肾脏疾病 糖耐量轻度减低，尿糖可呈阳性。

（三）血清胰岛素测定和胰岛素释放试验

胰岛素（insulin）为胰岛素 β 细胞分泌的多肽类激素，其生理作用主要为促进肝脏和外周组织摄取和利用葡萄糖，使血糖减低。血浆（清）胰岛素水平受血糖浓度调控，血糖浓度高，可刺激胰岛 β 细胞分泌胰岛素。糖尿病时，胰岛 β 细胞分泌功能障碍或有胰岛素抵抗现象，从而产生高血糖症，也可伴有高胰岛素血症。胰岛素释放试验（insulin release test）是反映胰岛 β 细胞储备功能的试验。

【**参考值**】

空腹胰岛素：10～20mU/L（RIA 法）；服糖后 0.5～1 小时为空腹时的 5～10 倍。

【**临床意义**】

1. 糖尿病 胰岛素分泌减低、释放迟缓。1 型糖尿病，空腹胰岛素明显减低，服糖后仍很低；2 型糖尿病，空腹胰岛素水平可正常、稍高或稍低，服糖后胰岛素呈延迟性释放反应。

2. 高胰岛素血症或胰岛 β 细胞瘤 空腹血糖减低，糖耐量曲线低平，胰岛素 C 肽释放曲线相对较高。

3. 其他 胰岛素增高见于肥胖、肝肾功能衰竭、肢端肥大症、巨人症等。胰岛素减少见于腺垂体功能低下、肾上腺功能不全或饥饿状态等。

（四）血清 C－肽测定和 C－肽释放试验

C－肽（C－peptide）是胰岛素原在蛋白水解酶作用下转变为胰岛素时裂解的肽类，由胰岛素 β 细胞释放。测定 C－肽意义虽与测定胰岛素相同，但其半衰期比胰岛素长，又不被肝破坏，只在肾降解和代谢，且 C－肽生成量不受外源性胰岛素影响，故测定血清 C - 肽水平能更准确地反映胰岛 β 细胞合成和释放胰岛素的功能。

【参考值】

RIA 法：空腹 0.3 ~ 0.6mmol/L；服糖后 0.5 ~ 1 小时为空腹值的 5 ~ 6 倍以上（峰值）。

【临床意义】

1. **糖尿病分型** 1 型糖尿病由于胰岛 β 细胞大量破坏，C - 肽水平低，对血糖刺激基本无反应，整个曲线低平；2 型糖尿病 C - 肽水平正常或高于正常；服糖后高峰延迟或呈高反应。

2. **指导胰岛素治疗** 可协助确定患者是否继续使用胰岛素还是只需口服降糖药或饮食治疗。

3. **低血糖的诊断与鉴别诊断** 尤其是医源性胰岛素引起的低血糖；对胰岛移植和胰腺移植的患者，C - 肽测定可以了解移植是否存活和 β 细胞的功能；C - 肽测定还可以用于胰腺肿瘤治疗后复发与否的诊断。

4. **其他** C - 肽和胰岛素同时测定还可以帮助了解肝代谢的变化，因为胰岛素每次血循环都被正常肝降解一半，C - 肽很少被肝代谢，测定两者比值可以估计肝处理胰岛素的能力。

（五）血清糖化血红蛋白测定

糖化血红蛋白（glycosylated hemoglobin，GHb）是血红蛋白 A1（HbA1）中的组分 HbA1c，为血红蛋白（Hb）生成后 β 链末端氨基酸与葡萄糖类进行缩合反应形成的酮氨化合物中含量最高的一种，其生成速度主要取决于血糖浓度及血糖与 Hb 的接触时间。因糖化反应过程缓慢且一旦形成不再解离，不受短时间内血糖水平波动的影响。GHb 水平与血糖浓度、高血糖持续时间成正比，反应测定前一段时间内血糖的平均综合值。因此，在高血糖及血糖、尿糖水平波动较大时，测定 GHb 更有临床意义。

【参考值】

按 HbA1c 占总 Hb 的百分比计算。HPLC 法：4% ~ 6%。

【临床意义】

1. **作为糖尿病长期监控的指标** HbA1c 可反映检测前 1 ~ 2 个月内的平均血糖水平。糖尿病患者 HbA1c 值较正常增高；糖尿病控制后其减低要比血糖和尿糖减低晚 3 ~ 4 周。

2. **鉴别高血糖类型** 糖尿病性高血糖 HbA1c 水平多增高，应激性高血糖 HbA1c 则正常。

3. **诊断糖尿病** 2010 年，美国糖尿病学会（ADA）公布了 HbA1c 测定可用于糖尿病的诊断：即将 HbA1c≥6.5% 作为诊断标准。

（六）β-羟基丁酸测定

在酮体中 β-羟基丁酸（3-Hydroxbutyrate，BHB）占 78%，而且在糖尿病酮症发生早期，β-羟基丁酸就可有明显升高，而此时乙酰乙酸尚无明显变化；在酮症恢复期，β-羟基丁酸则迅速下降。因此，β-羟基丁酸测定在糖尿病酮症的诊断、治疗监测中有着重要的意义。

【参考值】

血 β-羟基丁酸 <0.27mmol/L。

【临床意义】

血 β-羟基丁酸增高多见于糖尿病酮症酸中毒。此外还见于妊娠剧吐、长期饥饿、营养不良、剧烈运动后服用双胍类降糖药等。

二、血清脂质及脂蛋白检测

血脂是血浆中所有脂质的总称，包括：①总胆固醇（total cholesterol，TC）：其中 30% 是游离胆固醇（free cholesterol，FC），70% 是胆固醇酯（cholesterol ester，CE）。细胞内主要为 FC，血浆内以 CE 含量较多。胆固醇是细胞膜的重要组分，也是胆酸、肾上腺和性腺激素的前体。②三酰甘油（triglyceride，TG）：包括由食物经肠道摄取的外源性 TG 和由肝合成的内源性 TG。TG 主要存在于乳糜微粒和前 β 脂蛋白中，是体内脂肪组织的主要成分。TG 参与 TC 和 CE 的形成，并与血栓形成有密切关系。③磷脂（phospholipid，PL）：是细胞的重要组分，存在于神经、细胞膜和血浆中。④游离脂肪酸（free fatty acid，FFA）：是指血浆中未与甘油及胆固醇酯化的脂肪酸。FFA 与血浆中清蛋白结合，故亦称非酯化脂肪酸。

血浆脂质 95% 以上以脂蛋白（lipoprotein，Lp）的形式存在并转运。脂蛋白为血浆脂质与蛋白质（即载脂蛋白，apolipoprotein，Apo）结合的复合物，除 FFA 与白蛋白结合外，血浆脂类都与特殊的球蛋白相结合，载脂蛋白有类似表面活性剂的作用，使不溶于水的脂质变为溶解状态，故正常血浆虽含相当量脂类却较清晰透明。

根据不同密度可将脂蛋白分为乳糜微粒（CM）、极低密度脂蛋白（VLDL）、中间密度脂蛋白（IDL）、低密度脂蛋白（LDL）和高密度脂蛋白（HDL）。

（一）血清总胆固醇（TC）测定

【参考值】

我国《血脂异常防治建议》提出的标准：理想范围应 <5.2mmol/L；5.23 ~ 5.69mmol/L 为边缘升高；≥5.72mmol/L 为增高。

【临床意义】

1. 总胆固醇增高

(1) 生理性增高：主要取决于饮食性质、体力活动量、环境因素、性别和年龄等。青年男性高于女性；女性绝经后高于同龄男性；新生儿哺乳后很快接近成人水平；胆固醇水平有随年龄增长而增高的趋势，但 70 岁以后减低。

(2) 病理性增高：是冠状动脉粥样硬化性心脏病的危险因素之一，总胆固醇高者动脉硬化、冠心病的发生率高，总胆固醇升高还见于甲状腺功能减退症、糖尿病、高脂血症、肾病综合征、类脂性肾病、胆总管阻塞等。

2. 总胆固醇减低 见于急性肝坏死、肝硬化、甲状腺功能亢进、严重营养不良、严重贫血等。

(二) 三酰甘油测定

【参考值】

酶法：0.56 ~ 1.70mmol/L。

【临床意义】

1. 三酰甘油增高

(1) 生理性：高脂肪饮食，一般餐后 2 ~ 4 小时达高峰，8 小时后基本恢复空腹水平。

(2) 病理性：增高是动脉粥样硬化的重要因素之一，常见于冠状动脉粥样硬化性心脏病、高脂血症、动脉硬化症、肥胖症、阻塞性黄疸、糖尿病、脂肪肝、肾病综合征、酗酒等。

2. 三酰甘油减低 见于甲状腺功能减退、肾上腺皮质功能不全及严重肝病。

(三) 高密度脂蛋白胆固醇测定

高密度脂蛋白胆固醇 (high density lipoprotein cholesterol，HDL – C) 是血清中含蛋白质最多、颗粒最小、密度最大的一组脂蛋白，含脂质与蛋白质各 50%。HDL 有将周围组织中的胆固醇逆向转运至肝并转化为胆汁酸而清除的功能，故有抗动脉粥样硬化的作用。一般以测定 HDL – C 含量反映 HDL 水平。

【参考值】

匀相测定法：男性 1.16 ~ 1.42mmol/L；女性 1.29 ~ 1.55mmol/L。我国《血脂异常防治建议》将 HDL – C 分为 2 个水平：≥1.04mmol/L 为合适范围；≤0.91mmol/L 为减低。

【临床意义】

HDL－C 具有抗动脉粥样硬化作用，与 TG 呈负相关，也与冠心病发病呈负相关。HDL－C＜0.91mmol/L 为明显减低，多见于动脉粥样硬化、急性感染、糖尿病、肾病综合征、急性心肌梗死等。

（四）低密度脂蛋白胆固醇测定

低密度脂蛋白胆固醇（low density lipoprotein cholesterol，LDL－C）是血清中携带胆固醇的主要颗粒，组成中 45% 为胆固醇，其蛋白成分为 ApoB100。LDL 的主要功能是将胆固醇从肝运向周围组织细胞，使动脉内膜下沉积大量脂质，促使动脉粥样硬化的形成。

【参考值】

匀相测定法：2.07～3.11mmol/L。我国《血脂异常防治建议》将 LDL－C 分为 3 个水平：≤3.10mmol/L 为合适范围；3.13～3.59mmol/L 为边缘升高；≥3.62mmol/L 为升高。心血管疾病高危人群应控制在 ＜2.59mmol/L。

【临床意义】

LDL－C 为动脉粥样硬化发生发展的主要脂类危险因素，与冠心病呈正相关，也是血脂异常防治的首要靶标。LDL－C 升高常见于高脂蛋白血症、甲状腺功能低下、肾病综合征等；减低见于无 β－脂蛋白血症、甲状腺功能亢进、贫血、肝硬化、恶性肿瘤等。

（五）血清载脂蛋白测定

载脂蛋白是决定脂蛋白性质的主要组分，其主要功能有构成脂蛋白、激活或抑制与脂蛋白代谢有关的酶及与脂蛋白代谢有关的特异性受体相结合。主要的血浆载脂蛋白有 ApoA$_I$、A$_{II}$、B、C$_I$、C$_{II}$、C$_{III}$ 和 E。常规检查中 Apo－A$_I$ 和 Apo－B 是临床常用观测指标。ApoAI 由肝脏和小肠合成，是 HDL 的主要载脂蛋白成分（占 90%），它可将组织细胞内多余的胆固醇运至肝脏处理，具有清除组织内脂质和抗动脉粥样硬化的作用。Apo－B 与外周细胞膜上的 LDL 受体结合，起介导 LDL 进入细胞内的作用，故 Apo－B 是调节肝内、外细胞表面 LDL 受体与血浆 LDL 之间平衡的因素，对肝脏合成 VLDL 有调节作用。

【参考值】

免疫比浊法：Apo－A$_I$ 1.20～1.60g/L；Apo－B 0.80～1.05g/L。

【临床意义】

Apo－A$_1$和 Apo－B 测定值直接反映 HDL 和 LDL 水平，脂蛋白中的胆固醇含量在病理情况下可发生变化，因而 HDL－C 和 LDL－C 测定不能代替 Apo－A$_1$和 Apo－B测定。

1. 冠心病时，Apo－B 增高比 TG、LDL－C 增高更有意义；脑血管病时，以 ApoA$_1$和 HDL－C 减低更为明显，而 Apo－B 多正常；脑出血时 Apo－B 可能偏低。

2. 血清 Apo－A$_1$是诊断冠心病的敏感指标之一，其血清水平与冠心病发病率呈负相关。Apo－A$_1$减低，可使急性心肌梗死、糖尿病并发症、肾病综合征等疾病发生率增加。

3. 血清 Apo－B 水平与动脉粥样硬化、冠心病发病呈正相关，Apo－B≥1.20g/L是冠心病的危险因素。其增高见于Ⅱ型高脂血症、糖尿病、胆汁淤积、肾病、甲状腺功能减退，减低见于肝脏疾病和甲状腺功能亢进。

三、血清电解质检测

电解质为体液中无机物与部分以电解质形式存在的有机物的统称，如钠、氯、钾、磷、碳酸氢盐等。电解质在维持体液渗透压和酸碱平衡、维持神经肌肉正常兴奋性等方面起着重要作用。

钾测定结果明显受溶血干扰，因为红细胞中的钾是血清/血浆中的20多倍，故采血时严格避免溶血，否则红细胞内大量钾离子释放到细胞外，造成血清钾假性增高。

（一）血清钾测定

钾（potassium）是细胞内液的主要阳离子，约98%的钾存在于细胞内。钾参与蛋白质和糖的代谢，维持心肌和神经肌肉正常的应激性，调节水、电解质、酸碱平衡。血清钾浓度的高低，在一定程度上可反映细胞内钾离子的水平。

【参考值】

3.5～5.5mmol/L。

【临床意义】

1. **血清钾减低** 血清钾低于3.5mmol/L为低钾血症，见于：①摄取不足：胃肠功能紊乱、长期无钾饮食、手术后长期禁食等未及时补钾；②丢失过度：严重呕吐、长期腹泻、瘘管引流、肾上腺皮质功能亢进、长期使用强利尿剂、肾小管功能障碍；③钾向细胞内转移：碱中毒、胰岛素治疗、肌无力症、甲状腺功能亢进等。

2. **血清钾增高** 血清钾高于5.5mmol/L为高钾血症，见于：①摄入过多：补钾过多过快，过度应用含钾药物如注射大剂量青霉素钾等；②排泄障碍：肾功能不全少尿期、肾上腺皮质功能减退症、长期大量使用保钾利尿剂、长期低钠饮食使钾不易排出；③细胞内钾大量移出：重度溶血反应、输入大量库存血、挤压综合征、组织破坏、大面积烧伤、运动过度、呼吸障碍所致组织缺氧和酸中毒、休克、组织损伤、中毒、化疗、注射高渗盐水；④细胞外液因失水而浓缩。

（二）血清钠测定

钠（sodium）是细胞外液的主要阳离子，约44%分布在细胞外液，9%存在于细胞内液，其余分布在骨骼中。钠的主要功能是维持体液的正常渗透压及酸碱平衡，维持肌肉和神经的正常应激性。

【参考值】

135～145mmol/L。

【临床意义】

1. **血清钠减低** 血清钠低于135mmol/L为低钠血症，临床上较常见，可见于：①摄取不足：长期低盐饮食、饥饿、营养不良、低盐疗法、不适当的输液；②胃肠道失钠：幽门梗阻、呕吐、腹泻以及肠、胆、胰瘘等；③肾失钠：肾小管病变、反复利用利尿剂、肾上腺皮质功能减退、糖尿病酮症酸中毒；④皮肤失钠：大面积烧伤、大量出汗只补充水不补充钠；⑤大量引流浆膜腔积液。

2. **血清钠增高** 血清钠高于145mmol/L为高钠血症，临床上较少见，可见于：①摄入过多：进食过量钠盐或注射高渗盐水且伴有肾功能障碍，心脏复苏时输入过多碳酸氢钠，透析液比例失调等；②摄入水分过少使血钠浓缩，渗透性利尿或肾小管浓缩功能不全导致脱水，高热、大汗而致失水；③肾上腺皮质功能亢进、原发性醛固酮增多症、脑外伤或急性脑血管病等。

（三）血清氯测定

氯（chloride）是细胞外液中的主要阴离子，氯常伴随钠的摄入与排出。人体细胞内氯的含量仅为细胞外的一半。氯的主要功能为调节机体的酸碱平衡、渗透压及水电解质的平衡并参与胃液中胃酸的生成。

【参考值】

96～108mmol/L。

【临床意义】

1. **血清氯减低** 血清氯低于95mmol/L为低氯血症。低钠血症常伴低氯血症。但当大量损失胃液时，以失氯为主而失钠很少；大量丢失肠液时，则失钠甚多而失氯较少。血清氯减低见于：①摄入不足：饥饿、营养不良、出汗过多、低盐治疗后；②丢失过多：严重呕吐、反复应用利尿剂；③转移过多：急性肾炎、肾小管疾病等氯向组织内转移，酸中毒时，氯向细胞内转移以降低血 pH 值；④水摄入过多：尿崩症；⑤呼吸性酸中毒；⑥肾上腺皮质功能减退，Nacl 吸收不良。

2. 血清氯增高 血清氯高于 105mmol/L 为高血氯症，见于：①摄入过多：过量补充 NaCl 液、$CaCl_2$ 液或 NH_4Cl 液等；②排泄减少：急性肾小球肾炎无尿者，肾血流量减少如充血性心力衰竭；③脱水：腹泻、呕吐、出汗等所致血液浓缩；④过度换气：呼吸性碱中毒；⑤肾上腺皮质功能亢进。

（四）血清钙测定

人体钙（calcium）99% 以上存在于骨骼及牙齿中，血液中钙含量不及总钙的 1%，主要存在于血清中。钙离子的主要生理功能为降低毛细血管及细胞膜的通透性、降低神经肌肉的兴奋性、维持心肌传导系统的兴奋性和节律性、参与肌肉收缩及神经传导、参与凝血过程等。

【参考值】

血清总钙：成人 2.1 ~ 2.7mmol/L，儿童 2.25 ~ 2.8mmol/L；血清离子钙：1.12 ~ 1.23mmol/L（约占总钙 50%）。

【临床意义】

1. 血清钙增高 总钙高于 2.58mmol/L 为高钙血症，见于：①摄入过多：静脉用钙过量、大量饮用牛奶等；②溶骨作用增强：原发性甲状旁腺功能亢进症、转移性骨癌、急性白血病、多发性骨髓瘤和淋巴瘤等，尤其是恶性肿瘤骨转移时引起血钙升高最常见的原因；③钙吸收作用增强：维生素 A 或 D 摄入过多；④急性肾衰竭、肾上腺功能不全、酸中毒、脱水等。

2. 血清钙减低 总钙低于 2.25mmol/L 为低钙血症，临床较多见，常见于：①摄入不足或吸收不良：长期低钙饮食、严重乳糜泻、阻塞性黄疸（脂溶性的维生素 D 吸收减少）；②成骨作用增强：甲状旁腺功能减退、甲状腺功能亢进患者手术后、恶性肿瘤骨转移；③钙吸收作用减弱：佝偻病、软骨病；④肾病：急慢性肾衰竭、肾病综合征、肾小管性酸中毒；⑤坏死性胰腺炎；⑥妊娠后期。

（五）血清磷测定

磷（phosphorus）在体内 70% ~ 80% 存在于骨骼中。血液中的磷以有机磷和无机磷两种形式存在。血清磷测定通常指测定无机磷。食物中的磷在小肠吸收，肠内 pH 值低有利于磷的吸收，维生素 D 可促进磷的吸收，而钙、镁、铁等与磷酸结合成不溶性的磷酸盐则阻碍磷的吸收。磷的生理功能主要为调节酸碱平衡，参与多种酶促反应和糖、脂类及氨基酸代谢，构成生物膜和维持膜的功能，参与骨骼组成。

【参考值】

成人 1.0~1.6mmol/L；儿童 1.3~1.9mmol/L。

【临床意义】

1. **血清磷减低** 见于：①摄入不足或吸收不良：脂肪泻、长期服用含铝的制酸剂、饥饿或恶病质、维生素 D 缺乏；②丢失：呕吐和腹泻、血液透析、肾小管性酸中毒、急性痛风、肿瘤性磷酸盐尿；③磷转入细胞内：静脉注射葡萄糖或胰岛素、妊娠、急性心肌梗死、甲状腺功能减退；④其他：酒精中毒、糖尿病酮症酸中毒、甲状旁腺功能亢进、佝偻病等。

2. **血清磷增高** 见于：①内分泌疾病：甲状旁腺功能减退症、甲状腺功能减退；②肾排泄受阻：慢性肾炎晚期、肾衰竭；③维生素 D 过多；④其他：肢端肥大症、多发性骨髓瘤、骨折愈合期、Addison 病、急性肝坏死、粒细胞性白血病等。

四、血清铁及其代谢物检测

(一) 血清铁测定

铁是人体含量最多的微量元素。血清中的铁一部分与转铁蛋白结合，另一部分为游离状态。当贮存铁较多的组织细胞变形、坏死时，细胞内贮存铁逸出，使血清铁增加。检测血清游离铁含量即为血清铁 (serum iron, SI) 测定。

【参考值】

男性 11~30μmol/L；女性 9~27μmol/L。

【临床意义】

1. **生理性血清铁增高** 见于 6 周内的新生儿；血清铁减低见于 1 岁内婴儿、老年人、部分青少年以及月经期、妊娠期和哺乳期的妇女。

2. **病理性**

(1) 血清铁增高：见于①红细胞生成或成熟障碍：再生障碍性贫血、巨幼细胞性贫血；②铁利用减低：铅中毒、维生素 B_6 缺乏等；③红细胞破坏增加：如溶血性贫血；④铁吸收增加：白血病、含铁血黄素沉着症、反复输血；⑤肝贮存铁释放和转铁蛋白合成障碍：急性病毒性肝炎、慢性活动性肝炎、肝硬化等；⑥铁剂治疗时。

(2) 血清铁减低：见于缺血性贫血、慢性炎症等。

(二) 血清总铁结合力测定

血液中的铁能与转铁蛋白结合，进行铁的转运。正常血液中有 1/3 的转铁蛋白与铁结合。凡能与每升血清中全部转铁蛋白结合的最大铁量（饱和铁）称为总铁结合力

（total iron binding capacity，TIBC）。

【参考值】

亚铁嗪比色法：男性 50～77μmol/L；女性 54～77μmol/L。

【临床意义】

1. **生理性**　血清总铁结合力减低见于新生儿，增高见于青年女性和妊娠期。
2. **病理性**

（1）血清总铁结合力减低：见于①铁蛋白减少：肝硬化；②转铁蛋白丢失：肾病、脓毒血症；③转铁蛋白合成不足：遗传性转铁蛋白缺乏症；④其他：肿瘤、非缺铁性贫血、珠蛋白生成障碍性贫血、慢性感染等。

（2）血清总铁结合力增高：见于①转铁蛋白合成增加：缺血性贫血、妊娠后期；②铁蛋白释放增加：急性肝炎、肝细胞坏死。

（三）血清转铁蛋白测定

转铁蛋白（transferrin，Tf）是一种能结合 Fe^{3+} 的糖蛋白，主要由肝细胞和吞噬细胞合成。正常时有 1/3 的转铁蛋白与绝大部分的血清铁结合。1mg 的 Tf 约可结合 1.25mg 铁，主要起转运铁的作用。

【参考值】

免疫比浊法：2～4g/L。

【临床意义】

1. **血清转铁蛋白增高**　见于妊娠中、晚期，反复出血、缺铁性贫血等。
2. **血清转铁蛋白减低**　见于营养不良、严重蛋白质缺乏、腹泻、肾综合征、肝病等。

（四）血清铁蛋白测定

血清铁蛋白（serum ferritin，SF）是由蛋白质外壳即去铁蛋白（apoferritin）和铁核心即 Fe^{3+} 形成的复合物。铁核心具有强大的结合铁和贮备铁的能力，以维持体内铁的供应和血红蛋白的相对稳定性。肝是合成铁蛋白的主要场所。SF 与体内贮存铁呈正相关，是诊断缺铁的敏感指标。

【参考值】

男性：15～200μmol/L；女性：12～150μmol/L。

【临床意义】

1. **生理性**　SF 在出生后 1 个月内最高，无性别差异，3 个月后开始下降，9 个月时最低，10 多岁时开始女性低于男性。

2. 病理性

（1）血清铁蛋白增高：①体内贮存铁增加：原发性血色病、依赖输血的贫血患者；②铁蛋白合成增加：炎症、急性粒细胞白血病、肝肿瘤、胰腺癌、甲状腺功能亢进症；③组织内铁蛋白释放增加：肝坏死、慢性肝病等。

（2）血清铁蛋白减低：①体内贮存铁减少：缺铁性贫血、妊娠；②铁蛋白合成减少、维生素 C 缺乏等。

五、心肌酶和心肌蛋白检测

心肌蛋白和心肌酶是心肌收缩细胞的主要成分，当心肌损伤时，心肌内多种酶和肌蛋白可较快地释放入血，使血内相应酶活性和肌蛋白含量增高。检查血清中心肌酶和心肌蛋白的变化，可了解心肌是否损伤及其损伤的程度。

（一）血清肌酸激酶及其同工酶测定

肌酸激酶（creatine kinase，CK），又称肌酸磷酸激酶（creatine phosphokinase kinase，CPK），主要分布于骨骼肌和心肌，其次为脑组织的细胞质和线粒体中，肝细胞和红细胞中测不出 CK 活性。CK 是由 M 和 B 亚单位组成的二聚体，CK 同工酶与 CK 具有相同的生物活性。根据 CK 中 M 和 B 亚基的组合不同及其电泳时移动速率不同，将 CK 分为 3 种亚型：①CK-BB：为脑型同工酶，主要分布于脑、前列腺、肠和肺等组织；②CK-MB：为混合型同工酶，主要分布于心肌；③CK-MM：为肌型同工酶，主要分布于骨骼肌和心肌。CK 可逆地催化肌酸和 ATP 生成磷酸肌酸和 ADP 的反应，Mg^{2+} 是 CK 的激活剂。正常人血清中 CK 含量甚微，当上述组织受损时，CK 进入血液，则其含量可明显增高。测定 CK 总活性及分析 CK 同工酶的类型，对判断是否存在心肌梗死（AMI）有一定意义。其中血清 $CK-MB_1$ 及 $CK-MB_2$ 异型对诊断急性心肌梗死更具敏感性和特异性。急性心肌梗死时各种心肌酶的变化特性见表8-6。

表8-6 急性心肌梗死血清酶变化的比较

	开始增高时间（小时）	达峰值时间（小时）	恢复正常时间（天）
CK	4~10	12~36	3~4
CK-MB	3~6	12~24	2~3
AST	6~12	24~48	3~5
LD	12~24	48~72	10~12
LD$_1$	6~12	48~72	10~12

【参考值】

CK 总活性（酶耦联法，37℃）：男性 38~174U/L，女性 26~140U/L。CK 同工酶

（琼脂糖凝胶电泳法）：CK-MM94%~96%；CK-MB<5%；CK-BB 0 或极少；CK-MB_1<0.71U/L；CK-MB_2<1.01U/L；MB_2/MB_1<1.4。

【临床意义】

1. **CK 总活力增高**　见于：①急性心肌梗死：CK 是急性心肌梗死早期诊断的较敏感的指标，如病程中 CK 再次增高，常表示有新的心肌梗死的发生；②心肌炎：病毒性心肌炎 CK 明显增高；③其他：多发性肌炎、骨骼肌损伤、各种插管术、手术后等。

2. **CK-MB 增高**　见于：①急性心肌梗死：对 AMI 早期诊断，CK-MB 敏感性高于总 CK。如发病后 CK-MB 持续增高不减低，提示心肌在继续梗死；若减低后又增高，表明原梗死部位在扩展或又有新的梗死出现；②其他心肌损伤：心绞痛、心包炎、慢性心房纤颤、心脏手术、安装起搏器、冠状动脉造影等；③肌病和骨骼肌损伤：如肌营养不良、多发性肌炎、肌萎缩、挤压综合征、肌肉注射等。

3. **异型 CK-MB**　异型 CK-MB 对诊断急性心肌梗死有更大的特异性。如以血浆 CK-MB_2>1.01U/L、MB_2/MB_1>1.5 为界值，则急性心肌梗死发病后 2~4 小时，诊断敏感性为 59%，4~6 小时，诊断敏感性为 92%。

（二）天门冬氨酸氨基转移酶测定

参见本章第十二节。

（三）乳酸脱氢酶及其同工酶测定

乳酸脱氢酶（lactate dehydrogenase，LDH）是一种糖酵解酶，广泛存在于人体组织内，以心肌、骨骼肌和肾脏含量最丰富，其次为肝、脾、胰、肺和肿瘤组织，红细胞内 LDH 含量为血清的 100 倍。当心肌等组织损伤时，LDH 可释放入血，使血中 LDH 活性增高。乳酸脱氢酶同工酶有 5 种，由代表心肌特性的 H 亚单位和代表肌肉特性的 M 亚单位组成，分为 LDH_1（H_4）、LDH_2（H_3M）、LDH_3（H_2M_2）、LDH_4（HM_3）和 LDH_5（M_4）。LDH_1 和 LDH_2（尤其 LDH_1）主要来自于心肌，LDH_3 主要来自于肺、脾，LDH_4 和 LDH_5（尤其 LDH_5）主要来自于肝脏，其次为骨骼肌。测定 LDH 同工酶有利于病变组织的定位。急性心肌梗死等心肌病变时以 LDH_1 和 LDH_2 增高最明显，其改变早于总 LDH；肝及骨骼肌病变时以 LDH_4 和 LDH_5 改变明显。

由于红细胞中含有丰富的乳酸脱氢酶，是血清/血浆中的近 200 倍，故采血时应严格避免溶血。

【参考值】

LDH 总活性：速率法（30℃）为 95~200U/L；LDH 同工酶（圆盘电泳法）：LDH_1 为 32.7%±4.6%；LDH_2 为 45.1%±3.53%；LDH_3 为 18.5%±2.96%；LDH_4 为 2.9%±0.89%；LDH_5 为 0.85%±0.55%。定性：LDH_2>LDH_1>LDH_3>LDH_4>LDH_5，

部分正常儿童 LDH_1 可大于 LDH_2。

【临床意义】

1. **LDH 增高**　见于：①心肌梗死：急性心肌梗死时，LDH 活性增高比 CK、CK – MB 和 AST 出现晚，但持续时间长。如 LDH 持续增高或再次增高，提示心肌梗死面积扩大或出现新的梗死。②肝病：急性肝炎、慢性活动性肝炎和肝癌。③其他疾病：骨骼肌损伤、白血病、淋巴瘤、肺梗死和胰腺炎等。

2. **LDH 同工酶增高**　见于：①急性心肌梗死：发病后 LDH_1 及 LDH_2 均增高，尤以 LDH_1 增高更早、更显著，两者增高早于总 LDH；②肝胆疾病：LDH_5 增高是诊断肝细胞坏死的敏感指标，肝细胞性黄疸时 $LDH_5 > LDH_4$，阻塞性黄疸时 $LDH_4 > LDH_5$；③肿瘤：恶性肿瘤 LDH 增高，肝癌 LDH_4 和 LDH_5 明显增高，白血病以 LDH_3 和 LDH_4 增高为主。

（四）肌钙蛋白测定

肌钙蛋白（troponin，Tn）是一组收缩蛋白，存在于骨骼肌、心肌和平滑肌细胞中。心肌肌钙蛋白（cardiac troponin，cTn）是一组与心肌收缩功能有关的蛋白，有肌钙蛋白 T（cTnT）、肌钙蛋白 I（cTnI）和肌钙蛋白 C（cTnC）3 种亚单位。cTnT 和 cTnI 是心肌特有的抗原。心肌可逆性损伤时或/和不可逆性损伤时，血清 cTnT 迅速而短暂增高，cTnI 持续性增高。血清 cTn 浓度测定是心肌损伤的特异性标志，其特异性和敏感性均高于常用的心肌酶。

【参考值】

化学发光法（以贝克曼厂家为例）：cTnT 为 < 0.04ng/ml，诊断临界值为 > 0.1ng；cTnI < 0.04ng/ml，诊断临界值为 > 0.5ng/ml。（注意：不同厂家的诊断界值不同）。

【临床意义】

cTnT、cTnI 对急性心肌梗死、不稳定性心绞痛、围手术期心肌损伤等疾病的诊断、病情监测、疗效观察及预后评估，具有较高的临床价值。肌钙蛋白血清水平在急性心肌梗死时的变化，见表8 – 7。Tn 增高还可见于不稳定性心绞痛，但需排除骨骼肌疾病和肾衰竭。

表8 – 7　急性心肌梗死 cTnT 和 cTnI 的动态变化

	开始增高时间（小时）	达峰值时间（小时）	恢复正常时间（天）	灵敏度（%）	特异度（%）
cTnT	3 ~ 6	10 ~ 24	10 ~ 15	50 ~ 59	74 ~ 96
cTnI	3 ~ 6	14 ~ 20	5 ~ 7	6 ~ 44	93 ~ 99

（五）肌红蛋白测定

肌红蛋白（myoglobulin，Mb）含亚铁血红素，有贮氧和运输氧的功能。正常时 Mb 主要存在于心肌和骨骼肌中，血中含量很低，由肾脏排泄。当心肌和骨骼肌损害时，血中 Mb 水平升高可达正常值的 10 倍以上。

【参考值】

男性 20~80μg/L，女性 10~70μg/L，诊断界值为 >100μg/L。

【临床意义】

1. 急性心肌梗死发病后 3 小时内 Mb 开始增高，5~12 小时达峰值，18~30 小时恢复到正常水平。主要用于 AMI 早期诊断，但特异性较差。
2. 其他疾病挤压综合征、肾衰竭、心力衰竭和某些肌病。

第十三节　临床常用免疫学检查

临床免疫学检查常用于感染性疾病、自身免疫性疾病、变态反应性疾病、免疫缺陷病、肿瘤等疾病的诊断与疗效监测。

一、免疫球蛋白检查

免疫球蛋白（immunoglobulin，Ig）是一组具有抗体活性的球蛋白，由 B 淋巴细胞受抗原刺激后增殖分化形成的浆细胞合成与分泌，分布于人体的血液、体液及部分细胞的表面。应用免疫电泳和超速离心分析，可将免疫球蛋白分为 IgG、IgA、IgM、IgD 和 IgE 5 类。

（一）IgG、IgA、IgM 测定

IgG 主要由脾和淋巴结中的浆细胞合成与分泌，约占血清免疫球蛋白的 75%，是血清中主要的抗体成分，也是唯一能通过胎盘的免疫球蛋白，对病毒、细菌和寄生虫等都有抗体活性；IgA 主要由肠系淋巴组织中的浆细胞产生，约占血清免疫球蛋白的 10%，又可分为血清型与分泌型两种。分泌型 IgA（SIgA）在抗呼吸道、消化道和泌尿生殖道的感染中起重要作用；IgM 为免疫球蛋白中分子量最大者，占血清免疫球蛋白的 5%~10%，由 5 个免疫球蛋白单体连接而成。当机体受到抗原刺激后，IgM 是最早出现的抗体，其杀菌、溶菌、溶血、促吞噬以及凝集作用比 IgG 高 500~1000 倍，在机体早期的免疫防御中占有重要地位。人体免疫球蛋白含量随着年龄增长而逐渐增高，但 12 岁以后基本稳定不变。

【参考值】

免疫比浊法：IgG 12.87 ± 1.35g/L；IgM 1.08 ± 0.24g/L；IgA2.35 ± 0.34g/L。

【临床意义】

1. IgG、IgM、IgA 均增高 见于各种慢性感染、慢性肝病、肝癌、淋巴瘤和系统性红斑狼疮、类风湿关节炎等自身免疫性疾病。

2. 单一免疫球蛋白增高 仅有某一种免疫球蛋白增高而其他免疫球蛋白不增高或降低，主要见于免疫增殖性疾病，如多发性骨髓瘤、巨球蛋白血症等。

3. 免疫球蛋白减低 见于各类先天性免疫缺陷病、获得性免疫缺陷病、联合免疫缺陷病及长期使用免疫抑制剂的患者。

（二）IgE 测定

IgE 主要由上呼吸道、消化道等黏膜固有层的浆细胞分泌，血清含量极少，约为血清免疫球蛋白的 0.002%。IgE 是亲细胞抗体，在 I 型变态反应性疾病的发病中具有重要的作用。

【参考值】

ELISA 法：0.1 ~ 0.9mg/L。

【临床意义】

1. IgE 增高 见于：①I 型变态反应性疾病：支气管哮喘、异位性皮炎、过敏性鼻炎、荨麻疹、寄生虫感染等；②其他疾病：IgE 型多发性骨髓瘤、急慢性肝炎、系统性红斑狼疮、类风湿关节炎等。

2. IgE 降低 见于先天性或获得性丙种球蛋白缺乏症、恶性肿瘤、联合免疫缺陷病及长期使用免疫抑制剂等。

二、血清补体检查

补体（complement，C）是血清中具有酶活性的不耐热的大分子球蛋白。补体由 3 组球蛋白大分子组成：第 1 组由 9 种球蛋白大分子组成，即 $C_1 \sim C_9$；第 2 组包括 B、D、P、H 等因子；第 3 组为补体调节蛋白，包括 C_1 抑制物、I 因子、C_4 结合蛋白、过敏毒素灭活因子等。

（一）总补体溶血活性测定

总补体溶血活性（total hemolytic complement activity，CH_{50}）主要反映补体经典激活途径（$C_1 \sim C_9$）活化的活性程度。补体活性与溶血程度之间在一定范围内（20% ~

80%溶血率）呈正相关系，故一般以50%的溶血率（CH_{50}）作为判别点，它比100%溶血更为敏感。注意：溶血率法测定CH50时，标本应严格避免溶血。

【参考值】

试管法：5万~10万 U/L。

【临床意义】

1. CH_{50}增高　见于急性炎症、组织损伤、恶性肿瘤及妊娠等。

2. CH_{50}减低　见于：①补体成分大量消耗：急性肾小球肾炎、自身免疫性溶血性贫血、血清病、类风湿关节炎、亚急性感染性心内膜炎；②补体成分大量丢失：外伤、手术、大失血和严重烧伤；③补体合成不足：慢性肝病、肝硬化、重度营养不良等。

（二）血清补体3测定

血清补体3（complement 3，C_3）是一种 β_2 球蛋白，主要由肝细胞合成与分泌，是血清中含量最高的补体成分，在补体经典激活途径与旁路激活途径中均发挥重要作用。血清 C_3 还是急性时相反应蛋白。

【参考值】

免疫比浊法：0.85~1.70g/L。

【临床意义】

1. C_3增高　作为急性时相反应蛋白，C_3增高见于急性炎症、传染病早期、急性组织损伤、恶性肿瘤、移植物排斥反应等。

2. C_3减低　见于：①合成减低：慢性肝病、肝坏死；②合成原料不足：如营养不良；③消耗或丢失过多：系统性红斑狼疮活动期、急性链球菌感染后肾小球肾炎、狼疮性肾炎等。

3. 肾炎的病因鉴别　病毒性肾炎患者85%以上血清 C_3 含量正常；链球菌感染后肾炎患者85%以上血清 C_3 含量下降；狼疮性肾炎患者78%血清 C_3 含量减低，治疗后病情稳定 C_3 含量又恢复正常。

（三）血清补体4测定

血清补体4（complement 4，C_4）是一种多功能 β_1 - 球蛋白，由肝脏、吞噬细胞合成，参与补体的经典激活途径。在补体活化、促进吞噬、防止免疫复合物沉着和中和病毒等方面发挥作用。

【参考值】

免疫比浊法：0.16±0.38g/L。

【临床意义】

1. C₄ 增高　见于急性风湿热、皮肌炎、急性组织损伤、关节炎等。

2. C₄ 减低　见于系统性红斑狼疮、狼疮性肾炎、IgA 肾病、多发性硬化症、类风湿关节炎、遗传性 IgA 缺乏症等。

三、病毒性肝炎血清标志物检查

病毒性肝炎的病原体有甲型肝炎病毒（hepatitis A virus，HAV）、乙型肝炎病毒（hepatitis B virus，HBV）、丙型肝炎病毒（hepatitis C virus，HCV）、丁型肝炎病毒（hepatitis D virus，HDV）和戊型肝炎病毒（hepatitis E virus，HEV）5 种。现知还有己型和庚型肝炎。除 HBV 为双链 DNA 病毒外，其余均为单链 RNA 病毒。我国 HAV、HBV、HCV 感染较多见。

病毒性肝炎的血清标志物包括肝炎病毒本身、病毒成分和抗病毒抗体等。由于各种肝炎病毒有其特异的血清标志物，检测中无交叉反应，因此能准确地进行病毒性肝炎的分型。

（一）甲型肝炎病毒抗体检查

甲型肝炎病毒是直径为 27nm 的 20 面体球状颗粒，为嗜肝 RNA 病毒，通过粪 - 口途径传播。HAV 感染后，先在肠上皮细胞增殖，而后入血达肝细胞内进行复制，通过胆汁从粪便排出。HAV 常在转氨酶升高前 5~6 天就出现于患者的血液和粪便中，发病 2 周开始，粪便中不再排出 HAV。HAV 只形成一个抗原抗体系统。目前主要检查抗 - HAV IgM 和抗 - HAV IgG 两种血清标志物。

【参考值】

各类方法均为阴性。

【临床意义】

1. 抗 - HAV IgA　于发病后 1~2 周内出现，3 个月后滴度减低，6 个月后不易检出。抗体阳性可诊断为甲型肝炎早期或急性期。

2. 抗 - HAV IgM　在发病后 2 周阳性率达 100%。抗体阳性说明机体正在感染 HAV，是早期诊断甲型肝炎的特异性指标。

3. 抗 - HAV IgG　较抗 - HAV IgA 稍晚出现，可终身存在。抗体阳性，表示过去曾受过 HAV 感染，但体内已无 HAV，是一种保护性抗体；可用于甲肝的流行病学调查。

（二）乙型肝炎病毒血清标志物检查

乙型肝炎病毒为嗜肝 DNA 病毒，球形，直径 42nm，分为包膜与核心两部分，包膜上含有乙型肝炎病毒表面抗原（HBsAg）及前 S_1 及前 S_2 抗原，HBsAg 在肝细胞浆内合成，可大量释放入血，本身无传染性，但为决定 HBV 吸附于易感细胞受体的成分；核心部分含有环状双股 DNA、DNA 聚合酶（DNAP）、核心抗原（HBcAg）和 e 抗原（HBeAg）等。

HBV 主要通过血液途径传播，也可由性接触传播或母婴垂直传播。唾液传播方式也不可忽视。一般机体感染 HBV 后产生相应的 3 种抗原抗体系统，即乙型肝炎病毒表面抗原（HBsAg）、乙型肝炎病毒表面抗体（抗 – HBs）、乙型肝炎病毒 e 抗原（HBeAg）、乙型肝炎病毒 e 抗体（抗 – HBe）、乙型肝炎病毒核心抗原（HBcAg）、乙型肝炎病毒核心抗体（抗 – HBc）。

乙型肝炎病毒血清标志物，主要通过 ELISA 等方法进行检测。血液中 HBV – DNA 的存在是 HBV 感染最直接、最灵敏和最特异的检测指标，常用 PCR、荧光定量 PCR 等方法进行检测。

【参考值】

各项指标均为阴性。

【临床意义】

1. **HBsAg 测定**　HBsAg 在感染 HBV 后 1 ~ 2 个月在血清中出现，可维持数周、数月至数年，也可能长期存在。HBsAg 具有抗原性，不具有传染性。HBsAg 常作为感染 HBV 的标志之一。HBsAg 阳性见于：①乙型肝炎潜伏期和急性期；②慢性迁延性肝炎、慢性活动性肝炎、肝硬化、肝癌；③慢性 HBsAg 携带者。

2. **抗 – HBs 测定**　抗 – HBs 是机体针对 HBsAg 产生的中和抗体，可阻止 HBV 穿过细胞膜进入新的肝细胞，其存在表明机体具有一定的免疫力。一般在 HBsAg 转阴后出现，可持续多年，其滴度与保护作用相平行。抗 – HBs 阳性见于：①既往曾感染过 HBV，现已有一定的免疫力；②接种乙肝疫苗后，一般只出现抗 – HBs 单项阳性；③被动性获得抗 – HBs 抗体，如接受免疫球蛋白或输血治疗的患者。

3. **HBeAg 测定**　HBeAg 由感染的肝细胞分泌入血，在血液中可游离存在。HBeAg 阳性见于 HBsAg 阳性的患者，是病毒复制、传染性强的指标；HBeAg 持续阳性的乙型肝炎，易转变为慢性肝炎；HBeAg 和 HBsAg 阳性的孕妇可将乙肝病毒垂直传播给新生儿，其感染阳性率较高。

4. **抗 – HBe 测定**　抗 – HBe 虽是 HBeAg 的对应抗体，但并非保护性抗体，它不能抑制 HBV 的增殖。抗 – HBe 出现于急性感染的恢复期，持续时间较长。抗 – HBe 和 HBeAg 一般不会同时阳性。抗 – HBe 阳性见于：①HBeAg 转阴的患者，提示病毒复制减少，传染性减低；②部分慢性乙型肝炎、肝硬化、肝癌患者。

5. **HBcAg 和抗 – HBc 测定**　HBcAg 存在于 Dane 颗粒核心和受感染的肝细胞核内，在肝细胞核中复制后再释放到肝细胞浆中。HBsAg 在肝细胞浆中形成，它能将进入肝细胞浆中的 HBcAg 包被后装配成完整的 HBV 释放入血。故血液中一般测不到游离的

HBcAg，临床上不作常规检查。抗 – HBc 不是中和抗体，而是反映肝细胞受到 HBV 侵害的可靠指标，主要包括 IgM、IgG 和 IgA 等 3 型，目前常检测总抗 – HBc，也可分别检测抗 – HBc IgM、抗 – HBc IgG 或抗 – HBc IgA。

（1）抗 – HBc IgM：是机体感染 HBV 后血液中最早出现的特异性抗体，在急性期滴度高，是诊断急性乙型肝炎和判断病毒复制活跃的指标，并提示患者血液有强传染性。对于 HBsAg 已经消失而抗 – HBs 尚未出现的乙型肝炎患者，抗 – HBc IgM 阳性可弥补乙型肝炎早期诊断指标的不足。阳性还见于慢性活动性肝炎。

（2）抗 – HBc IgG：在感染 HBV 后 1 个月左右抗 – HBc IgG 开始升高，能反映抗 – HBc 总抗体的情况。其高滴度表明患有乙型肝炎且 HBV 正在复制；低滴度表示既往感染过 HBV，可在体内长期存在。

6. HBV – DNA 定性和定量测定 HBV – DNA 定性（PCR 法）阴性；定量检测范围为 102 ~ 108 拷贝/毫升。HBV – DNA 阳性是急性乙型肝炎病毒感染可靠的诊断指标。当机体感染 HBV 时，在外周血中 HBV – DNA 的出现要早于血清学抗原抗体指标。HBV – DNA 测定阴性是病毒消除的明确指标。

7. 乙型肝炎 5 项血清标志物联合检测 见表 8 – 8。

表 8 –8 HBV 血清标志物联合检测临床意义

HBsAg	抗 – HBs	HBeAg	抗 – HBe	抗 – HBc	
+	–	+	–	+	急性或慢性乙型肝炎，高传染性
+	–	–	–	+	急、慢性乙型肝炎或慢性 HBsAg 携带者
+	–	–	+	+	急性乙型肝炎趋向恢复或慢性乙肝，弱传染性
–	+	–	–	+	急性 HBV 感染康复期或既往感染史，目前保持免疫力
–	–	–	+	+	乙肝恢复期，弱传染性
–	–	–	–	+	急性 HBV 感染"窗口期"或既往曾感染过乙肝，有流行病学意义
–	+	–	–	–	疫苗接种后或 HBV 感染后康复
–	+	–	+	+	急性乙肝康复期，开始产生免疫力
–	–	–	–	–	非乙肝感染

（三）丙型肝炎病毒标志物检查

丙型肝炎病毒，直径 30 ~60nm，含有单链正股 RNA，主要通过血液传播，是引起输血后肝炎的病原体之一。HCV 主要在宿主的肝细胞内复制，易发生变异，病情虽较乙型肝炎轻，但更易转为慢性。临床上诊断 HCV 感染的主要依据为抗 – HCV IgM、抗 – HCV IgG 和 HCV – RNA 测定。

【参考值】

1. **丙型肝炎病毒抗体测定** ELISA 法为阴性。

2. **丙型肝炎病毒 RNA 定性定量测定** 逆转录巢式 PCR 法、荧光定量 PCR 法均为阴性。

【临床意义】

1. **丙型肝炎病毒抗体测定** 丙型肝炎病毒抗体为非保护性抗体，阳性结果是诊断 HCV 感染的重要依据。

（1）抗－HCV IgM 阳性见于急性 HCV 感染，是诊断丙肝的早期敏感指标，发病后 4 周即可阳性，6 个月内不能转阴者提示转为慢性丙型肝炎。

（2）抗－HCV IgG 出现晚于抗－HCV IgM，阳性表明体内已有 HCV 感染，但不能作为早期诊断指标，阴性不能完全排除 HCV 感染。

2. **丙型肝炎病毒 RNA 定性定量测定** 血液 HCV－RNA 阳性是 HCV 感染最直接、最灵敏和最特异的检测指标。

（1）HCV－RNA 定性：HCV 感染后 1～2 周即可从血中检出 HCV－RNA，阳性提示 HCV 复制活跃，传染性强；HCV－RNA 和抗－HCV 同时阳性，提示活动性感染；HCV－RNA 阴性而抗－HCVIgG 阳性提示既往感染可能性大。

（2）HCV－RNA 定量：可连续观察 HCV－RNA 的动态变化，对判断病情、监测药物疗效以及血制品的安全性有重要意义。

（四）丁型肝炎病毒标志物检查

丁型肝炎病毒为球形，外被 HBsAg 包绕，核心含 HDV 抗原（HDAg）和 HDV－RNA 基因组，该基因组为一单负链环状 RNA。HDV 不能独立复制，需要 HBV 辅助才能增值，故 HDV 只有在和 HBV 共存的情况下才能感染病人，是一种缺陷性病毒。HDV 感染常见于：①HDV 和 HBV 同时感染（联合感染）；②在慢性乙型肝炎患者或 HBV 携带时发生感染（重叠感染）。丁型肝炎病毒抗原（HDAg）、抗 HDV IgG 和抗 HDV IgM、HDV－RNA 是 HDV 的标志物。

【参考值】

RIA 或 ELISA 法：HDAg、抗 HDV－IgG 和抗 HDV－IgM 均为阴性。

T－PCT 法：HDV－RNA 为阴性。

【临床意义】

1. **HDAg** 在感染后出现较早，但持续时间短，HDAg 和 HBsAg 同时阳性提示两种病毒同时感染，易迅速发展为慢性或重型肝炎。

2. **丁型肝炎病毒抗体测定** 丁型肝炎病毒抗体也不是保护性的抗体，不能清除病毒。

（1）抗 HDV – IgM：HDV 感染后 2 周产生，1 个月达到高峰，可用于丁型肝炎的早期诊断。HDV 和 HBV 联合感染时可呈一过性升高；重叠感染时可呈持续性升高，此类患者易迅速发展为肝硬化或肝癌。

（2）抗 HDV – IgG：阳性只能在 HBsAg 阳性的血清中测到，是诊断丁型肝炎的可靠指标，且可以持续多年。

3. HDV – RNA 阳性　可特异性地确诊丁型肝炎。

（五）戊型肝炎病毒标志物检查

戊型肝炎病毒是一直径为 27～38nm 的球形无包膜的正单股 RNA 病毒，通过粪 – 口途径传播，主要引起戊型肝炎，其临床症状和流行病学都与甲肝相似。患者多见于成人，儿童多表现为亚临床感染。可通过电镜或免疫电镜技术检测患者粪便中的 HEV 颗粒，也可用 PCR 方法检测标本中的 HEV – RNA，但临床常用的诊断方法是检测血清中的抗 HEV IgM 或 IgG，主要是抗 HEV IgG。

四、感染免疫检测

病原体及其代谢产物刺激人体免疫系统产生相应的抗体，采用现代检验技术可对抗原抗体进行检测，从而有利于感染性疾病的诊断。

（一）抗链球菌溶血素"O"测定

链球菌溶血素"O"（streptolysin"O"）是 A 族溶血性链球菌的代谢产物之一，具有一定的抗原性，能刺激机体产生相应抗体，称为抗链球菌溶血素"O"（anti – streptolysin"O"，抗"O"或 ASO）。

【参考值】

胶乳凝集法：＜500U。

【临床意义】

1. ASO 增高见于 A 族溶血性链球菌感染引起的疾病，如感染性心内膜炎、扁桃体炎、风湿热以及链球菌感染后急性肾小球肾炎等。

2. 溶血性链球菌感染 1 周后，ASO 即开始升高，4～6 周达高峰，可持续数月或数年。因此 ASO 升高，提示曾有溶血性链球菌感染，不一定是近期感染的指标，应多次动态观察，方有利于风湿热的诊断。

3. 若患者确有 A 族溶血性链球菌感染，但 ASO 持续阴性，可能是发病早期用过大量抗生素或免疫抑制剂所致。

（二）肥达（Widal）反应

伤寒、副伤寒沙门菌含有菌体"O"抗原和鞭毛"H"抗原，副伤寒沙门菌甲、乙、丙的"H"抗原分别为A、B、C 3种。机体感染伤寒、副伤寒沙门菌后，能逐渐产生抗菌体"O"抗原和鞭毛"H"抗原的相应抗体。肥达反应是以伤寒和副伤寒沙门菌菌液为抗原，检测患者血清中有无相应抗体的一种凝集试验。

【参考值】

"O"凝集价<1:80；伤寒"H"凝集价<1:160；副伤寒A、B、C凝集价<1:80。

【临床意义】

1. 本试验可作为伤寒、副伤寒的辅助诊断。"O"抗原刺激机体产生IgM类抗体，出现早，持续约半年；"H"抗原刺激机体产生IgG类抗体，出现晚，持续时间长达数年。

（1）"O"增高，"H"正常：可能是伤寒早期或其他沙门菌感染的交叉反应。

（2）"O"正常，"H"增高：不久前曾患过伤寒或伤寒疫苗接种后，或非特异性回忆反应。

（3）"O"增高，"H"增高：伤寒可能性大。

（4）"O"增高，A、B、C任何一项增高：可能分别为副伤寒甲、乙、丙。

2. 肥达反应一次效价增高，判断可靠性差，应进行动态观察；若双份血清效价增高>4倍，则诊断价值较大。

3. 早期大量使用抗生素或肾上腺皮质激素以及免疫功能低下的伤寒患者，肥达反应可阴性。

（三）结核分枝杆菌抗体和DNA测定

机体感染结核分枝杆菌后，体内可产生结核特异性抗体。用人型结核分枝杆菌包膜蛋白作为抗原，检测血清中抗结核IgG抗体，可快速诊断结核；用PCR方法可检测痰液中结核分枝杆菌的DNA。

【参考值】

ELISA法：结核抗体为阴性；PCR法：结核分枝杆菌DNA为阴性。

【临床意义】

用血清学方法检测结核抗体，灵敏度超过90%，特异性可达85%以上，较传统的痰涂片找结核分枝杆菌和细菌培养方法简便、快捷，但在健康人也有一定的假阳性，需注意鉴别。PCR方法检测结核分枝杆菌DNA的敏感性和特异性高，而且速度快，但应防止标本污染引起的假阳性。

（四）流行性乙型脑炎病毒抗体 IgM 测定

流行性乙型脑炎病毒（epidemic encephalitis B virus，EPBV）是披膜病毒科黄病毒属中的一种 RNA 病毒，直径 20 ~ 40nm。蚊虫是乙脑病毒的主要传播媒介，人体感染后可引起中枢神经系统急性炎症，机体在早期即可产生特异性 IgM 抗体，有助于早期临床诊断。

【参考值】

ELISA 法：阴性。

【临床意义】

急性乙脑患者血清中特异性 IgM 抗体于发病后第 3 ~ 4 天出现，脑脊液中最早可在病程第 2 天测到，2 周达到高峰。因此，检测特异性 IgM 抗体有助于乙型脑炎的早期诊断。

（五）梅毒螺旋体抗体测定

梅毒螺旋体进入人体后，机体对梅毒螺旋体感染可产生体液和细胞免疫反应，血清中可出现特异性抗体和非特异性抗体（反应素）。血清学试验有两个类型，其反应素检测属非螺旋体抗原试验，是用正常牛心类脂质作为抗原，测定血清中的反应素，为筛查试验；特异性抗体检测属螺旋体抗原试验，是用梅毒螺旋体作为抗原，检测血清中的特异性抗体，为确诊试验。

【参考值】

反应素定性试验：快速血浆反应素试验（RPR）、不加热血清反应素试验（USR）、性病研究实验室试验（VDRL）均为阴性；特异性抗体确诊试验：梅毒螺旋体血凝试验（TPTA）、荧光螺旋体抗体吸收试验（FTA - ABS）、梅毒螺旋体制动试验（TPI）均为阴性。

【临床意义】

1. 定性试验用于梅毒的筛查，一期梅毒阳性率约为 70%，二期梅毒阳性率可达 99%，三期梅毒阳性率较低。因定性试验的抗原为非特异性，所以一些非梅毒疾病如结核、麻风、传染性单核细胞增多症、红斑狼疮、类风湿性关节炎、硬皮病、病毒性疾病等可出现假阳性。

2. 在定性试验阳性的前提下，特异性抗体试验阳性即可确诊为梅毒。

（六）人获得性免疫缺陷病毒抗体及 RNA 测定

人类免疫缺陷性病毒（human immunodeficiency virus，HIV）是艾滋病（AIDS）的

病原体，机体感染 HIV 后数周至半年后，多数患者体内可出现抗 – HIV 抗体。

【参考值】

筛选试验：ELISA 法、快速蛋白印迹法（RWB）均为阴性；确诊试验：蛋白印迹法（WB）、RT – PCR 法检测 HIV – RNA 均为阴性。

【临床意义】

1. **筛选试验**　常用 ELISA 法，第一次阳性必须做第二次试验，以免出现假阳性（常因 HLA – DR 抗原污染可出现假阳性结果）。

2. **确诊试验**　有利于 AIDS 的确诊和早期诊断。初筛试验重复 2 次以上阳性者，需做蛋白印迹试验（WB），阳性可确诊为 HIV 感染。

（七）弓形虫抗体测定

弓形虫（toxoplasma gondii）感染是一种人畜共患疾病，猫或其他宠物是主要传染源。人体感染弓形虫后，可引起发热、关节及肌肉疼痛、淋巴结肿大。弓形虫特异性抗体有 IgM 和 IgG 两型。

【参考值】

IFA 法、ELISA 法：阴性。

【临床意义】

弓形虫特异性抗体 IgM 增高是近期感染的指标；特异性抗体 IgG 增高是既往感染的指标。妊娠期初次感染者，弓形虫可通过胎盘感染胎儿，孕早期感染者可引起流产、死胎、胚胎发育障碍；妊娠中、晚期感染者，可引起宫内胎儿生长迟缓和神经系统损害。

五、自身抗体检测

人体的免疫系统具有高度的"自我识别"能力，机体对"非己"抗原发生免疫排斥，而对自身抗原呈现自身免疫耐受，即机体免疫系统对自身抗原不产生免疫应答，无免疫排斥的现象。若机体免疫系统对自身抗原发生免疫应答，产生自身抗体（autoimmune antibody）和/或自身致敏淋巴细胞的现象，称为自身免疫（autoimmunity）。自身免疫病（autoimmune disease，AID）是指免疫系统对自身成分的免疫耐受性减低或破坏，产生自身抗体，损伤含有相应自身抗原的组织器官而造成的疾病。诊断自身免疫病的重要方法是做自身抗体检测。

（一）类风湿因子检测

类风湿因子（rheumatoid factor，RF）是变性 IgG 刺激机体产生的一种自身抗体，包括 IgG、IgA、IgM、IgD、IgE 5 型，其中 IgM 为主要类型。主要存在于类风湿关节炎患者的血清和关节液内，易与变性的 IgG 的 Fc 段结合，形成抗原 - 抗体复合物。

【参考值】

阴性。

【临床意义】

RF 阳性：主要见于类风湿关节炎，约 90% 患者 RF 阳性。IgA - RF 与骨质破坏有关，早期 IgA - RF 增高常提示病情严重，预后不良；IgE - RF 增高时，已属病情晚期。RF 阳性也见于某些自身免疫性疾病，如冷球蛋白血症、系统性红斑狼疮、硬化症、干燥综合征等。

（二）抗核抗体检测

抗核抗体（antinuclear antibody，ANA）是以自身真核细胞的核成分为靶抗原的一组自身抗体的总称。依其与细胞核不同抗原成分起反应而分为：识别嘌呤和嘧啶碱基的抗双链 DNA 抗体（dsDNA）、抗单链 DNA 抗体（ssDNA）和抗 Z - DNA 抗体；识别所有 snRNP 核心蛋白的抗 Sm 抗体即抗 Smith 抗体；识别组蛋白的抗组蛋白抗体（AHA）。

【参考值】

IFA 法：阴性；血清滴度 < 1:40。

【临床意义】

1. **抗 dsDNA 抗体** 阳性见于活动期系统性红斑狼疮，阳性率 70% ~ 90%。本试验是 SLE 诊断标准之一，特异性达 95%，敏感性较低，但对于系统性红斑狼疮的诊断和治疗监测极为重要。其他疾病，如类风湿关节炎、干燥综合征等也可出现阳性。

2. **抗 Sm 抗体** 为系统性红斑狼疮所特有，诊断疾病的特异性为 99%，且能反映疾病活动程度，但敏感性较低。抗 Sm 抗体阳性还见于中枢神经系统疾病、肾病、肺纤维化及心内膜炎等。

3. **抗组蛋白抗体** 阳性见于 50% ~ 70% 的系统性红斑狼疮及 95% 的药物性狼疮，类风湿关节炎及原发性胆汁性肝硬化阳性率较低。

（三）抗胞浆及抗组织细胞抗体检测

抗线粒体抗体（antimitochondrial antibody，AMA）是一组以线粒体内膜和外膜蛋白为靶抗原、具有非器官特异性和非种属特异性为特点的自身抗体。主要是 IgG。AMA 检测主要用于肝自身免疫病的诊断。甲状腺球蛋白（thyroid globulin，TG）是由甲状腺滤泡细胞合成的一种糖蛋白，抗甲状腺球蛋白抗体（thyroid globulin antibody，TGA）是自身抗体之一。抗甲状腺微粒体抗体（anti - thyroid microsomal antibody，TMA）是针对甲状腺微粒体的一种自身抗体，靶抗原为甲状腺过氧化物酶。

【参考值】

1. 抗线粒体抗体测定 ELISA 法　阴性；血清滴度 <1:10。

2. 抗甲状腺球蛋白抗体测定 ELISA 法、RIA 法　阴性；间接血凝法：滴度：≤1:32。

3. 抗甲状腺微粒体抗体测定 ELISA 法、RIA 法　阴性；间接血凝法：阴性。

【临床意义】

1. AMA 阳性　主要见于肝病，如原发性胆汁性肝硬化阳性率可达 90% 以上；慢性肝炎、肝硬化、药物性肝炎阳性率约在 30% 以内；胆总管阻塞性肝硬化、肝外胆管阻塞和继发性胆汁肝硬化 AMA 皆为阴性。

2. 血清 TGA　是诊断甲状腺自身免疫性疾病的一个特异性指标。阳性多见于桥本甲状腺炎及甲状腺功能亢进症，突眼性甲状腺肿、慢性淋巴细胞性甲状腺炎以及重症肌无力、风湿性血管病、糖尿病等也可出现阳性。

3. TMA 阳性　多见于桥本甲状腺炎、甲状腺功能亢进症以及甲状腺肿瘤、单纯性甲状腺肿、亚急性甲状腺炎等。临床上 TGA 及 TMA 联合检测可提高甲状腺疾病诊断的准确性。

六、肿瘤标志物检测

肿瘤标志物（tumor marker，TM）是指由肿瘤细胞所产生、反映肿瘤存在和生长的一类物质，包括肿瘤抗原、激素、酶与同工酶、癌基因及其产物等百余种，可存在于血液、体液、组织或细胞中。检测 TM 对肿瘤的诊断、鉴别诊断、疗效观察和预后判断具有一定的临床价值。肿瘤标志物动态测定还可提示肿瘤是否复发和转移。

（一）甲胎蛋白测定

甲胎蛋白（alpha fetoprotein，AFP）是胎儿发育早期，由肝和卵黄囊合成的一种血清糖蛋白，其浓度从胎龄 6 周后逐渐上升，至 16~20 周达高峰，然后逐渐下降，胎儿出生后 1 个月即逐渐消失。当肝细胞或生殖腺胚胎组织发生恶变时，原已丧失合成 AFP 能力的细胞又重新开始合成，使血 AFP 增高。检测血 AFP 浓度是诊断肝细胞癌的重要指标。

【参考值】

RIA 法、ELISA 法：血清 AFP <25g/L。

【临床意义】

1. AFP 是目前诊断肝细胞癌最特异的标志物，患者血清中 AFP 明显升高，AFP > 300μg/L 有诊断意义，阳性率 80% 以上。

2. 病毒性肝炎、肝硬化患者 AFP 有不同程度的升高，但其水平常 <200μg/L。

3. 睾丸癌、畸胎瘤、卵巢癌等，血中 AFP 也可升高。

4. 妊娠 3 个月后，AFP 开始上升，7~8 个月达高峰（<200μg/L），分娩后 3 周恢复正常。

（二）癌胚抗原测定

癌胚抗原（carcinoembryonic antigen，CEA）主要存在于胎儿胃肠管、胰腺和肝，出生后组织内含量很低。但在部分恶性肿瘤患者血清中 CEA 含量可异常增高。CEA 是一种广谱肿瘤标志物，特异性虽不强，但在恶性肿瘤的鉴别诊断、病情监测、疗效评价方面有重要临床意义。

【参考值】

ELISA 法、RIA 法：血清 <5μg/L。

【临床意义】

1. **诊断恶性肿瘤**　CEA 增高主要见于结肠癌、直肠癌、乳腺癌、胃癌、肺癌、胰腺癌等。

2. **鉴别原发与转移性肝癌**　原发性肝癌 CEA 升高者不超过 9%，而转移性肝癌 CEA 阳性率高达 90%。

3. **观察肿瘤治疗效果**　CEA 连续随访检测，可用于恶性肿瘤手术或化疗后的疗效观察及预后判断。如 CEA 下降则病情好转，CEA 上升则提示肿瘤有残存或复发。

4. **其他疾病**　如直肠息肉、结肠炎、肝硬化、肝炎等 CEA 也可轻度升高。

（三）血清癌抗原 15-3 测定

血清癌抗原 15-3（cancer antigen15-3，CA15-3）是一种乳腺癌相关抗原，属糖蛋白，对乳腺癌的诊断和术后随访监测有一定的价值。

【参考值】

ELISA 法：血清 <25000U/L。

【临床意义】

1. **乳腺癌**　乳腺癌时 30%~50% 的患者可见 CA15-3 明显升高。患病初期敏感性较低，乳腺癌治疗后复发及乳腺癌转移后阳性率可达 80%。

2. **其他恶性肿瘤**　如肺癌、肾癌、结肠癌、胰腺癌、卵巢癌、原发性肝癌等，CA15-3 也有不同程度的升高。

（四）血清癌抗原 125 测定

癌抗原 125（cancer antigen 125，CA125）是一种大分子多聚糖蛋白，存在于卵巢肿瘤的上皮细胞内，是很重要的卵巢癌相关抗原，主要用于辅助诊断恶性浆液性卵巢癌、上皮性卵巢癌，也是卵巢癌手术和化疗后疗效观察的指标。

【参考值】

ELISA 法：< 35000U/L。

【临床意义】

1. **卵巢癌**　患者血清 CA125 水平明显升高，阳性率可达 90%。手术和化疗有效者 CA125 水平迅速减低；若复发，CA125 增高可比临床症状出现早。

2. **其他恶性肿瘤**　如乳腺癌、胰腺癌、胃癌、肺癌、结肠癌、直肠癌等也有一定的阳性率，一般不超过 50%。

3. **其他疾病**　如子宫内膜异位症、盆腔炎、卵巢囊肿、胰腺炎、肝炎、肝硬化等，血清 CA125 水平也会升高，但多数不超过 10 万 U/L。

（五）癌抗原 19-9 测定

癌抗原 19-9（carbohydrate antigen 19-9，CA19-9）是一种与胰腺癌、胆囊癌、结肠癌和胃癌相关的肿瘤标志物。正常人体组织中 CA19-9 含量很微。检测血清 CA19-9 可作为胰腺癌和消化道癌的主要辅助诊断。尤其对胰腺癌有较高特异性和敏感性，连续监测对病情进展、手术疗效、预后及复发判断有重要价值。

【参考值】

RIA 法、ELISA 法：血清 < 37000U/L。

【临床意义】

1. **胰腺癌、胆囊癌、胆管壶腹癌**　血清 CA19-9 水平明显升高，尤其是诊断胰腺癌其特异性和敏感性均达 70% 以上。

2. **胃癌、结肠癌、肝癌等消化道恶性肿瘤**　CA19-9 阳性率约为 50%。

3. **其他疾病**　如急性胰腺炎、胆囊炎、肝硬化、肝炎等 CA19-9 也有轻度升高。

（六）前列腺特异性抗原测定

前列腺特异性抗原（prostate specific antigen，PSA）是一种由前列腺上皮细胞分泌的蛋白酶，正常人血清内含量极微，前列腺癌因正常腺管结构遭破坏使血清 PSA 水平明显增高，临床上用于前列腺癌的辅助诊断。血清总 PSA（T-PSA）中有 80% 的 PSA 以各种结合形式存在，称为复合 PSA（C-PSA）；20% 的 PSA 以未结合的形式存在，称为游离 PSA（F－PSA）。

【参考值】

RIA 法、ELISA 法：血清 T－PSA < 4.0μg/L，F－PSA < 0.8μg/L，F－PSA/T－PSA 比值 > 0.25。

【临床意义】

1. 前列腺癌患者血清 PSA 明显升高。若 T－PSA 和 F－PSA 增高，而 F－PSA/T－PSA 比值减低，则可考虑诊断前列腺癌。T－PSA 的血清浓度和阳性率随病程的进展而增高，手术后 T－PSA 浓度可逐渐降至正常，若手术后 T－PSA 浓度不降或减低后再次增高，应考虑肿瘤转移或复发。

2. 其他疾病如前列腺肥大、前列腺炎及肾、泌尿生殖系统的疾病也可见血清 PSA 轻度升高。若 F－PSA/T－PSA 比值 > 0.25 提示可能为前列腺增生。

第十四节　血液气体分析和酸碱平衡检查

血液气体和酸碱平衡正常是体液内环境稳定、机体赖以健康生存的一个重要条件。血液气体分析通常指分析血液中所含的氧和二氧化碳气体的状态，以及酸碱平衡如碳酸氢、缓冲碱、剩余碱、氢离子浓度等，是判断患者呼吸、氧化及酸碱平衡状态的必需指标，对临床急危重症患者的监护和抢救尤为重要。

一、动脉血氧分压测定

动脉血氧分压（PaO_2）是指动脉血液中物理溶解的氧分子所产生的压力。

【参考值】

12.6～13.3kPa（100－0.33×年龄±5mmHg）。

【临床意义】

PaO_2 测定的主要临床意义是判断机体有无缺氧及其程度。PaO_2 < 8.0kPa（60mmHg），为诊断呼吸衰竭的标准；PaO_2 < 5.33kPa（40mmHg）为重度缺氧；PaO_2 < 4kPa（30mmHg）则有氧代谢不能正常进行，生命难以维持。

二、动脉血氧饱和度测定

动脉血氧饱和度（SaO_2）指动脉血氧与血红蛋白结合的程度，是单位血红蛋白含氧百分数，即 SaO_2 ＝血氧含量/血氧结合量×100%。

【参考值】

95%～98%。

【临床意义】

SaO_2 与 PaO_2 测定的意义相同，均是反映机体有无缺氧的指标。不同的是前者受血液血红蛋白量的影响，如贫血、红细胞增多、血红蛋白变性等，而后者不受影响。

三、动脉血二氧化碳分压测定

动脉血二氧化碳分压（$PaCO_2$）是指动脉血液中物理溶解的二氧化碳分子所产生的压力。

【参考值】

4.6～6.0kPa（35～45mmHg），平均5.33kPa。

【临床意义】

1. **结合 PaO_2 判断呼吸衰竭的类型与程度**　$PaO_2 < 8.0kPa$，$PaCO_2 < 4.67kPa$ 或在正常范围，为Ⅰ型呼吸衰竭，或称换气障碍型呼吸衰竭、低氧血症型呼吸衰竭；$PaO_2 < 8.0kPa$，$PaCO_2 > 6.67kPa$（50mmHg），为Ⅱ型呼吸衰竭，或称通气功能衰竭；肺性脑病时，$PaCO_2$ 一般超过9.33kPa（70mmHg）。

2. **判断有否呼吸性酸碱失衡**　$PaCO_2 < 4.67kPa$，提示通气过度，存在呼吸性碱中毒；$PaCO_2 > 6.67kPa$，提示呼吸性酸中毒。

3. **判断肺泡通气状况**　因二氧化碳弥散能力很强，$PaCO_2$ 与肺泡二氧化碳分压（$PaCO_2$）接近，可反映 $PaCO_2$ 的平均值，$PaCO_2$ 增高提示肺泡通气不足，$PaCO_2$ 减低提示肺泡通气过度。

4. **判断代谢性酸碱平衡失调的代偿反应**　代谢性酸中毒经肺代偿后 $PaCO_2$ 降低；代谢性碱中毒经肺代偿后 $PaCO_2$ 升高。

四、碳酸氢测定

碳酸氢（bicarbonate，HCO_3^-）是反映机体酸碱代谢状况的指标。包括实际碳酸氢（actual bicarbonate，AB）和标准碳酸氢（standard bicarbonate，SB）。AB 是指隔绝空气的动脉血标本，是人体血浆中实际的 HCO_3^- 含量。其值受呼吸性和代谢性双重因素的影响，代谢性碱中毒和代偿性呼吸性酸中毒时，AB 可增高；代谢性酸中毒和代偿性呼吸性碱中毒时，AB 可减低。SB 是指动脉血在体温38℃、$PaCO_2$ 5.33kPa、SaO_2 100%条件下所测得的 HCO_3^- 含量，一般不受呼吸因素影响，为血液碱储备，受肾调节，为反映代谢性酸碱平衡的指标。

【参考值】

AB：22～27mmol/L；SB：21～25mmol/L。

【临床意义】

临床上常将 AB 与 SB 两个指标结合起来分析，判断有否血液酸碱失衡。呼吸性酸中毒时，因肾的代偿性调节影响，HCO_3^- 增加，AB＞SB；呼吸性碱中毒时，经肾代偿调节后，HCO_3^- 减低，AB＜SB；相反，代谢性酸中毒时，HCO_3^- 减少，AB＝SB＜正常值；代谢性碱中毒时，HCO_3^- 增加，AB＝SB＞正常。

五、缓冲碱测定

缓冲碱（buffer base，BB）是全血或血浆中所有具有缓冲作用的碱（负离子）的总和，包括 HCO_3^-、血浆蛋白、血红蛋白和 HPO_4^{2-}。BB 能反映机体对酸碱平衡紊乱时总的缓冲能力，它不受呼吸因素和二氧化碳的影响。

【参考值】

45～55mmol/L，平均 50mmol/L。

【临床意义】

BB 增高时，提示有代谢性碱中毒或呼吸性酸中毒；反之有代谢性酸中毒或呼吸性碱中毒。

六、剩余碱测定

剩余碱（bases excess，BE）是指在 38℃、$PaCO_2$ 5.33kPa、SaO_2 100% 条件下，将血液标本滴定至 pH7.4 时所消耗的酸或碱的量，表示血液中碱储备增加或减少的情况。

【参考值】

－3～＋3mmol/L，均值为 0。

【临床意义】

BE 为正值增加时，说明缓冲碱增加，提示代谢性碱中毒；BE 负值增加时，则缓冲碱减少，提示代谢性酸中毒。

七、血液酸碱度测定

血液酸碱度（pH 值）必须维持在一定范围内，才能维持细胞的正常代谢。血液中碳酸氢盐缓冲对 HCO_3^- 与 H_2CO_3 的比值是决定血液 pH 值的主要因素，其中任何一个因素的改变均可影响 pH 值，两者之间可代偿性增高或减低。动脉血 pH 值是判断酸碱平衡调节中机体代偿程度最重要的指标。

【参考值】

7.35 ~ 7.45，平均 7.40。

【临床意义】

pH 值 > 7.45 为失代偿性碱中毒，为碱血症；pH 值 < 7.35，为失代偿性酸中毒，为酸血症。pH 值在 7.35 ~ 7.45 有 3 种情况：无酸碱失衡、代偿性酸碱失调或复合性酸碱失调。遇此应结合其他酸碱平衡检测指标，才可进行综合判断。

八、血浆二氧化碳结合力测定

二氧化碳结合力（carbon dioxide combining power，CO_2CP）指来自 HCO_3^- 和 H_2CO_3 两者所含的二氧化碳的总量，故受代谢性和呼吸性两方面因素的影响。因其主要是指血浆中呈结合状态存在的二氧化碳，反映体内的碱储备量，所以临床意义基本与标准碳酸氢（SB）相当。

【参考值】

22 ~ 31mmol/L（50 ~ 70vol%）。

【临床意义】

CO_2CP 减少提示代谢性酸中毒或呼吸性碱中毒，增加则可能是代谢性碱中毒。

九、血浆二氧化碳总量测定

血浆二氧化碳总量（total plasma CO_2 content，$T - CO_2$）指存在于血浆中各种形式的二氧化碳的总和，主要包括结合形式的 HCO_3^- 和物理溶解的二氧化碳。$T - CO_2$ 在体内主要受代谢因素影响。

【参考值】

22 ~ 31mmol/L。

【临床意义】

$T - CO_2$ 增高，见于代偿性呼吸性酸中毒、呼吸中枢抑制、代谢性碱中毒；$T - CO_2$ 减低，见于代谢性呼吸性碱中毒、代谢性酸中毒。

第九章　影像学检查

影像学检查包括 X 线、CT、超声、核素、磁共振及介入放射学，是一门新兴的学科，它是借助于不同的成像手段使人体内部器官和结构显示出影像，从而了解人体的解剖与生理功能状况及病理变化，是一种特殊的"视诊"。自发现 X 线以后，了解 X 线的特点、诊断原理，掌握有关操作技能，了解不同影像学检查方法的特点、应用原理、诊断效果、临床应用价值以及检查前准备，熟悉常见病、多发病的 X 线诊断，是医务工作者必须具备的基本条件，有助于护理专业人员更好地理解影像检查的临床意义及其与护理的关系。

第一节　X 线检查

一、概述

X 线是德国物理学家威·康·伦琴于 1895 年在做物理实验时发现一种能穿透人体并且眼睛看不见的射线，由于当时不知道这种射线的性质，故命名为未知数 X，称为 X 线，一直沿用至今。X 线发现不久就应用于医学，被用于人体检查和疾病诊断，形成了放射线诊断学这一新的学科，并奠定了影像医学的基础，逐渐形成医学影像学。

随着科学技术的发展，尤其是随着微电子学、电子计算机、分子医学的发展，影像设备不断改进，检查技术不断创新，20 世纪 50～60 年代开始应用超声与核素扫描进行人体检查，出现了超声成像和 γ 闪烁成像。70 年代和 80 年代又相继出现了 X 线计算机体层成像（CT）、磁共振成像（MRI）和发射体层成像等新的成像技术；80 年代兴起的介入放射学即在影像监视下采集标本或对某些疾病进行治疗，使医学影像学发展迅速，医学影像学的诊断范围不断扩大，诊断水平也不断提高，至今医学影像学在医学领域中应用越来越广泛，已成为诊断疾病的重要手段和医疗工作中的重要支柱，在诊断及其治疗方面发挥越来越大的作用，医学影像学成为现代医学中最重要的一门学科。

影像诊断主要是通过对图像的观察、分析、归纳而综合得出，因此需要掌握图像的观察与分析方法；正确辨别正常与异常表现；了解异常表现的病理基础及其诊断意义；掌握不同的成像手段在不同疾病诊断中的作用与局限，选择恰当的一种或综合应用几种成像手段和检查方法进行临床诊断。

（一） X 线的产生和特性

1. X 线的产生 X 线是在真空管内高速运行的成束的电子流撞击阳极靶而产生。

2. X 线的特性 X 线波长范围为 0.006 ~ 500Å，在光谱中，X 线是介于紫外线和 γ 射线之间的不可见光。X 线诊断常用的波长范围为 0.08 ~ 0.31Å。

（1） 穿透性：X 线波长很短，频率很大、能量很大，具有很强的穿透力，能穿透一般可见光不能穿透的各种不同密度的物质，能够穿透人体，并在穿透过程中受到一定程度的吸收。穿透性是 X 线成像的基础。

（2） 荧光效应：X 线能激发荧光物质，产生肉眼可见的荧光，使波长短的 X 线转换成波长较长的荧光，这种转换叫做荧光效应。荧光效应是透视检查的基础。

（3） 感光效应：涂有溴化银的胶片，经 X 线照射后可以感光，经显影、定影处理，感光的溴化银中的银离子，被还原成金属银，并沉淀于胶片的胶膜内。此金属银的微粒，在胶片上呈黑色。而未感光的溴化银，在定影及冲洗过程中，从 X 线胶片上被洗掉，因而显出胶片片基的透明本色。依金属银沉淀的多少，便产生了黑、白影像。临床上我们可以通过照片来显示人体组织的内部结构，感光效应是 X 线摄影的基础。

（4） 电离效应：X 线通过任何物质都可使该物质发生电离，分解成正负离子，产生电离效应。X 线进入人体也产生电离作用，使人体产生生物学方面的改变，即生物效应。电离效应是放射防护和放射治疗的基础。

（二） X 线成像的基本原理

X 线能使人体组织在荧光屏上或胶片上形成影像，一方面是基于 X 线的穿透性、荧光和感光效应；另一方面是基于人体组织之间有密度和厚度的差别。密度高、组织厚的部分吸收 X 线多；密度低、组织薄的部分吸收 X 线少。由于 X 线穿过人体各种不同组织结构，荧光屏或胶片上显示 X 线的量有差异，于是就形成了黑白明暗对比不同的影像。

根据人体组织密度的高低，分为骨骼、软组织（包括液体）、脂肪以及存在于人体内的气体四类。密度不同则在 X 线片和荧光屏上显示出黑白对比和明暗差别也不同（见表 9 - 1）。

表 9 - 1   不同密度组织在 X 线片和荧光屏的表现

人体	密度	透视	摄片
骨、钙化	高	黑	白
软组织、体液	中	较黑	灰白
脂肪组织	较低	较亮	灰黑
含气组织	低	亮	黑

（三）X线图像特点

X线图像以密度来反映人体组织结构的解剖及病理状态，通常用密度的高与低表达影像的白与黑。X线图像是X线束穿透某一部位的不同密度和厚度组织结构后的投影总合，是该穿透路径上各个结构影像相互叠加在一起的影像。X线诊断是根据阴影的形态和黑白变化来分析其性质而最终得出。

（四）X线检查方法

由于人体结构的密度和厚度不同，对X线吸收亦不同，因此它们的影像密度有差异，这种利用人体组织器官本身密度的差异，形成对比清楚的影像称自然对比。以胸部及肢体的各种组织的自然对比最为明显。

对于人体内缺乏自然对比的组织和器官或其周围，人为地引入一定量的、在密度上高于或低于它的物质，使之产生对比，显示其形态和功能称之为人工对比。这种检查方法为对比造影检查，也称为造影检查，用作造影的物质称为对比剂又叫造影剂。

1. 普通X线检查 包括透视和摄片。

（1）透视：是指直接观察X线穿过人体后在荧光屏上所形成的阴影的检查方法叫透视。透视除了观察内脏的解剖形态和病理改变外，还可以观察人体器官的动态，如膈肌的呼吸运动、心脏大血管的搏动、胃肠道的蠕动和排空功能等。

透视简便易行，能立即得到检查结果，且费用较低；可转动患者多轴位观察组织器官和病变；可动态观察组织器官和病变的活动情况；但是不能记录保存，不利于复查对比；影像的空间分辨力和密度分辨力较差，图像欠清晰，不能显示微细病变（不如摄片清晰），难以观察密度或厚度差异较小的器官和组织，也难以观察密度与厚度较大的部位，如头颅、腹部、脊柱及骨盆等；由于辐射量较多，患者所接受的X线量大于胸部摄片。

透视的应用范围：①胸部透视，诊断肺、心脏和大血管、膈肌、肋骨的疾病；②腹部透视，诊断肠梗阻及胃肠道穿孔（膈下游离气体）；③四肢和关节透视，诊断明显的四肢骨折和关节脱位及骨折后整复；④确诊金属异物。

（2）X线摄片：又叫X线照像，是指人体置于X线管与胶片之间，人体尽量贴紧胶片，将被检查部位的组织投影于X线胶片上，经暗室显、定影处理，把组织显示于胶片上的检查方法，所得照片称为平片。

摄片的空间分辨力和密度分辨力均较高，图像较清晰，对比度、清晰度好，可使密度与厚度较大或密度差异较小部位的病变显影，并能清晰的显示器官和病变的微细结构；且能记录保存，便于复查对比和会诊；患者所受X线的量较透视少。但是由于摄片不能动态观察、不能多轴位观察、检查范围受胶片大小的局限，临床常与透视联合应用。

X线摄片是X线检查的主要方法，应用范围最为广泛，适用于人体的各个部位。

2. 特殊检查 是运用不同于普通摄影的方法，达到特殊诊断要求的摄影技术。包括体层摄影、高千伏摄影、钼靶摄影、放大摄影和荧光摄影等。

（1）体层摄影：又称断层摄影，用以诊断平片难于显示、重叠较多和处于较深部位的病变。

人体是三维结构，在平片上三维结构的影像重叠，影响诊断，对位于人体深部的病变的观察影响更大。根据移动使影像模糊，固定则影像清晰，加上几何学和机械学理论，设计制造了体层摄影装置，通过特殊装置和操作获得某一选定层面上组织结构的清晰影像，而不属于选定层面的结构则在投影过程中被模糊掉的一种检查方法。

（2）高千伏摄影：又称高电压摄影，摄影时管电压高于120kV。高电压摄影的X线穿透力强，可减少胸壁软组织及肋骨等对肺内病变的干扰，显示被骨骼及纵隔重叠的组织和病灶，比普通照像显示病变更加清晰，多在常规摄片不能明确诊断时使用，有助于发现常规摄片不能发现的病变。

高千伏摄影常用于胸部检查，能较好地显示气管、主支气管及肺门区支气管，肺纹理较常规胸片明显，检查肺门及纵隔肿块、肺部弥漫性病变有一定优越性，同时能更加清晰地显示病变的边缘、钙化、空洞，多用于尘肺及肺癌检查。它的另一优点是拍片曝光时间短，患者接受X线的量少。

（3）钼靶摄影：又称软线摄影，用金属钼作靶面的X线管所产生的摄影。钼靶摄影特点是X线波长较长，穿透能力较弱。常用于密度差别小的软组织及脂肪组织结构的检查，特别是乳腺疾病的诊断，具有独特的优越性；亦可用于显示软组织内密度差别小的非金属异物，如玻璃等。

（4）放大摄影：是采用微焦点和增大人体与靶片距离以显示较细微病变的摄影。

（5）荧光摄影：是在荧光成像基础上进行缩微摄片。

3. 造影检查 是将一种比人体密度高或低的物质导入到人体内要检查的部位，人工地造成要检查部位密度差异，以构成对比，达到诊断目的的检查方法。造影检查前必须有一定的准备工作，如造影剂的选择、配制、应用以及对造影剂反应的预防和处理等有关注意事项。

（1）造影剂分类：造影剂包括高密度对比剂和低密度对比剂。

1）高密度对比剂：临床常用的高密度对比剂有碘剂和钡剂。

①钡剂为医用硫酸钡混悬液，主要用于食管和胃肠造影。②碘剂包括油酯类和碘水制剂，油酯类由于其黏滞系数太大易于栓塞，不良反应较大，现在已经极少应用。碘水制剂又包括有机碘和无机碘，由于无机碘不良反应大，对身体损害较大，现在已经极少应用，现在临床只应用有机碘剂。

根据有机碘排泄方式分为胆排泄型和尿排泄型。胆排泄型分为口服性和静脉性；尿排泄型分为离子型和非离子型。由于离子型溶于水后发生电离导致渗透压升高，容易发生过敏反应，现在已经较少应用；非离子型碘剂临床常用的是碘苯六醇，以高溶度和亲水性，不发生电离，不影响渗透压，对神经和血脑屏障损害明显降低，造影剂性能稳定、渗透压小、不良反应小，临床应用较广。

2）低密度对比剂：如空气、氧等，可用于关节囊，腹腔充气造影。

（2）造影剂引入人体的途径与方法：包括直接引入和间接引入法两种。

1）直接引入法：即将造影剂直接引入被检查的组织、器官内或器官周围。如胃肠造影、逆行肾盂造影、子宫输卵管造影等。

直接引入法包括：①口服法：如食管及胃肠道的钡餐检查，借助生理蠕动，使对比剂达到需要检查的部位，形成人工对比，达到诊断目的；②灌注法：有管道与外界相通的器官，可以直接以灌注法引入对比剂，如钡剂灌肠、支气管造影、逆行胰胆管造影、逆行尿路造影、子宫输卵管造影及瘘管造影等；③穿刺注入法：无管道与外界相通的器官，经穿刺引入对比剂，如心血管造影、关节造影、椎管造影和脓腔造影等。

2）间接引入法：又叫生理积聚法是指对比剂通过口服或注入血管后，经生理吸收与排泄，选择性地从一个器官排出，暂时存于其实质或其管道内而显影，如口服胆囊造影、静脉胆囊造影、静脉肾盂造影等即属此类，包括吸收性与排泄性两类。吸收性如淋巴管造影；排泄性如口服胆囊造影、静脉肾盂造影等。

（3）造影检查的临床应用：①胃肠透视；②泌尿系造影；③胆系造影；④支气管造影；⑤脊髓造影；⑥关节造影；⑦血管造影；⑧子宫输卵管造影；⑨乳管造影等。

（五）数字 X 线成像

数字 X 线成像是将普通 X 线摄影装置或透视装置同电子计算机结合，使 X 线信息转化为数字信息，从而得到数字图像的成像技术。数字成像是通过计算机矩阵成像。数字图像提高了图像密度分辨率和显示能力、具有图像处理功能、被检查者接受的 X 线的量较少、曝光宽容度大、图像信息可多种形式储存（摄片或储存于光盘、U 盘等）、可行减影处理、数字 X 线成像已广泛应用于临床检查。

二、X 线检查临床应用

（一）呼吸系统

呼吸系统 X 线检查以普通检查为主，特殊检查和造影检查为辅。X 线检查是诊断肺部病变的主要方法，是对于胸部疾病的早期诊断、随访观察及群体普查等必不可少的检查手段。

1. 普通 X 线检查

（1）显示正常组织结构：①构成胸壁的软组织和骨骼：胸大肌、乳房、肋骨、肩胛骨等；②构成正常肺组织的肺野、肺门、肺纹理、肺叶、肺段、肺小叶等；③气管和支气管：左右主支气管、肺叶支气管、肺段支气管；④左右膈肌；⑤构成纵隔的由心脏、大血管、气管、食管、淋巴组织、胸腺等。

（2）显示胸部病变

1）肺部基本病变：①渗出与实变：渗出常见于肺炎、肺出血、肺泡性肺水肿、脓肿早期或结核早期；实变常见于肺炎、肺结核。②增殖病变：常见于肺结核、各种慢性肺炎、肉芽肿性肺炎。③钙化：常见于肺结核、肺囊肿壁的钙化、肿瘤、尘肺。④纤维化：常见于吸收不全的肺炎、肺结核、肺脓肿、弥漫性间质性肺炎、特发性间质纤维化、尘肺、放射性肺炎、组织细胞增生症、结缔组织病。⑤肿块：常见于良、恶性肿瘤、炎性假瘤、结核球。⑥空洞与空腔：空洞包括虫蚀样空洞，常见于干酪性肺炎；薄壁空洞壁厚在3mm以下常见于肺结核；厚壁空洞壁厚>3mm，常见于肺结核、肺脓肿、肺癌。空腔常见于肺大泡、含气肺囊肿、肺气肿、金黄色葡萄球菌肺炎、囊状支扩。⑦间质性病变：常见于间质性肺炎、尘肺、结缔组织病。⑧阻塞性肺气肿又分为局限性肺气肿弥漫性肺气肿。局限性肺气肿多见于支气管异物、肿瘤、慢性炎症；弥漫性肺气肿多见于慢性支气管炎、哮喘、尘肺。⑨阻塞性肺不张，多见于肺肿瘤、慢性炎症、支气管异物。肺不张又分为一侧性肺不张、肺叶不张、肺段不张、肺亚段不张、小叶不张、盘状不张等。

2）胸膜基本病变：①胸腔积液，最常见结核性，还见于漏出性、化脓性、寄生虫性等。胸腔积液分为游离性胸腔积液和局限性胸腔积液。游离性胸腔积液又包括少量胸腔积液、中等量胸腔积液、大量胸腔积液；局限性胸腔积液又包括包裹性积液、叶间积液、肺下积液。②气胸，多见于外伤；自发性气胸多见于慢性支气管炎、肺气肿、肺大泡。③液气胸，多见于外伤。④胸膜肥厚粘连钙化，多由胸腔积液治疗不当导致纤维蛋白沉积所致。

3）纵隔基本病变：主要包括纵隔增宽、纵隔移位。

（3）用于临床诊断：大叶性肺炎、小叶性肺炎、间质性肺炎、慢性支气管炎、肺气肿、支气管扩张、肺脓肿、各种类型肺结核（Ⅰ型原发型肺结核，包括肺原发综合征、胸内淋巴结核；Ⅱ型血行播散型肺结核，包括急性粟粒型肺结核、亚急性或慢性血行播散型肺结核；Ⅲ型继发性肺结核，包括浸润性肺结核、慢性纤维空洞型肺结核；Ⅳ型结核性胸膜炎）、各种类型肺癌（中心型肺癌、周围型肺癌、弥漫型肺癌）、肺转移瘤、胸腔积液、气胸、液气胸等。根据肿瘤在纵隔的部位诊断纵隔肿瘤：①胸腔入口区纵隔肿瘤：甲状腺肿、淋巴管瘤；②前纵隔肿瘤：胸腺瘤、畸胎瘤、心包囊肿、脂肪瘤；③中纵隔肿瘤：淋巴瘤、支气管囊肿；④后纵隔：神经源性肿瘤。

2. 特殊检查　在呼吸系统临床常用的特殊检查方法有高电压摄影和体层摄影，胸部体层摄影又包括支气管断层和病灶断层。

（1）**高电压摄影**：由于管电压高，X线穿透能力强，可减少胸壁软组织及肋骨等对肺内病变的干扰，有助于发现常规摄片不能发现病变。比普通照像显示病变更加清晰，可清晰地显示病变的形态、大小、密度及边缘、钙化、空洞，特别对于气管及肺门区支气管显示更为清楚，适用于中心型肺癌、纵隔病变以及尘肺的诊断。

（2）**体层摄影**

1）支气管断层：可以清晰地显示支气管壁和支气管腔。观察支气管壁是否光滑整齐、有无扩张、狭窄、受压、中断、缺损，腔内有无肿物，显示肺部病变与支气管的关系，用于支气管肺癌、支气管异物、炎症的诊断与鉴别诊断。

2）病灶断层：可以清晰地显示肺内病变的形态、边缘、大小、病变内部情况有无钙化或空洞。主要用于：①确定有无空洞，并显示洞壁与引流支气管的情况；②较准确显示肺内肿块、空洞等病变的形态、结构、部位及毗邻关系；③显示肺部病变与支气管的关系；④显示肺门增大的淋巴结、纵隔内病变及其与大血管的关系。

3. 造影检查

（1）支气管造影：可以清晰地显示支气管内支气管腔和支气管内壁，是否光滑整齐、有无扩张、狭窄、中断。主要用于病因不明的咯血、临床考虑支气管扩张而平片无阳性改变、临床考虑肺癌而平片和体层摄影无阳性改变、明确肺结核和肺脓肿患者是否合并有支气管扩张、了解肺不张时支气管腔的情况。

（2）肺部血管造影：主要显示肺部血管与病灶之间关系，肺部血管造影主要诊断支气管肺癌。

（二）循环系统

循环系统 X 线检查以普通检查为主，造影检查为辅，特殊检查意义不大。

1. 普通 X 线检查

（1）显示正常结构：①显示心脏各个房室形态、大小及其与周围结构的关系；②显示正常心脏的形态，包括斜位心、横位心、垂位心；③显示肺循环的改变；④吞钡检查可观察食管与心脏和大血管的毗邻关系。对确定左心房有无增大或增大的程度有重要价值。心脏透视还可以观察心脏和大血管的搏动情况。

（2）显示基本病变：①心脏的各个房室增大包括左心室增大、左心房增大、右心室增大、右心房增大、心脏普遍增大；心脏形态改变包括梨型心、靴型心、普大型心；②肺循环改变包括肺充血、肺动脉高压、肺淤血、肺静脉高压、肺水肿（间质性肺水肿、肺泡性肺水肿）、肺血减少等。

（3）用于临床诊断：先天性心脏病、风湿性心脏病、高血压心脏病、慢性肺源性心脏病、心包疾病等。

2. 造影检查

（1）心脏房室造影：右心造影是经股静脉行右心插管，快速注射造影剂，显示右侧心腔和肺血管。用于观察右心、肺血管以及伴有发绀的先天性心脏病；左心造影导管经周围动脉插入至左心室，适用于二尖瓣关闭不全、主动脉瓣口狭窄、心室间隔缺损、永存房室共道及左心室病变。

（2）主动脉造影：导管经周围动脉插入至主动脉，适用于显示主动脉本身的病变，主动脉瓣关闭不全等。

（3）冠状动脉血管造影：从周围动脉插入特制塑型的导管，先至升主动脉，然后分别进入左、右冠状动脉开口处，行选择性造影，主要用于冠状动脉粥样硬化性心脏病的检查，是冠状动脉搭桥术或血管成形术前必做的检查。

（三）消化系统

胃肠道与邻近器官的密度相近，缺乏良好的自然对比，只有造影检查才能显影，因此造影检查是胃肠道最常用的检查方法。肝、胰、脾由于与周围组织密度差不大，不能形成对比，X 线检查肝、胰、脾意义不大。

1. 普通 X 线检查 对消化系统疾病的诊断价值有限。腹部透视常采用腹部立位透视，腹平片可取腹部立位像和腹部卧位像，对于危重患者则可采用侧卧位水平投照。腹部透视和腹部照像只能大致了解肝的轮廓、大小、钙化，而胰腺、脾、胆囊不显影；可显示肠管扩张积气、肠腔内液平面、膈下游离气体以及胆囊内密度增高影。普通检查只能诊断肠梗阻、胃肠道穿孔、胆系的阳性结石等。

2. 造影检查

（1）胃肠透视

1）显示正常组织结构：①钡餐透视可以显示食道、胃、十二指肠、小肠、大肠的形态、大小、位置、管腔内壁、黏膜、轮廓、蠕动、消化管道的扩张度及通畅性；②钡灌肠可以显示大肠的正常组织结构，大肠分盲肠、升结肠、横结肠、降结肠、乙状结肠和直肠，绕行于腹腔四周。

2）显示基本病变：①轮廓的改变，龛影、充盈缺损、憩室；②黏膜与黏膜皱襞的改变，黏膜破坏、黏膜皱襞平坦、黏膜皱襞增宽和迂曲，黏膜皱襞纠集；③功能改变，张力改变、蠕动改变、运动力改变、分泌功能改变；④管腔大小的改变，管腔狭窄、管腔扩张。

3）用于临床诊断：食道静脉曲张、食道癌、胃下垂、消化性溃疡（胃溃疡、十二指肠溃疡）、胃癌、肠结核、小肠肿瘤、溃疡性结肠炎、结肠炎、结肠癌等疾病。

（2）胆囊造影：胆囊造影包括口服胆囊造影、静脉胆道造影、术后 T 型管造影、内镜逆行性胰胆管造影、经皮肝穿刺胆管造影等。胆囊造影可以显示胆囊、胆囊管、胆总管及肝管的形态、大小、边缘、密度。胆囊造影可以诊断：①口服胆囊造影诊断胆囊炎、胆结石、胆囊占位病变、胆道先天畸形等；②静脉胆道造影，诊断胆囊炎、胆结石、胆囊占位病变、胆道先天畸形等；③术后 T 型管造影，对观察胆管内残留结石或其他病变，以及了解胆囊管与十二指肠的通畅情况；④内镜逆行性胰胆管造影，对诊断胆管病变如结石、肿瘤有很大价值；⑤经皮肝穿刺胆管造影，主要用以鉴别梗阻性黄疸的原因并确定阻塞部位。

（四）泌尿系统

泌尿系统由肾、输尿管、膀胱和尿道组成，均属于软组织密度，平片检查泌尿系统与周围组织没有明显的密度差，诊断意义不大，只有通过造影检查才能使其显示，对泌尿系统先天畸形、结石、结核、肿瘤等有重要的诊断价值，可确定病变的部位和性质，同时可显示其功能状况。但对于肾皮质内较小的病变或一些炎性病变，X 线诊断有一定的困难。泌尿系统 X 线检查以造影检查为主，普通检查为辅，特殊检查意义不大。

1. 普通 X 线检查 腹部透视和腹部平片是泌尿系统常用的检查方法，可观察到双肾轮廓、形态、大小、位置，正常肾影，边缘光滑，密度均匀，一般右肾略低于左肾。侧位片上，肾影与腰椎重叠。正常输尿管不能显示，膀胱一般也不易显影。普通检查诊断价值有限，只能诊断泌尿系阳性结石，即在 X 线平片显示的结石（少数结石如尿酸盐结石在 X 线平片不显示称阴性结石）。

2. 造影检查

（1）尿路造影检查

1）排泄性尿路造影：又称静脉肾盂造影，静脉注射有机碘化物的水溶液后，全部由肾小球滤出而排入肾盏和肾盂内，能显示肾盏、肾盂、输尿管及膀胱的内腔，且可大致了解双肾的排泄功能。注入对比剂后首先肾实质显影；逐渐肾盏和肾盂开始显影；解除腹部压迫带后，输尿管和膀胱显影；行排尿动作，尿道显影。排泄性尿路造影主要用于先天性畸形和变异、泌尿系结石、结核、肿瘤等。

2）逆行性尿路造影：包括逆行性肾盂造影、逆行性膀胱造影和逆行性尿道造影。前者是在行膀胱镜检查时，将导管插入输尿管内，在透视下缓慢注入对比剂，以使肾盂、肾盏显影，此法常用于排泄性尿路造影显影不佳者。逆行性膀胱和尿道造影则是分别将导管插入膀胱内或将注射器抵住尿道口，并注入对比剂，以使膀胱或尿道显影，其清晰度要优于排泄性尿路造影。与排泄性尿路造影不同，逆行性尿路造影不能显示肾实质，而肾盏、肾盂、输尿管、膀胱及尿道的显影情况基本相同，主要用于静脉尿路造影显示不满意或不显影者、明确尿路结石的部位、特别是阴性结石的部位。

3）膀胱造影：是将导管插入膀胱，注入 3% ~6% 碘化钠溶液 100 ~200ml，以使膀胱显影的方法，主要用于膀胱结核、膀胱肿瘤、膀胱憩室、膀胱结石等。

4）尿道造影：是将导尿管插入前尿道或将注射器直接抵住尿道口，注入 12.5% 碘化钠或 15% ~25% 泛影葡胺，可显示男性尿道的病变。在排泄性尿路造影结束前也可进行排尿期尿道造影，主要用于尿道狭窄、尿道损伤等。

（2）腹主动脉造影与选择性肾动脉造影：经皮作股动脉穿刺，置导管于腹主动脉，导管尖端位于肾动脉开口上方，快速注入造影剂并连续摄片，可显示腹主动脉和两侧肾动脉；也可将导管选择性插入一侧肾动脉内造影，主要用于大动脉炎、肾血管性疾病（如肾动脉狭窄）、肾肿瘤、肾上腺肿瘤尤其是嗜铬细胞瘤、同时可行介入治疗（如肾癌的化疗、栓塞等）。

（五）骨与关节

目前 X 线平片仍是骨、关节疾病首选的检查方法，较少使用透视、特殊检查和造影检查。

1. 普通 X 线检查

（1）显示正常组织结构：在骨骼的组成成分骨质、骨膜、骨髓、血管、神经中，正常时只有骨质在透视和照像下显影，其他组织均不显影。骨质包括密质骨和松质骨，密质骨在长骨的表面和扁骨的内外板；松质骨在骨内部。在关节方面，X 线只能显示关节的骨性关节面，不显示关节软骨。

（2）显示基本病变：骨基本病变有骨质疏松、骨质软化、骨质破坏、骨质增生硬化、骨膜增生、骨与软骨内钙化、骨质坏死、矿物质沉积、骨骼变形、周围软组织病变；关节基本病变有关节肿胀、关节破坏、关节退行性变、关节强直（包括骨性强直和纤维性强直）、关节脱位（包括全脱位和半脱位）。

（3）用于临床诊断：骨与关节先天性畸形、骨与关节发育障碍、骨与关节外伤（各种骨折与关节脱位）、骨与关节化脓性感染、骨与关节结核（长骨结核、短骨结核、关节结核、脊柱结核）、骨与关节肿瘤（包括原发性和转移性骨肿瘤，原发性骨肿瘤又可分为良性和恶性。X线检查对骨肿瘤的诊断有重要意义）；退行性骨关节病、骨营养代谢性疾病、骨与关节内分泌疾病、地方性骨关节病（氟骨症、大骨节病）、风湿类骨关节病（类风湿性关节炎、强直性脊柱炎）等。

2. 特殊检查　体层摄影可以显示病变的内部结构，用于辅助诊断骨与关节炎症、结核、肿瘤等。

3. 造影检查

（1）血管造影：主要用于血管性疾病的诊断及良、恶性肿瘤的鉴别。

（2）关节造影：关节内的软骨盘、关节囊、滑膜及韧带等均为软组织，在平片上缺乏对比，需向关节腔内注入造影剂才能诊断软骨盘、关节囊、滑膜及韧带病变。

（六）中枢神经系统

中枢神经系统包括脑和脊髓，深藏在骨骼包围的颅腔和椎管内，X线检查不易显示其正常解剖和病理改变，X线检查有一定的局限性，临床主要应用造影检查，普通检查、特殊检查意义不大。

1. 普通X线检查　透视和照像不能清晰地显示脑组织和脊髓组织的正常组织结构，只能显示头颅及脊柱骨质改变，可观察骨折、骨质破坏、骨质增生硬化、颅脑肿瘤钙化等。

2. 造影检查

（1）脑血管造影：是将有机碘造影剂注入颈内动脉或椎动脉使脑血管显影，显示脑血管形态、大小、分支情况，以诊断脑血管先天畸形、颅内动脉瘤、脑血管闭塞以及了解脑瘤的供血动脉诊断脑肿瘤。

（2）脊髓造影：是将造影剂在小脑延髓池或腰椎间处注射到蛛网膜下腔，从而使椎管显影的方法，可向椎管内注入碘剂或空气来进行脊髓造影。它有助于对椎管及椎管内各种疾患的诊断和鉴别诊断，如脊髓本身疾病、肿瘤、颈椎病所致的脊髓受压及椎管测量等；还可以明确脊髓受压部位与范围。椎管穿刺本身可引起一系列不良反应，使用造影剂还可出现各种反应，具有一定危险性。

（七）生殖系统

生殖系统X线检查主要应用造影检查，普通检查、特殊检查意义不大。子宫输卵管造影可以清晰地显示子宫、输卵管的形态、大小、边缘，能够诊断子宫输卵管先天畸形、输卵管狭窄和闭塞、输卵管炎症、结核、子宫肿瘤等。

（八）乳腺

乳腺 X 线检查临床主要应用有特殊检查、造影检查，普通检查意义不大。乳腺特殊检查为钼靶摄影，是检查乳腺的常用方法，造影检查为乳管造影。钼靶摄影可以清晰地显示腺体组织、乳导管、血管影等；乳管造影可以清晰地显示乳导管的形态、大小、分支。通过钼靶摄影和乳管造影诊断乳腺纤维腺瘤、乳腺增生性疾病（乳腺增生病、局限性乳腺增生）、乳腺癌等疾病。

三、X 线检查注意事项及辅助准备要点

（一）普通 X 线检查注意事项及辅助准备要点

1. 所有 X 线检查前应除去被检查者体表影响影像的衣物、药膏、发卡及项链、饰物、敷料、金属品、纽扣等物体，特别是金属物体和密度高的物体，以免影响正常或异常的影像表现，干扰疾病的诊断。

2. 腹部照像和腹部透视诊断急腹症时，必须拍腹部立位像才能观察膈肌下游离气体和肠管积气及液平面，患者由于腹部疼痛剧烈常常配合不良，护理人员应协助医生做好解释工作。

3. 胸部与腹部摄片的瞬间需停止呼吸，以避免图像模糊，在检查前需要对被检查者进行呼吸训练，以适应检查时对呼吸的控制。

4. 胆系、泌尿系统检查时（急诊除外），一般应检查前 2~3 天禁服不透 X 线（如钙、铁、铋剂等）的药物；检查前 1 日晚服缓泻剂如番泻叶等或清洁洗肠；检查前当日早晨禁饮、禁食；泌尿系统检查前排尿或导尿。

5. 钼靶摄影时因挤压乳房，被检查者常常感到疼痛，护理人员协助医生做好解释工作。

（二）碘剂造影检查注意事项及辅助准备要点

碘剂造影在检查前的准备非常重要，是检查顺利完成的关键。护士应熟悉造影的具体准备，辅助做好各项准备，随时辅助处理检查中可能出现的问题。

1. 应用含碘造影剂检查前一定要询问既往有无碘过敏史，有无慢性病，了解心、肝、肾功能情况以及精神状况。造影检查前要做好解释工作，简要介绍检查目的、方法和注意事项，从身心两方面提高其对检查的承受力。

2. 做碘过敏试验　凡用碘剂进行造影，应提前做碘过敏试验。临床常用碘过敏试验的方法有口服试验、皮内试验、静脉注射试验、结膜试验，在四种碘过敏试验中，静脉注射试验临床最常用。

3. 做好防范及抢救过敏的各项准备　碘剂的不良反应在临床不能完全避免，应在事前尽量减少不良反应的发生，并减轻反应的程度。如控制对比剂剂量、控制对比剂的浓度及注射速度、选用非离子型碘剂等等。影像中心处置室和扫描室内必须准备常用急

救药物和设备，如血压计、吸氧设备等。护理人员必须掌握常见过敏反应的临床表现，特别是早期危险的表现，例如喉头水肿、支气管痉挛、休克、惊厥、昏迷等，要掌握常用的急救方法，如人工呼吸、体外心脏按压及急救药物的剂量和用法。

（三）钡剂检查注意事项及辅助准备要点

1. 上消化道钡餐检查注意事项及辅助准备要点

（1）上消化道钡餐检查常用的对比剂为医用纯硫酸钡，其次为空气。医用硫酸钡不得混有可溶性钡化物如硫化钡、氯化钡等，否则可引起中毒。

（2）食管钡餐检查时钡剂不能过稀，否则钡剂通过食管过快，影响食管检查效果；胃十二指肠钡餐检查时钡剂不能过稠，否则钡剂通过胃肠内流动过慢，影响充盈和黏膜显示，影响胃肠检查效果。护士要依据钡餐检查要求将钡剂加水调制成不同浓度的混悬液。

（3）检查前3天禁服用含重金属元素的药物即不透 X 线（如钙、铁、铋剂等）的药物，造影前患者应禁食6小时以上。

（4）近期有上消化道大出血者应暂缓检查，一般在出血停止和病情稳定数天后方可检查。

2. 钡灌肠检查注意事项及辅助准备要点

（1）检查前连续2天无渣饮食。

（2）检查前1天晚需服泻剂清洁肠道，或于检查前2小时行清洁洗肠。口服泻剂主要有番泻叶或甘露醇等，甘露醇必须稀释后才能口服，否则由于其渗透压太高引起严重脱水。

（四）支气管造影检查的注意事项及辅助准备要点

1. 支气管造影有一定痛苦，造影前应向被检查者说明造影的目的与方法，取得其合作。

2. 造影前6小时及造影后2小时禁食，以免被检查者恶心呕吐。

3. 造影前1日做好碘过敏试验。

4. 痰多者，于术前1日应作体位引流排痰，减少支气管分泌物，可于造影前15分钟肌肉注射 654 - 2 注射液 5～10mg。

5. 精神过于紧张的被检查者，可酌情给予少量镇静剂。

（五）心、脑血管造影检查的注意事项及辅助准备要点

1. 造影检查前查出血和凝血时间。

2. 造影前1天分别进行碘过敏试验和普鲁卡因过敏试验。

3. 造影前4～6小时禁食。

4. 确定穿刺部位，并在术前1日常规进行备皮。

5. 训练深吸气、憋气和强有力的咳嗽动作以配合检查。

6. 心、脑血管造影比较复杂且有一定痛苦和危险，检查前务必做好解释工作争取合作。

7. 充分作好必要的安全抢救措施。

8. 造影时一旦怀疑有气栓存在，立即停止造影检查，并迅速将被检查者置于左侧卧位，防止气体进入肺动脉。

（六）胆囊、胆管及泌尿系统造影检查的注意事项及辅助准备要点

1. 检查前 2～3 日内禁服吸收 X 线的药物，如铋剂、碘剂和钡剂等；检查前 1 日不食产气和多渣食物。

2. 清洁肠道，清除肠内容物和积气，检查前 1 日晚服泻剂番泻叶或甘露醇或检查前 1～2 小时清洁洗肠。

3. 检查当日早晨禁食、禁水；检查前 6～12 小时限制饮水。

4. 检查前排尿或导尿；

5. 造影前必须了解被检查者的心、肝、肾功能情况；做好碘过敏试验。

（七）子宫输卵管造影检查的注意事项及辅助准备要点

1. 检查选择月经后 5～7 天进行造影，造影前 3 天不宜有性生活。

2. 检查前 1 日内做碘过敏试验。

3. 检查前 1 日晚服缓泻剂导泻，必要时进行清洁洗肠。

4. 造影前备皮，冲洗阴道；有生殖器急性感染、近期发生过宫内大出血者暂不能行此项造影检查。

第二节　CT 检查

一、概述

CT 是计算机体层成像的简称，是由 Hounsfield 1969 年首先设计成功电子计算机横断体层成像装置，经神经放射诊断学家 Ambrose 应用于临床，取得极为满意的诊断效果。该检查方法开始只能用于头部，1974 年 Ledley 设计成全身 CT 装置，使之可以对全身各个解剖部位进行检查，扩大了检查范围，临床应用日趋普遍。由于 CT 对医学的伟大贡献，Hounsfield 获得了 1979 年的诺贝尔奖，诺贝尔医学生物学奖。

1. CT 成像的基本原理　CT 是利用 X 线束对人体选定层面进行扫描取得信息，经计算机处理而获得的重建图像的成像技术。CT 得到了反映人体组织结构分布的图像，从根本上克服了常规 X 线机影像重叠的弊病；图像是断面图像，密度分辨率高，明显优于普通 X 线图像，可直接显示 X 线照片无法显示的器官和病变；扩大了人体的检查范围，提高了病变的检出率和诊断的准确率，使医学影像学有了质的飞跃。同时 CT 检查方便、迅速而安全、易为被检查者所接受，而且随访方便，辐射剂量一般不超过容许剂量。

2. CT图像的特点 CT的图像是人体某一部位有一定厚度（如10mm，5mm等）体层的图像。CT图像是断面图像，常用的是横断面，系由黑到白不同灰度的排列所构成的灰阶图像。与X线图像一样，密度高的组织为白影，密度低的组织为黑影。CT的密度分辨率高，人体软组织之间的密度差别虽小，也能形成对比，在良好的解剖图像上显示出病变的图像。CT图像为某一部位多个连续的横断面图像，通过图像重建技术，还可重建成冠状面和矢状面图像。

3. CT值 CT图像以不同灰度代表组织密度的高低，同时还将组织对X线吸收系数换算成CT值，表示其密度高低的程度。CT值单位用HU表示。将水的CT值定为0HU，人体中骨皮质吸收系数最高，CT值定为+1000HU，气体的吸收系数最低，定为－1000HU，人体中密度不同组织的CT值在－1000HU～+1000HU的2000分度之间。CT值以水为标准，各组织的CT值均与水作比较。因此物质的CT值反映物质的密度，密度越高，物质的CT值越大。

4. CT诊断价值和局限性 由于CT具有极高的密度分辨率，并且克服了组织结构的重叠现象，获得了人体内部解剖断面影像，因此已广泛应用于临床。随着CT机技术的不断改进，软件功能的不断开发，特别是随着螺旋CT机的广泛应用，不仅使我们对疾病诊断的准确性有了进一步的提高，而且因为能获得极高真实度的多平面重组图像、三维图像、CT血管造影图像以及仿真内窥镜等图像，因此临床应用范围越来越广泛，临床应用价值也不断提高。

CT对中枢神经系统、呼吸系统、骨与关节、腹部及盆腔实质性脏器诊断意义极大。CT介入可用来对病变进行活检或对脓肿、囊肿、血肿、积水积液等进行穿刺、引流，故有诊断及治疗的双重作用。

CT应用也有其局限性，如较小病变、等密度病变或接近等密度的病变CT可能漏诊，另外在疾病未造成人体结构发生大体形态学改变以前CT也会表现为假阴性；某些部位的诊断，尤其是定性诊断，还有一定限度，应在了解其优势的基础上，合理地选择应用；同时CT设备比较昂贵，检查费用偏高等。

5. CT检查技术 CT检查包括平扫、造影增强扫描和造影扫描等。

（1）CT平扫：是指不用造影增强或造影的普通扫描。CT平扫时绝大多数采用轴位扫描，对于鞍区病变则一般采用冠状位扫描，眼眶、鼻、鼻窦、耳部、颞颌关节等部位可选择性地配合使用冠状位扫描。

（2）CT增强扫描：是经静脉注入水溶性有机碘剂后再行扫描的方法。血液内碘浓度增高后，血供丰富的器官或病变组织与缺乏血供的组织形成密度差，可使病变显影更清楚。

1）三种常规增强扫描方法：第一种是快速静脉滴注法，要求在2.5～3分钟内滴注完60%的造影剂160～180ml。第二种是团注法，要求用60%的造影剂80～100ml，以每秒2ml的速度注射，全部造影剂注射完毕后开始扫描。第三种把前两种方法结合使用，即先用团注法注射50ml，然后再用快速静脉滴注法维持造影剂浓度。

2）增强扫描目的：①提高病变组织与正常组织间的密度差，以显示平扫未被显示或显示不清的病变，能够早期发现较小病灶。②疑有等密度病灶，特别是 CT 平扫所见与临床或其他影像学检查不符时。③了解病灶内血供、确定病变是否为血管性病变、病灶增强曲线或观察病变与周围血管及组织间的关系。血液内高密度的碘浓度增高后，血管和血供丰富的器官或病变组织密度增高，而血供少的组织则相对低密度，形成密度差。造影剂最后经泌尿道排泄使泌尿道强化。④通过病变有无强化和强化类型，以对病变组织类型作出判断。⑤平扫定性诊断困难需要进行鉴别诊断时，如良、恶性肿瘤的鉴别。

（3）造影 CT 扫描：造影 CT 扫描是指先作器官的造影，然后行 CT 扫描，可更好地显示组织结构，从而发现病变，诊断疾病。临床常用的造影 CT 扫描有脑池造影 CT 扫描（CTC）、脊髓造影 CT 扫描（CTM）、胆囊造影 CT 扫描、血管造影 CT 扫描（CT angiography，CTA，包括脑部 CTA、头臂 CTA、冠状动脉 CTA、下肢血管 CTA）等。由于造影 CT 扫描诊断率不断提高，临床应用日趋广泛。

二、CT 检查的临床应用

（一）呼吸系统

呼吸系统以 CT 平扫为主，增强 CT 扫描为辅，造影 CT 扫描意义不大。

1. 胸部 CT 平扫 可以非常清晰地显示胸壁、肺组织、气管和支气管、膈肌、纵隔等胸部正常组织结构，还可以清晰地显示肺部基本病变、胸膜基本病变、纵隔基本病变，CT 与胸部 X 线检查成像方式不同，不受周围组织干扰，同时极高的密度分辨率和空间分辨率，CT 比胸部 X 线检查显示的病灶更小、更清晰。高分辨率 CT 能够早期发现病灶、早期诊断疾病，特别是对肺癌及纵隔肿瘤的诊断，各种类型的肺炎和肺结核，以及胸壁、胸膜、纵隔的病变均可诊断；尤其是对平片较难显示的部位，如支气管有无狭窄或阻塞、与心脏大血管重叠病变的显示更具有优越性；CT 还可明确纵隔和肺门有无肿块或淋巴结增大，对原发和转移性纵隔肿瘤、淋巴结结核、中央型肺癌等的诊断均有极大帮助。

2. CT 增强扫描 可以清晰地显示纵隔血管、肺内肿块注射对比剂前后变化，以诊断和鉴别诊断肺癌、结核球、炎性假瘤等。

（二）循环系统

循环系统以 CT 平扫为主，增强 CT 扫描、造影 CT 扫描为辅。

1. CT 平扫 可以清晰地显示纵隔内大血管和心包的形态、大小、边缘、密度。心脏及大血管的 CT 检查，尤其是后者，具有重要意义。心脏方面主要是心包病变的诊断。心腔及心壁的显示由于扫描时间一般长于心动周期，影响图像的清晰度，诊断价值有限。但冠状动脉和心瓣膜的钙化、大血管壁的钙化和动脉瘤改变等，CT 检查可以很好显示。

2. CT 增强扫描 可以清晰地显示纵隔内大血管注射对比剂前后变化，诊断和鉴别诊断纵隔大血管畸形。

3. **冠状动脉造影 CT 扫描** 可以清晰地显示冠状动脉形态、大小、边缘、密度、粗细及分支情况，可以诊断冠心病、冠状动脉动脉瘤、冠状动脉血管先天畸形等。

（三）消化系统

对于腹部实质性脏器及后腹膜病变的检查，普通 X 线检查有明显的限度，CT 是首选的检查方法，但对消化管道疾病的诊断首选还是胃肠透视，CT 扫描意义不大。腹部实质性脏器及后腹膜病变的 CT 扫描以平扫为主，增强 CT 扫描、造影 CT 扫描为辅。

1. **CT 平扫** 可以清晰地显示肝、胆、胰、脾等实质性脏器及腹膜腔、腹膜后间隙等组织器官的形态、大小、边缘、密度、与周围组织关系，尤其是可以清晰地显示肝实质、肝（分为左右半肝、五个叶、六个段）、肝内血管、肝门（第一肝门、第二肝门、第三肝门）、肝各叶大小比例等；可以清晰地显示胆道系统构成左右肝管、肝总管、胆囊、胆囊管、胆总管等；胰腺实质分为胰头部、颈部、体部和尾部；脾脏及门静脉等。

CT 检查主要用于脂肪肝、肝硬化、肝囊肿、骨脓肿、肝血管瘤、肝癌、腹水、肝包虫、肝血吸虫、肝外伤；急慢性胆囊炎、胆囊结石、胆总管结石、肝管结石、肝内胆管结石、胆囊癌、胆管癌、胆系先天畸形；脾大、脾血管瘤、脾肉瘤、脾外伤；急慢性胰腺炎、胰腺癌、胰腺外伤占位性病变等的诊断，尤其是占位性、炎症性和外伤性病变等实质性脏器的检查是十分有效的，对胆系疾病的诊断也能收到满意的效果。CT 也可观察胃肠病变向腔外侵犯及邻近或远处转移等也有很大价值，CT 对于胃肠道肿瘤可用来帮助判断肿瘤分期。胃肠道腔内病变情况主要仍依赖于钡剂造影和内镜检查及病理活检。

2. **CT 增强扫描** 诊断和鉴别诊断肝、胆、胰、脾良恶性肿瘤，特别是肝血管瘤与肝癌的鉴别。

3. **胆囊造影 CT 扫描** 先做胆囊造影然后行 CT 扫描，诊断胆囊疾病。

（四）泌尿系统

CT 平扫为主，增强 CT 扫描为辅，造影 CT 扫描意义不大。

1. **CT 平扫** 可以清晰地显示肾上腺、肾、输尿管、膀胱形态、大小、边缘、密度、与周围组织关系。

CT 检查主要用于肾上腺、肾、输尿管、膀胱疾病的诊断，尤其肾上腺肥大、肾上腺瘤、嗜铬细胞瘤、肾上腺癌的诊断；肾脏先天畸形、肾结石、肾结核、肾囊肿、肾癌、肾外伤的诊断；输尿管先天畸形、输尿管结石的诊断；膀胱结石、膀胱慢性炎症、膀胱结核、膀胱的良恶性肿瘤的诊断；也可观察胃肠病变向腔外侵犯或远处转移等。

2. **CT 增强扫描** 诊断和鉴别诊断肾上腺、肾、膀胱良恶性肿瘤。

（五）骨与关节

骨与关节以 CT 平扫为主，增强 CT 扫描、造影 CT 扫描为辅。

1. CT 平扫　可以清晰地显示骨与关节正常组织结构，还可清晰地显示骨与关节的基本病变。通过对基本病变的显示，CT 反映这些病变的病理变化。CT 可以诊断脊柱间盘脱出（颈间盘脱出、腰间盘脱出）、间盘膨出、间盘退行性变、黄韧带肥厚、椎管狭窄、颈椎病、椎管占位病变、骨与关节外伤、退行性骨关节病、骨与关节化脓性感染、骨与关节结核、骨肿瘤和骨营养代谢性疾病、全身性的骨病、骨与关节先天性畸形、骨与关节发育障碍、骨与关节内分泌疾病、地方性骨关节病、风湿类骨关节病等疾病。

骨与关节疾病多数情况可通过简便、经济的常规 X 线检查确诊。CT 密度分辨率高、无影像的重叠，在显示解剖关系较复杂部位的骨与关节结构、骨的病变和软组织病变方面 CT 较 X 线更具优势，尤其是对脊柱骨折、椎间盘突出、椎管狭窄以及一些椎管内良性肿瘤有重要价值；螺旋 CT 三维表面重建以在骨关节、脊柱形成与骨骼标本外观极为相似的三维 CT 图像，对肿瘤侵犯骨质情况的观察可以从多方向判断骨质破坏程度，对复杂部位的骨折可以准确显示骨折部位的解剖关系，并且有利于发现骨骼的畸形，有利于矫形、植骨手术计划的制订。

2. CT 增强扫描　主要应用于 CT 对骨肿瘤的定性诊断。

3. CT 脊髓造影　先腰穿经脊蛛网膜下腔注射造影剂，然后对病灶部位扫描。主要应用于诊断椎管内病变及定位诊断。

（六）中枢神经系统

CT 提供了高分辨率和高对比度的中枢神经系统直观图像，可明确病变的有无及其位置、大小、数目和性质，提高了中枢神经疾病的诊断水平。临床以 CT 平扫为主，增强 CT 扫描、造影 CT 扫描为辅。

1. CT 平扫

（1）CT 平扫显示正常中枢神经系统：①显示颅骨的内外板、板障、颅缝，颅底层面的颈静脉孔、卵圆孔、破裂孔等，鼻窦，及乳突气房；②显示含脑脊液的脑室系统包括双侧侧脑室、第三脑室、第四脑室，脑池主要有鞍上池、桥池及桥小脑角池、枕大池、脚间池与环池、四叠体池、外侧裂池和大脑纵裂池，还有脑沟、脑裂等；③显示大脑、间脑、中脑、脑桥、延髓、小脑的脑皮质和脑髓质等。

（2）CT 平扫可以诊断中枢神经系统常见疾病：CT 在脑部疾病应用最早，也最成熟，CT 诊断中枢神经系统疾病的价值较高，应用普遍，定位准确，定性诊断价值也很高。主要诊断：①颅内肿瘤，如胶质瘤、脑膜瘤、垂体瘤、听神经瘤和转移瘤等；②颅脑外伤，脑挫裂伤包括脑挫伤和脑裂伤，颅内各种血肿包括硬膜外、硬膜下、脑内、脑室和蛛网膜下腔出血等；③脑血管病，主要是脑出血和脑梗死（缺血性、出血性、腔隙性脑梗死）CT 诊断价值大，动脉瘤和血管畸形则需配合血管造影数字减影、CT 血管造影诊断；④脑感染性疾病，脑炎、脓肿与肉芽肿、脑寄生虫感染；⑤脑先天性畸形疾病；⑥脑白质病等。

头 CT 还可用于面部疾病诊断，如对眼、眼眶内占位性病变诊断；鼻、鼻窦、耳等部位先天性、外伤性、感染性及肿瘤性疾病的诊断，如鼻窦癌、中耳小胆脂瘤、听骨破坏与脱位、内耳骨迷路的轻微破坏、耳先天性发育异常的诊断；对鼻咽、口咽及喉咽肿瘤的诊断也有重要意义，如鼻咽癌的诊断；对颅底病变、颞下凹、翼腭窝、腮腺区占位病变的诊断也十分理想。

2. CT 增强扫描　可以诊断和鉴别诊断脑血管畸形、脑动脉瘤、脑肿瘤等。

3. 造影 CT 扫描

（1）脑血管造影 CT 扫描：螺旋 CT 扫描可以获得比较精细和清晰的血管重建图像，即脑血管造影 CT 扫描，临床应用日趋广泛，有望取代常规脑血管造影。诊断和鉴别诊断脑血管畸形、脑动脉瘤、脑肿瘤等。

（2）CT 脑池造影及脑室造影：先经脊蛛网膜下腔注射造影剂，然后对脑池部位扫描。诊断脑池和脑池内疾病。

（七）生殖系统

CT 平扫为主，增强 CT 扫描为辅，造影 CT 扫描意义不大。

1. CT 平扫　清晰地显示精囊腺、前列腺、子宫的形态、大小、边缘、密度、与周围组织关系，可以诊断前列腺肥大、盆腔积液、前列腺和精囊腺及卵巢的占位病变、膀胱、直肠恶性肿瘤对精囊腺、前列腺、子宫的侵犯。

2. CT 增强扫描　诊断和鉴别诊断前列腺和精囊腺及卵巢的良恶性肿瘤。

（八）乳腺

乳腺 CT 扫描临床很少应用，主要用于检查乳腺癌是否对周围组织侵犯及侵犯范围的检查。

三、检查的注意事项及辅助准备要点

（一）CT 平扫检查的注意事项及辅助准备要点

1. CT 平扫检查的注意事项及辅助准备要点

（1）CT 检查与 X 线检查一样，应除去患者扫描范围内影响影像的附加物，特别是金属物体在 CT 扫描时可形成放射状金属伪影，以免附加物或金属伪影影响正常或异常的 CT 表现，干扰疾病的诊断

（2）胸腹部 CT 扫描可因呼吸运动而产生运动伪影，所以胸腹部扫描前要训练患者呼吸。扫描时嘱被检查者平静呼吸，然后于呼气后憋住气或直接憋住气扫描，以确保扫描过程能在同样或相似的呼吸状态下得到每个层面的图像。螺旋 CT 扫描由于扫描速度很快，可采用一次屏气完成整个扫描，由于是容积扫描，无扫描盲区存在，因此不会有层面漏扫的情况出现。

（3）胆囊检查前一天中午应吃多油脂食物，以便排出胆囊内浓稠的胆汁，次日检查时应空腹，否则进食后可造成胆囊收缩、胆囊壁增厚，而引起诊断上的困难。

（4）腹部扫描者，检查前 1 周内不能做钡剂造影以防有钡剂在肠道内存留，可疑肾

结石患者，扫描前三天禁服含钙或含金属药物。

（5）妊娠妇女、情绪不稳定或急性持续性痉挛者不宜做 CT 检查，生命垂危的急诊患者，须在急诊医护人员监护下进行检查。

（6）CT 平扫时被检查者一般仰卧于扫描床上，根据病情可俯卧位或侧卧位扫描；扫描过程中，需保持体位不动，制动非常重要，否则可造成运动伪影，制动方法可采用制动带、手按压等机械办法，配合检查进行平静呼吸、屏气等，对躁动不安或不合作的被检查者、不能配合的儿童，可根据情况采取镇静措施，使用镇静剂甚至麻醉药物如水合氯醛灌肠等。

（7）眶部和眼球扫描时两眼球向前凝视不动；喉部扫描过程中不能做吞咽动作；腹部扫描者，检查前 4~8 小时禁食、空腹。

2. CT 扫描应用造影剂的注意事项及辅助准备要点

（1）上腹部扫描前 30 分钟口服 2% 的复方泛影葡胺 300~600ml，检查前（上扫描床之前）再口服 200ml。

（2）中腹部扫描提前 60 分钟口服 2% 的泛影葡胺 300~600ml，检查前（上扫描床之前）再口服 200ml；对于疑有小肠病变者，只要被检查者能够耐受，最好尽可能多地饮用含碘对比剂溶液，一般无最大剂量，但至少要口服 750ml，其中 200ml 在扫描前服用。口服 2% 的复方泛影葡胺，使胃肠道有对比剂充盈，可避免胃肠道与腹部包块和肿大的淋巴结混淆；有利于清楚地显示腹腔内各脏器的轮廓。另外上腹部特别是肝、胆、脾 CT 扫描时可大量饮水后扫描，也能收到满意的效果。

（3）盆腔扫描，应于扫描前 4 小时口服碘对比剂 500~1000ml，2 小时左右再服 500ml，同时憋尿，然后再进行扫描。必要时盆腔扫描可清洁洗肠（扫描前 1 小时清洁洗肠），可用 2% 泛影葡胺 600~1000ml 灌肠或直接向直肠内注入对比剂或一定量气体，以便充盈直肠和乙状结肠。这不仅有利于直肠、结肠本身病变的显示，而且可避免肠道造成的一些类似病变的假像。膀胱扫描前半小时到 1 小时还要大量饮水，400~600ml，使膀胱充盈，待膀胱胀满，有尿意时再开始进行扫描。

（4）对临床疑有胆道结石、畸胎瘤者，建议改口服白开水或脂肪密度造影剂；行腹部 CT 扫描时，为了抑制肠蠕动，减少肠运动伪影，必要时可肌肉注射抗胆碱药物 654-2 注射液 10~20mg 或注射胰高糖素 1mg。

（二）增强 CT 扫描和造影 CT 扫描的注意事项和辅助准备要点

1. 增强检查须和患者家属签字，行碘过敏实验呈阴性者方可进行。

2. 增强扫描前 4~6 小时要禁食。

3. 提前做碘过敏试验。

4. 控制对比剂剂量、控制对比剂的浓度及注射速度、做好防范过敏的各项准备，应在事前尽量减少不良反应的发生和减轻反应的程度，要掌握常用的急救方法和急救药物的剂量和用法。

第三节　磁共振成像检查

一、概述

磁共振成像（magnetic resonance imaging，MRI）是利用人体组织中氢原子核（质子）在磁场中受到射频脉冲的激励而发生核磁共振现象，产生磁共振信号，磁共振信号被检测系统收集并经电子计算机处理重建后转换成图像的一种成像技术。

（一）磁共振成像原理

带有奇数质子的原子核均具有自旋和磁矩。1H 是人体内数量最多，且原子核只含一个质子，是人体内最活跃、最易受外界磁场影像的原子核，故目前磁共振成像大多采用氢质子成像。

氢质子在外加磁场的影响下，产生磁化和进动运动。在此基础上使用一个射频脉冲使其激发并获取能量，当射频脉冲终止后，氢质子便会逐渐释放所获得的能量并回复常态。此回复过程称为弛豫过程，所需时间称为弛豫时间。弛豫时间有两种，T_1 弛豫时间和 T_2 弛豫时间。T_1 是指射频脉冲停止后，磁化分量在纵轴方向（Z 轴）恢复到 63% 所需的时间。T_1 短的组织，信号强，如脂肪；T_1 长的组织，信号弱，如脑脊液。主要利用组织 T_1 的差别形成的图像称 T_1 加权像（T_1WI），T_1WI 反映组织结构清楚。T_2 是指射频脉冲停止后，磁化分量在横轴方向（X、Y 轴）衰减到原来值的 37% 所需的时间。T_2 短的组织，信号弱，如骨皮质；T_2 长的组织，信号强，如水。主要利用组织 T_2 的差别形成的图像称 T_2 加权图像（T_2WI），T_2WI 反映病变灵敏。

（二）MRI 检查方法

1. MRI 常规扫描（平扫）　通过人体正常和病理组织本身的特性获得扫描图像的方法。一般采取轴位扫描，根据不同情况选用矢状面或/和冠状面扫描。MRI 常规扫描方法很多，如 T_1 加权像（T_1WI）、T_2 加权图像（T_2WI）、质子密度加权成像（PdWI）、水抑制等。

2. MRI 增强扫描　从静脉注入 MRI 对比剂检查，称增强扫描。常用对比剂为Gd – DTPA，常规剂量按体重 0.1mmol/kg 计算。MRI 对比剂能缩短 T_1 或者 T_2 弛豫时间，增高靶区与相邻结构的对比，更好地显示病变。用于血管造影、各种病变的显示等，临床应用广泛。

MRI 检查方法很多，除了常用的常规扫描（平扫）、增强扫描外，还有磁共振血管成像、磁共振波谱、磁共振水成像、磁共振弥散加权成像、磁共振灌注成像和脑功能性成像。

（三）磁共振成像图像特点

同 CT 图像一样，MRI 图像也是数字化图像，是经过计算机重建的灰阶图像。但是，

MRI 图像上的灰度代表的是 MRI 信号强度，反映的是 T_1 或 T_2 时间的长短，而并非 CT 所表示组织和病变的密度。

T_1 加权像（T_1WI）主要反映的是组织间的 T_1 值的差别，T_2 加权图像（T_2WI）反映的是组织间的 T_2 值的差别。人体不同组织以及不同病变具有不同的 T_1 或 T_2 值，因此，在 T_1WI 和 T_2WI 图像上产生不同的信号强度，具体表现为不同的灰度。组织信号越强，图像上相应部分就越白（亮）；组织信号越弱，图像上相应部分就越黑（暗）。一些正常组织和病理组织在 T_1WI 和 T_2WI 上的信号强度及灰度见表 9-2。

表 9-2　人体正常组织和病理组织在 T_1WI 和 T_2WI 上的信号强度及灰度

组织	T_1WI		T_2WI	
	信号强度	灰度	信号强度	灰度
脑白质	中高	灰白	中低	灰黑
脑灰质	中低	灰黑	中高	灰白
脑脊液	低	黑	高	白
脂肪	高	白	中高	灰白
骨皮质	低	黑	低	黑
骨髓	高	白	中高	灰白
肌腱、韧带	低	黑	低	黑
气体	低	黑	低	黑
血流	低	黑	低	黑
水肿	低	黑	高	白
含水囊肿	低	黑	高	白
亚急性血肿	高	白	高	白
钙化	低	黑	低	黑

MRI 可获得人体横断面、冠状面、矢状面和任何断面的图像，能够进行病变的三维显示，有利于显示病变的大小、位置、形态以及与周围组织器官的结构的毗邻关系。此外，基于血液流空效应，不适用对比剂即可使血管和血管病变显影。

二、磁共振检查的临床应用

MRI 检查以其多参数、多方位、多序列成像和软组织分辨率高等特点以及能够进行 MR 水成像、MR 血管造影以及 MRI 功能成像的独特优势，目前已广泛应用在人体各个系统检查和疾病的诊断。

1. 中枢神经系统　MRI 可以清晰显示脑皮质、脑灰质、脑脊液，因此，广泛应用于神经系统疾病的诊断和鉴别诊断。尤其是对脑干、幕下区、枕骨大孔、脊髓、椎间盘的显示明显优于 CT。对脑脱髓鞘病变、多发性硬化、脑梗死、脑与脊髓肿瘤、出血、先天性异常与脊髓空洞症的诊断有较高的价值。对脑血管异常的观察有独特的优势，一方面可显示病灶本身及其周围脑组织的情况，判断水肿、出血及血栓形成，另一方面利用 MRI 的流空效应显示正常血管与脑血管畸形中的异常血管，脑肿瘤的血供和异常新生血管的分布等。但对出血的急性期的显示以及病变钙化灶的显示不如 CT，对小的血管瘤的显示不如 DSA。

2. 呼吸系统　MRI 可多方位成像，对鉴别肺内外病变、纵隔内外病变、横隔上下病变，了解病变的起源有较高的价值。MRI 能清晰显示纵隔的结构，因此，对纵隔肿瘤性病变，血管性病变以及肺肿瘤纵隔淋巴结转移的诊断与鉴别诊断有明显的优势。对于肺脏的显示效果较差，所以，一般肺脏疾病的诊断 MRI 只作为辅助检查。

3. 循环系统　一方面 MRI 可获得任意断面的图像，另一方面利用 MRI 的流空效应，能够清晰显示心脏大血管的结构。对大血管狭窄及狭窄，主动脉夹层动脉瘤，对先天性心脏病缺损部位，心脏瓣膜病变能够直接显示诊断。对原发性心肌病，继发性心肌病变如心肌梗死、室壁瘤、附壁血栓的形成的显示和诊断有较高的价值。对冠状动脉硬化性心脏病的诊断有独特的优势，既可以显示冠状动脉狭窄，又可以显示心肌缺血状况，还可以显示心室的运动。

4. 消化系统　MRI 对肝癌和肝脏海绵状血管瘤的诊断和鉴别诊断，特别是小肝癌的检出和鉴别诊断具有十分重要的价值，对胆系病变及胰管阻塞病变有很高的敏感性。对肝脏弥漫性病变、肝脓肿、胆系病变、胰腺及脾脏的病变的诊断和鉴别诊断有较高的价值。对胃肠道肿瘤病变的范围、与周围组织的关系、分期和术后复发的诊断有一定的帮助。仿真内镜 MRI 成像为胃肠腔表面直观表现提供了一条新的诊断途径。

5. 泌尿系统　能准确显示肾脏和膀胱恶性肿瘤病变的部位、范围、邻近脏器侵犯及转移。肾脏囊肿病变显示清晰。MRU 在显示泌尿系梗阻有独特的优势。泌尿系结石一般不能显示。

6. 生殖系统　MRI 可清晰显示女性子宫、卵巢，男性前列腺结构，对子宫肌瘤、子宫癌、卵巢肿瘤病变以及前列腺增生和前列腺癌诊断有重要的价值。

7. 骨骼肌肉系统　MRI 对累及骨髓的疾病，如感染、缺血、创伤及肿瘤等是最敏感而无创的一种检查方法，也是评价对关节软骨疾患的主要非创伤性检查方法，包括外伤、炎症及退行性变。MRI 可以直接显示纤维软骨（如半月板、椎间盘等）、肌腱、韧带（如膝关节交叉韧带）的异常。对肌肉病变，如肌肉炎症、创伤、肿瘤等，MRI 也是最佳成像方法。

三、磁共振检查的注意事项及辅助准备要点

1. 检查前将身上的金属、磁性物品取出，如钥匙、手表、手机、磁卡、硬币、皮带、领带夹、饰物、小剪刀、发夹等；不穿有金属拉链或金属纽扣的衣裤。

2. 向医生提供全部病史，检查资料及所有的 X 线、CT 片。

3. MRI 检查其间被检查者应保持镇静，不能转动身体或移动肢体。因磁共振扫描时间较长，一般一个部位需要 10～30 分钟，扫描的响声也较大，易造成被检查者紧张、

焦虑。所以，检查前应向被检查者介绍检查过程，以消除其紧张和焦虑心理。

4. 如不能合作的被检查者（神志不清、烦躁不安或小儿）应给予镇静药后扫描，否则图像不清楚将影响结果的判断。婴幼儿镇静催眠 1 岁以内可用 10% 水合氯醛糖浆 0.3 ~ 0.4ml/kg 滴入奶瓶中与奶汁同服。1 岁以上先清洁灌肠，然后用 6% 水合氯醛 0.5 ~ 0.6ml/kg 保留灌肠。被检查者带上海绵耳塞，以防止磁场射频噪音。结束后密切观察生命体征变化直至其清醒。

5. 胸部常规检查应先训练病人屏气或采用呼吸补偿技术。

6. 上腹部检查应禁食禁水 6 ~ 12 小时，进食和进水都会影响胆汁排泄，造成胆囊收缩、排空或胃肠道干扰，影响图像质量和对结果的判断。

7. 盆腔检查的前一天服用缓泻药，果导 4 片或番泻叶 15 克泡茶喝，可引起轻度腹泻，帮助清洁肠道，有利于盆腔脏器的观察。检查前 2 小时饮水 500ml，使膀胱呈充盈状态，观察膀胱和子宫更佳。如有节育环应先去除，以免影响观察。

8. 装有心脏起搏器、大血管手术后留有铁磁性金属夹、骨科手术留有铁磁性金属内固定物的被检查者、体内有磁性异物的患者，如弹片、眼内金属异物，换有金属心脏瓣膜的患者；体内置有胰岛素泵或神经刺激器患者禁止进入磁场内，以免发生意外。危重患者需要生命监护系统和生命维持系统；高热患者一般也不适宜做 MRI 检查。

9. 检查前需请被检查者和家属认真填写《磁共振检查禁忌证及注意事项》单，并要求签字确认，以确保安全。

10. 妊娠 3 个月内应避免 MRI 检查；有严重幽闭恐惧症者应避免 MRI 检查；核素检查 3 日内不易做 MRI 检查。

11. 用 Gd - DTPA 增强扫描时，出现不良反应率为 2.4%，严重过敏反应为 1/35000 ~ 45000。增强检查前应过敏史询问。出现心慌、气急，可暂停注射造影剂或静脉给地塞米松 10mg。出现皮疹时应用抗过敏药。严重者应及时抢救。用药后局部冷、麻、痛，一过性的烧灼感，一般不需处理。

第四节　放射性核素显像检查

一、概述

放射性核素显像是将放射性核素及其标记化合物引入体内，实现脏器、组织、病变的显像检查的方法，属于核医学检查的范畴。

核医学是利用开放型放射性核素诊断和治疗疾病的临床医学学科。由诊断和治疗两部分组成。诊断核医学包括以脏器显像和功能测定为主要内容的体内诊断法和以体外放射分析为主要内容的体外诊断法；放射性核素显像属于体内诊断。其显像原理是通过探测接收并记录引入体内靶组织或器官的放射性示踪物发射的射线，并以影像的方式显示出来。其显像方式包括 γ 照相、单光子发射计算机断层显像、正电子发射型断层显像。此外在以上基础推出的 PET/CT 是将 PET 和 CT 有机地结合在一起，实现了同机 PET 图像与 CT 图像融合等功能，可同时获得病变部位的功能代谢状况和精确解剖结构的定位信息，已成功用于临床。

（一）放射性核素显像原理

放射性核素标记的药物具有与其相应非放射性标记药物相同的化学性质和生物学行为，由于它能发射核射线，故当它在体外参加化学反应或在体内参与代谢后，均可用放射性探测器去探测它在代谢分布上和含量上的变化信息，以此来早期诊断疾病。放射性核素显像可以对影像进行定量分析，提供有关血流、功能和代谢的各种参数。

（二）放射性核素显像特点

放射性核素显像诊断与其他影像学诊断具有本质的区别，其成像取决于脏器或组织的血流、细胞功能、细胞数量、代谢活性和排泄引流情况等因素，而不是组织的密度变化，因此，是一种功能影像，显像的清晰度主要由脏器或组织的功能状态决定。核素显像与其他显像技术另一不同之处是不同脏器显像需应用不同的放射性药物，同一器官不同目的的显像需不同的显像剂。

二、放射性核素显像的临床应用

放射性核素显像其检查范围几乎涵盖了全身各个系统。

（一）心肌灌注显像的临床应用

1. 冠心病及心肌梗死的诊断及预后评估。
2. 冠状动脉搭桥术前及术后的评估。
3. 溶栓疗法的监测。

（二）肺灌注显像的临床应用

1. 肺动脉栓塞。
2. 了解肺部肿瘤、肺大泡、肺结核及支气管扩张等病变对肺血流的影响程度和范围。
3. 观察慢性气管炎、肺气肿和肺心病的肺血运受损情况。
4. 原因不明的肺动脉高压或右心负荷增加。
5. 结缔组织疾病、大动脉炎怀疑有肺动脉受累者。

（三）骨显像的临床应用

1. 恶性肿瘤骨转移的判断。
2. 原发性骨肿瘤的诊断及鉴别诊断。
3. 微细骨折的诊断。
4. 股骨头缺血性坏死的诊断及分期。

5. 移植骨术后监测。

（四）肝血池显像的临床应用

1. 肝海绵状血管瘤的诊断。
2. 原发性肝癌的诊断及鉴别诊断。
3. 肝转移瘤的诊断。
4. 肝囊肿。

（五）甲状腺显像的临床应用

1. 了解甲状腺形态、位置和功能。
2. 甲状腺结节的诊断与鉴别诊断。
3. 判断颈部包块与甲状腺的关系。
4. 对亚急性甲状腺炎和慢性淋巴细胞性甲状腺炎的辅助诊断。
5. 寻找甲状腺癌转移灶，判断病灶是否适合应用[131]碘治疗并评价疗效。

（六）脑血流灌注显像的临床应用

1. 缺血性脑血管病的诊断、血流灌注和功能受损范围的评价。
2. 癫痫致痫灶的定位诊断、儿童良性癫痫和儿童特发性癫痫的辅助诊断和鉴别诊断。
3. 痴呆的诊断与鉴别诊断。
4. 评价颅脑损伤后或其手术后脑血流灌注与功能。
5. 评价脑肿瘤的灌注情况。
6. 畸形。
7. 情绪障碍包括焦虑症、恐惧症、强迫症和癔症、精神分裂症、睡眠障碍的功能损伤定位及辅助诊断。
8. 其他有偏头痛、儿童孤独症、注意缺陷多动障碍、抽动障碍、学习障碍、精神发育滞迟的功能损伤定位、治疗方法的筛选和疗效评价。

三、放射性核素显像检查的注意事项及辅助准备要点

（一）心肌灌注显像

1. 检查前4小时禁食。向受检者交代检查程序取合作。
2. 运动肌灌注显像检查前一天停服β受体阻断剂和血管扩张剂等药物。
3. 运动前建立畅通的静脉通道。
4. 备好活动平板，心脏检测和抢救设备及药品，运动前中后常规检测心电图和血压。
5. 运动中出现下列情况应立即中止运动并给予必要的处理：严重持续的心绞痛，

收缩压超过 210mmHg（28kPa）或血压明显下降，心电图 ST 段水平或下斜型下移大于等于 2mm，严重心律失常。

（二）肺灌注显像

1. 一般无需特殊准备，只需向患者交代检查步骤以取得病人的配合。
2. 常规平卧进行静脉注射，防止肺尖因地心引力作用不显像。
3. 一次注射 20～30 万个微粒（0.5mg），注射速度 2ml/min。静脉注射后要观察受检者 5～10 分钟，若病人感呼吸不适可吸氧，必要时给予药物治疗。
4. 有过敏史者应做皮试，备好急救药品。

（三）骨显像

1. 向被检查者交代检查步骤。嘱其检查前尽量排空尿液，排尿时注意不要污染内裤或其他部位。戴好帽子，口罩。
2. 嘱被检查者摘掉项链，皮带，金属物品。
3. 对因疼痛不能配合者，必要时给予止痛药。

（四）肝血池显像

1. 一般无特殊准备。只需向患者交代检查步骤以取得病人的配合。
2. 肝实质显像肝内存在 >3cm 放射缺损区，可进行肝动脉灌注显像。若影像反差较差可延迟 1～2 小时后再显像。

（五）甲状腺显像

1. 显像前一般停服含碘食物 1～6 周。停用甲状腺片至少 1～4 周，停用三碘甲状腺原氨酸至少 3～10 天，停用抗甲状腺药物 1 周。使用碘造影剂者至少 3 周后才能进行显像。甲状腺癌转移灶显像时，停用甲状腺激素药物至少 2 周。
2. 口服显像剂前空腹 4 小时。
3. 了解病史，检查颈部，记录颈部肿物结节的位置，向受检者交代检查过程和注意事项，取得合作。嘱被检查者摘掉项链，解开领扣暴露颈部。

（六）脑血流灌注显像

1. 注射前被检查者口服过氯酸钾 400mg，封闭甲状腺、脉络丛和鼻黏膜，减少显影剂的吸收和分泌。
2. 视听封闭，受试者闭目带黑色眼罩，用耳塞塞住外耳道，5 分钟后静脉注射显影剂。
3. 被检查者平卧于检查床上，头枕于头托中，用胶带固定体位，直到检查结束。
4. 检查前空腹，保持室内安静。
5. 注射显影剂时安慰受检者，避免过度紧张造成脑血流和脑功能明显变化而影响诊断。若儿童不能配合检查，静脉注射安定 10mg 或口服水合氯醛 2ml。

第五节　超声检查

一、概述

超声检查（ultrasonic examination）是指运用超声波的物理特性和人体器官组织声学性质上的差异，以波形、曲线或图像的形式显示和记录，从而对人体组织的物理特征、形态结构、功能状态作出判断而进行疾病诊断的一种非创伤性的检查方法。具有操作简便、可重复、及时获得结论、无特殊禁忌证及无损伤等优点，在现代医学诊断中有重要地位。

（一）超声检查的基本原理

1. 超声波　超声波是指振动频率在 20000 赫兹（Hz）以上的机械波。

2. 超声波的产生和接收　医用超声波诊断仪主要由两部分组成，即主机和探头。探头即换能器，由压电晶体组成，用来产生和接收超声波。超声波回声信号作用于压电晶体上，晶体两边将产生携带回声信息的微弱电压信号，将这种电信号经过放大、处理之后，即能在显示屏上显示出用于诊断的声像图。

3. 超声波传播的反射与折射及散射　当一束超声波入射到比自身波长大很多倍的两种介质的交界面上时，就会产生反射与折射现象。如果物体是直径甚小于超声波波长的微粒，大部分超声能量继续向前传播，小部分被微粒吸收后再向周围辐射声波，这种现象称为散射。

超声波检查时，通过人体内大、小界面的反射和散射回声，能显示器官的轮廓和毗邻关系，能显示其细微结构及运动状态，故界面的反射和散射回声是超声成像的基础。

（二）超声检查的分类

1. A 型诊断法　即幅度调制型。

2. B 型诊断法　即辉度调制型。其采用多声束连续扫描，可以显示脏器的二维图像。当扫描速度超过每秒 24 帧时则能显示脏器的实际活动状态，称为实时（real–time）显像。B 型诊断法可清晰显示脏器外形与毗邻关系，以及软组织的内部回声、内部结构、血管与其他管道分布情况等，是目前临床使用最为广泛的超声诊断法。

3. D 型诊断法　此法是利用多普勒效应的基本原理探测血管、心脏内血液流动反射回来的各种多普勒频移信息，以频谱或色彩的形式显示，从而进行疾病诊断的一种检查方法。

D 型诊断法有频谱多普勒诊断法和彩色多普勒血流显像（CDFI）两种。应用 D 型诊断法，可检测血流的方向、速度、性质、分布范围、有无返流及异常分流等，具有重要的临床应用价值。

4. M型诊断法 此法主要用于探测心脏，称 M 型超声心动图描记术。本法常与扇形扫描心脏实时成像相结合使用。

（三）超声检查的主要用途

1. 检测实质性脏器的大小、形态及物理特性。
2. 检测囊性器官的大小、形状、走向及某些功能状态。
3. 检测心脏、大血管及外周血管的结构、功能与血流力学状态。
4. 鉴定脏器内占位性病变的物理特性，部分可鉴别良、恶性。
5. 检测积液的存在与否，并对积液量作出初步估计。
6. 随访经药物或手术治疗后各种病变的动态变化。
7. 引导穿刺、活检或导管置入，进行辅助诊断及某些治疗。

二、超声检查的临床应用

（一）心脏正常声像图

1. 切面超声心动图 可测量主动脉内径、肺动脉内径、左右心房内径、左右心室内径、二尖瓣环、二尖瓣口直径、三尖瓣环。

2. M 型超声心动图 可测量心底波群、二尖瓣波群、心室波群、三尖瓣波群。

3. 彩色多普勒超声血流显像 可探查二尖瓣口、三尖瓣口、主动脉瓣口、肺动脉瓣等处血流。

4. 心脏异常声像图

（1）心脏瓣膜病：①二尖瓣狭窄表现为舒张期二尖瓣前叶呈穹隆样开放；M 型超声心动图可见：E－F 斜率减低；二尖瓣后叶、前叶同向运动；瓣叶增厚。②二尖瓣返流：二尖瓣关闭不全，腱索断裂，瓣环钙化。③主动脉瓣狭窄：瓣膜增厚呈穹隆样突入升主动脉。④主动脉瓣返流：二尖瓣舒张期震颤。

（2）心肌病：①扩张型心肌病：心腔扩大、室壁增厚、瓣膜开放幅度减低；②肥厚型心肌病：非对称性心肌肥厚、收缩运动减弱；③限制型心肌病：心内膜增厚、心室壁增厚、心室腔缩小。

（3）冠心病：诊断主要依据是判定左室节段性室壁运动异常，可见有收缩期室壁增厚异常和收缩期室壁向心运动异常。

（4）高血压性心脏病：超声波检查可见：左室各壁增厚，室壁运动增强，左房内径增大。

5. 超声波对其他心脏疾病的检查

（1）先天性心脏病：可探查①房间隔缺损；②室间隔缺损；③动脉导管未闭；④法洛氏四联症；⑤肺动脉高压等。

（2）主动脉疾患：可探查①主动脉瓣狭窄；②马凡氏综合征；③主动脉瘤；④主动脉夹层动脉瘤等。

（二）肝脏声像图

1. 正常肝脏像图 被膜整齐、光滑，呈细线样回声。肝上界多位于第 6 肋间，平静呼吸时剑突下长度不超过 5cm，右叶多不超过肋缘。肝实质呈均匀弥漫分布的点状中低水平回声。肝内管道结构主要是门静脉和肝静脉，前者主干内径不大于 1.4cm；后者汇流至下腔静脉。

2. 异常声像图

（1）肝癌：①典型的原发性肝癌有以下特点：肝实质内出现局灶性实性肿物，可单发、多发或弥散分布。癌肿与正常肝实质回声比较，有低回声型、等回声型、强回声型、无回声型及混合回声型等。病灶周边可有低回声晕环。②继发性肝癌多在肝内出现多发的、大小及图形特征相似的占位性病变。CDFI：原发性肝癌彩色血流可呈网篮状包绕肿物，也有伸向瘤内，或在瘤内呈散在彩点分布，常可测出高速动脉性血流。转移性肝肿瘤则多数为低速血流。

（2）肝硬化：诊断要点有①肝脏形态失常，右叶萎缩，左叶及尾叶肿大或萎缩。肝表面呈锯齿状或凹凸状；②肝回声粗糙不均匀、增强；③肝静脉变细，扭曲；④门脉高压征象：门静脉主干、脾静脉及肠系膜上静脉扩张，脾肿大；⑤胆囊壁增厚呈"双层状"及腹水征表现。

（三）胆道系统声像图

1. 正常声像 正常胆囊呈梨形、长茄形或椭圆形，轮廓清晰，壁薄光滑。内为无回声区。胆总管位于门静脉前方，与门静脉形成双管结构；胆总管内径 <0.6cm。

2. 异常声像图

（1）胆囊炎

1）急性胆囊炎：单纯性胆囊炎胆囊稍大，囊壁略厚而粗糙。化脓性胆囊炎则可见胆囊肿胀，壁轮廓模糊，厚度超过 0.3cm，可呈现"双边影"。

2）慢性胆囊炎：轻者仅有囊壁稍增厚。典型者可见胆囊肿大或萎缩，囊壁增厚。

（2）胆囊与胆道结石

1）胆囊结石：典型胆囊结石的声像图为：胆囊腔内有一个或数个形态稳定的新月形或半圆形强回声团；后方有清晰的直线回声暗带（声影）；可随体位变动而沿重力方向移动。同时具有以上三个特征是超声诊断胆囊结石的可靠条件。

胆囊壁内胆固醇结晶结石表现为胆囊壁上可见 2~3mm 大小的强回声斑点并拖有彗尾状回声。

2）胆管结石：肝外胆管结石表现为有结石的胆管近端扩张，管壁增厚，回声较强，管腔内可见恒定的强回声团，后方有声影。

（四）肾、膀胱、前列腺声像图

1. 正常声像图

（1）肾：肾的被膜轮廓清晰光滑，呈带状强回声。外周部分为肾实质，呈低回声。肾中央部为肾窦区呈不规则的强回声区。正常肾长 9~12cm，宽 4~6cm，厚 3~5cm。

（2）膀胱：充盈时，横切面呈圆形或椭圆形，纵切面呈边缘圆钝的三角形。膀胱壁呈强回声细带，有良好的连续性。膀胱内尿液为无回声区。

（3）前列腺：可经腹壁、直肠或会阴部探查。经腹壁探查时，横切面呈左右对称而圆钝的三角形或栗子形。前列腺包膜整齐而明亮，实质呈低回声。其上下径为 3cm，前后径为 2cm，左右径为 4cm。

2. 异常声像图

（1）肾结石：肾窦区内出现点状或团块状强回声

（2）肾癌：肾内不规则低回声、强回声型、无回声型及混合回声等，CDFI 可见其内及周边丰富的杂乱彩色血流信号。

（3）膀胱结石：膀胱无回声区内出现点状或团块状强回声，其后伴有声影。强回声可随体位改变而移动。

（4）前列腺增生症：前列腺增大，以前后径增大为主，可突入膀胱腔内。增生的内部通常回声减弱。

（五）子宫、卵巢、输卵管声像图

1. 正常声像图

（1）子宫：可经腹、会阴、阴道扫查。经腹壁纵切子宫呈梨形或茄形，宫体呈均匀回声。中央条状高回声带为宫腔内膜回声。

（2）卵巢：纵切为椭圆形，横切时为类圆形。其长、宽、厚约为 3.5cm、2.2cm、2.0cm。

2. 异常声像图

（1）子宫肌瘤：可发生于子宫浆膜下、黏膜下、肌层内，多呈圆形或椭圆形中、低不均回声团。肌瘤囊性变性表现为内部的无回声区，钙化的肌瘤为强回声。

（2）子宫腺肌病：子宫呈球形增大，前后径增大为著。回声不均匀，细小的低、强回声交织。

（3）子宫内膜癌：宫腔内较大的中、低不均回声团，CDFI 可见其内及周边丰富的杂乱彩色血流信号。

（4）卵巢恶性肿瘤：为部分囊性和部分实性肿瘤，或以某一部分为主。

（5）妊娠滋养细胞疾病：①葡萄胎：宫腔内充满大小不等的小无回声区，似葡萄样或蜂窝状；②绒毛膜癌：子宫回声极度不均匀，其间散在多个不规则形回声增强、减弱或无回声区。

3．妊娠声像图

（1）早孕时：宫腔内可见圆形或椭圆形无回声。

（2）中晚期妊娠：随孕周增加，可显示胎儿身体结构、胎盘、羊水、脐带的改变，故可做胎儿的产前检查。

（3）异位妊娠：子宫宫腔内未见胎囊样回声，子宫一侧可见胚囊无回声，大小形态因停经长短而异，妊娠囊破裂时，盆腹腔内可见游离液体。

（六）周围血管疾病声像图

1．动脉疾病声像图

（1）动脉硬化闭塞症：表现为病变动脉内膜增厚或附着硬化斑块回声，可导致动脉管腔不同程度狭窄甚至闭塞，CDFI可见彩色血流充盈缺损、消失。

（2）血栓闭塞性脉管炎：好发于四肢中、小动脉，声像图类似动脉硬化闭塞症。

2．静脉疾病声像图

（1）深静脉血栓：管腔内充满低回声，挤压管腔，管腔不闭合，其内无彩色血流信号。

（2）深静脉瓣膜功能不全：患者做乏式动作或小腿加压放松时，可探及反向血流。

（七）体表及小器官疾病声像图

1．甲状腺疾病声像图

（1）甲状腺功能亢进：甲状腺对称性、均匀性肿大，其内布满彩色血流信号，呈"火海征"。

（2）甲状腺腺瘤：腺体内部呈现圆形、椭圆形实质性低回声区，边缘光滑、分界清楚。

（3）甲状腺癌：腺体实质内非均质低回声区，形状不规则，后方声衰减明显。其内血管扭曲、变形、扩张，血运丰富。

2．乳腺疾病声像图

（1）乳腺增生：腺体内可见单个或多个小无回声，小叶纤维组织紊乱。

（2）乳腺纤维瘤：腺体内圆形、椭圆形实质性低回声，边缘光滑、分界清楚。

（3）乳腺癌：腺体内不规则低回声实质性肿块，后方回声衰减。

三、超声检查的注意事项及辅助准备要点

1．常规肝、胆囊、胆道及胰腺检查，通常需空腹6~8小时。但特殊情况时，可饮水400~500ml，使胃充盈作为声窗，以使胃后方的胰腺及腹部血管等结构充分显示。胃的检查需饮水及服胃造影剂，显示胃黏膜及胃腔。腹部检查2日内应避免行胃肠钡剂造影和胆系造影，因钡剂可能干扰超声检查。

2．早孕、妇科、膀胱及前列腺的检查，检查前2小时饮水400~500ml以充盈膀胱。

3. 经阴道检查子宫、附件时，应排空尿液，非月经期。经直肠检查前列腺、直肠时，应提前排空大便。

4. 对检查不合作者，如婴幼儿可予水合氯醛灌肠，待安静入睡后再行检查。

5. 心脏、大血管及外周血管、浅表器官及组织、颅脑检查，一般不需特殊准备。

第十章　护理诊断

第一节　护理诊断的概念

一、护理诊断的发展

护理诊断（nursing diagnoses）的概念最早于 20 世纪 50 年代由美国的麦克·马纳斯（Mc Manus）提出。1953 年，美国护士弗吉尼亚·福莱（Viginia Fry）首先引用护理诊断一词描述护理计划中一个必不可少的步骤，以表明护士作出临床判断，并对需采取护理措施的患者的健康问题进行定义的重要性。但在其后的 20 年中，有关护理诊断的思想并未得到响应和重视。直到 70 年代早期，美国护士发起了一场以"对病人的护理需要""护理问题"或"病人问题"进行正式分类和命名的"护理诊断运动"，护理诊断才得以发展，并逐步应用于临床护理实践中。

1973 年，美国护士协会（American Nursing Association，ANA）出版的《护理实践标准》一书将护理诊断纳入护理程序中，并授权在护理实践中使用。这意味着根据收集的资料作出护理诊断成为护士的责任和权利。为了统一护理诊断的分类系统，以便在全美各地的护理实践中使用，同年在美国召开了第一届全国护理诊断分类会议，成立了全国护理诊断分类小组（National Conference Group for Classification of Nursing Diagnoses）。由于 1982 年召开的第 5 次会议有加拿大代表参加，全国护理诊断分类小组更名为北美护理诊断协会（NANDA）。此后，NANDA 每两年召开一次会议，对原有的护理诊断进行修订，同时发展新的护理诊断。

自 20 世纪 70 年代美国护理界提出并确立护理诊断以来，护理诊断的发展十分迅速，NANDA 的每一次会议几乎都有新的护理诊断诞生，护理诊断已从第 1 次会议发表的 34 项，发展到 2000 年 4 月北美护理诊断协会第 14 次会议的 155 项，其分类系统也在不断地得到完善并日益成熟。NANDA 所做的努力使其在护理诊断的发展史上占据着十分重要的位置，成为护理诊断的权威机构。目前我国广为使用的护理诊断多为 NANDA 认可的护理诊断。

二、护理诊断的定义

NANDA 在 1990 年将护理诊断定义为：护理诊断是护士针对个体、家庭、社区对现存的或潜在的健康问题或生命过程的反应所作的临床判断。护理诊断为护士在其职责范围内选择护理措施提供了基础，以达到预期的结果。

护理诊断的定义表明护理的内涵和实质是诊断和处理人类对现存的和潜在的健康问题的反应，这里所指的反应包括生理、心理和社会等诸方面的反应。护理的对象不仅是患者，也包括健康人，护理的范围也从个体扩展到家庭和社区。此外，护理诊断不仅关注护理对象现有的健康问题，同时也关注其潜在的健康问题，反映了护理诊断的预见性。

三、护理诊断与医疗诊断的区别

医疗诊断是医生使用的名词，用于说明一种疾病或病理状态，以指导治疗。医疗诊断侧重于对疾病的本质作出判断，即对疾病作出病因、病理解剖和病理生理的诊断。护理诊断是护士使用的名词，用于说明个体或人群对健康问题现存的或潜在的反应，以指导护理。护理诊断侧重于对患者现存或潜在的健康问题或疾病的反应作出判断。如帕金森病是医疗诊断，医生关心的是疾病的进一步治疗，而护士关心的是患者患病后的反应，相应的护理诊断则可能是"身体移动障碍""身体意象紊乱"和"知识缺乏"。再如，患者起床时忽觉头晕，医生的工作重点在于寻找引起眩晕的原因，作出相应的医疗诊断，而护士更关心的是患者可能因眩晕导致受伤，因而提出"有受伤的危险"这一护理诊断。此外，医疗诊断的数目较少，在疾病发展过程中相对稳定，保持不变，而护理诊断的数目则较多，常随患者反应的变化而变化。同一种疾病，因人而异可有不同的反应，因此也就有不同的护理诊断，于是产生了同病异护、异病同护的现象。

第二节　护理诊断的分类

一、字母顺序排列分类

为 1973 年第 1 次全美护理诊断分类会议上确定的分类。严格说这不是分类，而只是按英文字母顺序排列护理诊断。字母系统分类法的作用一直延续到 1986 年 NANDA 分类法 I 被认可后才更改。

二、人类反应型态分类

为 1986 年 NANDA 第 7 次会议与会者一致通过的护理诊断分类，又称为"NANDA 护理诊断分类 I"。"人的 9 个反应型态"被作为这一护理诊断分类系统的概念框架。9 个人类反应型态为：

1. **交换**（exchanging） 相互给予和接受。

2. **沟通**（communicating） 思想、情感和信息的传递。

3. **关系**（relating） 建立相互联系，包括人际关系、家庭关系、社会关系等。

4. **价值**（valuing） 相关的价值赋予。

5. **选择**（choosing） 可行方法的选择。

6. **移动**（moving） 改变身体部分姿势或位置，保持活动的进行、停止活动及动作。

7. **感知**（perceiving） 接受信息。

8. **认知**（knowing） 对信息的理解。

9. **感觉**（feeling） 对信息的主观认知。

按人类反应型态分类的护理诊断，前面都标以编码，以便于护理诊断的计算机化。

三、功能性健康型态分类

功能性健康型态（functional health patterns，FHPs）由马乔里·戈登（Morjory Gordon）于 1982 年提出，主要涉及与人类生理健康、身体功能、心理健康和社会适应等有关的 11 个方面。

1. **健康感知与健康管理型态** 主要涉及个体对健康水平的认定及其维持健康的行为和能力水平。

2. **营养与代谢型态** 涉及机体的新陈代谢和营养过程，包括营养、液体平衡、组织完整性和体温调节等 4 个在功能上相互联系的方面。

3. **排泄型态** 主要指排便和排尿的功能和形式。

4. **活动与运动型态** 指个体日常生活活动及进行这些活动所需的能力、耐力和身体的调适反应。

5. **睡眠与休息型态** 为个体睡眠、休息和放松的形式。

6. **认知与感知型态** 主要包括感觉器官的功能和认知功能。

7. **自我感知与自我概念型态** 主要指个体对自我的态度，涉及其身份、身体意象和对自身的认识和评价。

8. **角色与关系型态** 主要指个体在生活中的角色行为及与他人关系的性质。

9. **性与生殖型态** 包括性别认同、性角色行为、性心理功能和生育功能。

10. **压力与压力应对型态** 指个体对压力的感知及其处理方式。

11. **价值与信念型态** 有关个体的价值观和信仰，包括人生中被视为是重要的东西，以及其他与健康有关的在价值、信仰或期望方面的冲突。

FHPs 分类的优点在于易于理解，比较实用。如按这 11 个型态进行资料的收集和组织，较易确定哪一型态发生了改变，或有发生改变的危险，进而即可找出相应的护理诊断。

四、多轴系健康型态分类

为 2000 年 4 月 NANDA 第 14 次会议通过的护理诊断分类系统，又称为"NANDA 护理诊断分类系统Ⅱ"。这一分类系统是在戈登的功能性健康型态分类框架基础上的改进和发展。

NANDA 护理诊断分类系统Ⅱ包括领域、级别、诊断性概念和护理诊断 4 级结构：第 1 级为领域，相当于原来的型态，共有 13 个领域；第 2 级为级别，每一领域含两个以上的级别；第 3 级为诊断性概念，每个诊断性概念属下包含一个或若干个护理诊断；第 4 级为护理诊断。分类系统Ⅱ有 13 个领域、46 个级别、104 个诊断性概念和 155 个护理诊断（见附录）。

NANDA 护理诊断分类系统Ⅱ较之 NANDA 护理诊断分类系统Ⅰ更明确、清晰和具有可操作性。

第三节 护理诊断的构成

1994 年，NANDA 将护理诊断分为现存的护理诊断、有危险的护理诊断、健康的护理诊断、可能的护理诊断和综合的护理诊断 5 种类型。不同类型的护理诊断，其构成亦不同。

一、现存的护理诊断

现存的护理诊断（actual nursing diagnoses）是护士对个体、家庭或社区已出现的健康问题或生命过程的反应所作的描述。现存的护理诊断由名称、定义、诊断依据和相关因素 4 部分组成。

1. **名称（label）** 名称是对护理对象的健康状态或疾病的反应的概括性描述。应使用简明的术语以表达诊断的意义，如"体温过高"、"焦虑"等。

2. **定义（definition）** 定义是对护理诊断名称清晰、准确的描述，有助于将一个特定的护理诊断与其他类似的护理诊断相区别。如有关"体温过高"这一护理诊断名称的定义为："是指个体的体温超过正常范围的状态"。

3. **诊断依据（defining characteristics）** 诊断依据是作出护理诊断的判断标准。在现存的护理诊断中，诊断依据是指一组可表明护理诊断的症状和体征，可分为两种类型：

（1）主要依据（major defining characteristics）：为作出某一护理诊断必须具备的依据。如在"体温过高"这一护理诊断的诊断依据中，"口腔温度高于 37.8℃ 或肛温 38.8℃"是必须具备的依据，诊断某患者"体温过高"时必须具备这一条。

（2）次要依据（minor defining characteristics）：为对作出某一护理诊断有支持作用，但不是必须具备的依据。如"皮肤发红发热"相对于"体温过高"这一护理诊断，具有支持作用，但并不是不可或缺的依据。

4. 相关因素（related factor） 在现存的护理诊断中，相关因素是指导致个体、家庭或社区健康状况改变的因素。相关因素可以来自以下几个方面：

（1）病理生理学因素（pathophysiologic factor）：如与"有受伤的危险"这一护理诊断相关的病理生理学因素可能是体位性低血压。

（2）与治疗有关的因素（treatment-related factor）：如恶性肿瘤患者接受化疗过程中出现的脱发可能是导致"身体意象紊乱"这一护理诊断相关的与治疗有关的因素。

（3）情境因素（situational factor）：为涉及环境、有关人员、生活经历、生活习惯、角色等方面的因素。如"营养失调：高于机体需要量"这一护理诊断相关的情境因素可以是不良的饮食习惯，如晚餐进食过多、脂类摄入过多等；又如因家庭关系不和产生的被遗弃感可以是"自我认同紊乱"这一护理诊断相关的情境因素。

（4）成熟因素（maturational factor）：是指与年龄有关的健康影响因素。如与老年人"躯体移动障碍"这一护理诊断相关的成熟方面的因素可以是老化所致的活动和运动能力减退。

一个现存的护理诊断多涉及多个相关因素，如"睡眠型态紊乱"这一护理诊断，可由疾病所致尿频引起，可由手术后伤口疼痛引起，可由住院后环境改变或环境嘈杂引起，在儿童还可由恐惧黑暗引起。确定相关因素可以为制订护理措施提供依据。

二、有危险的护理诊断

有危险的护理诊断（risk nursing diagnoses）是护士对易感的个体、家庭或社区对健康状况或生命过程可能出现的反应所作的临床判断，一般应有导致易感性增加的危险因素存在。有危险的护理诊断由名称、定义和危险因素 3 部分组成。

1. 名称 在对患者改变的健康状况简明的描述中，冠以"有……危险"（risk for），如"有皮肤完整性受损的危险"，为有危险的护理诊断名称的表述形式。

2. 定义 与现存的护理诊断相同，在有危险的护理诊断中应清楚、准确地表明某一诊断的意义。

3. 危险因素（risk factor） 是指可能使个体、家庭或社区健康状况发生改变的因素。症状和体征是确认现存的护理诊断的依据，与之不同的是，危险因素是确认有危险的护理诊断的依据。

三、健康的护理诊断

健康的护理诊断（wellness nursing diagnoses）是护士对个体、家庭或社区从某一特定的健康水平向更高的健康水平转变所作的临床判断。健康的护理诊断仅包含名称一个部分而无相关因素。名称由"潜在……增强"（potential for enhanced）与更高的健康水平组成，如"潜在的精神健康增强"。

四、可能的护理诊断

可能的护理诊断（possible nursing diagnoses）是指已有资料支持这一护理诊断，但资料尚不充分，需进一步收集资料予以排除或确认某一现存的或有危险的护理诊断。由可能的护理诊断名称及使护士怀疑这一诊断的相关的资料两部分组成，如"身体意象紊乱的可能：与化学治疗后有脱发现象有关"。护士一经作出可能的护理诊断，应从以下两方面对患者进行进一步的评估：①有无与现存的护理诊断有关的必须具备的症状和体征；②有无与有危险的护理诊断有关的危险因素。经进一步收集、分析和综合资料后，护士可确定或排除可能的护理诊断。对可能的护理诊断的确认包括现存的或有危险的护理诊断两种形式。

五、综合的护理诊断

综合的护理诊断（syndrome nursing diagnoses）是指由特定的事物或情景引起的一组现存的或有危险的护理诊断，如"废用综合征"。

第四节　护理诊断的陈述

护理诊断的陈述是对个体或群体健康状态的反应及其相关因素/危险因素的描述，可分为三部分陈述、二部分陈述和一部分陈述 3 种形式。

一、三部分陈述

即 PSE 公式，由 P、S、E 3 部分组成。P（problem）为问题，与护理诊断名称同义；S（signs and symptoms）为症状和体征，也包括实验室检查及特殊检查的结果；E（etiology）为原因，即相关因素。如"气体交换受损：发绀、呼吸困难、$PaO_2 60mmHg$：与阻塞性肺气肿有关"。其中气体交换受损为 P；发绀、呼吸困难、$PaO_2 60mmHg$ 为 S；与阻塞性肺气肿有关为 E。三部分陈述多用于现存的护理诊断。

二、二部分陈述

即 PE 公式，只包含诊断名称和相关因素，如"有皮肤完整性受损的危险：与长期卧床有关"、"有自我形象紊乱的可能"等。二部分陈述常用于有危险的护理诊断、可能的护理诊断和综合的护理诊断，因为有危险的护理诊断和可能的护理诊断不存在症状和体征。

三、一部分陈述

一部分陈述仅包含诊断名称，如"有增强调节婴幼儿行为的愿望"、"强暴创伤综合征"等，常用于健康的护理诊断。

四、陈述护理诊断的注意事项

（一）规范使用 NANDA 认可的护理诊断名称

在陈述护理诊断时应尽可能使用 NANDA 认可的护理诊断名称，不要随意创造护理诊断，或将医疗诊断、药物不良反应、患者需要等作为护理诊断名称。戈登、卡波尼托等认为可使用非 NANDA 的护理诊断，但这些护理诊断应包括护理诊断应有的构成部分，如名称、定义、诊断依据、相关因素或危险因素等。使用非 NANDA 的护理诊断有助于发展科学的护理诊断系统。

（二）相关因素的陈述

在陈述相关因素时，应使用"与……有关"的形式。由于护理措施大多针对相关因素，因此必须找出明确的相关因素。相关因素应是导致护理诊断最直接的原因，如"清理呼吸道无效：与体弱、咳嗽无力有关"就较"清理呼吸道无效：与肺气肿伴感染有关"更为直接。此外，同一护理诊断可因相关因素不同而有不同的护理措施，如"清理呼吸道无效：与术后切口疼痛有关"和"清理呼吸道无效：与痰液黏稠有关"这两个护理诊断虽然诊断名称相同，但前者的护理措施是如何帮助患者在保护手术切口、不增加疼痛的情况下将痰咳出；后者则是如何使痰液稀释易于咳出。由此可见，相关因素越具体和直接，护理措施越有针对性。

由于护理措施无法改变医疗诊断，故不可将医疗诊断作为相关因素提出来，如"疼痛：与阑尾炎有关"，护理措施不可能改变阑尾炎的病理过程，就改成"疼痛：与手术切口有关"。当相关因素无法确定时，可写成与未知因素有关，护士需进一步收集资料，明确相关因素。

（三）知识缺乏的陈述

知识缺乏的陈述方式是"知识缺乏：缺乏……方面的知识"，如"知识缺乏：缺乏胰岛素自我注射的知识"。下面的陈述都是不合适的：如"知识缺乏：缺乏冠心病的知识"，护士没有必要让患者掌握所有冠心病的知识，护士无法明确需将哪一部分冠心病的知识重点教给患者。再如"知识缺乏：与预防皮肤感染的知识不足有关"，在这个护理诊断的陈述中使用"与……有关"不合逻辑。

第五节　合作性问题

在临床护理实践中，存在某些虽未被包含在现有的护理诊断中，但确实需护理干预的情况。鉴此，卡波尼在 1983 年提出了合作性问题（collaborative problems）的概念。根据这一概念，可将临床护理实践中需要护士提供护理的情况分成两大类：一类是可以通过护理措施预防和处理的，属于护理诊断；另一类是要与其他医务人员，尤其是医生合作方可解决的，属于合作性问题。

一、合作性问题的定义

合作性问题是护士通过观察和监测，及时发现某些疾病过程中的并发症。护士通过执行医嘱和采取护理措施减少其发生的方式处理合作性问题。需要说明的是，并非所有的并发症都是合作性问题。如果是护士通过护理措施可预防和处理的为护理诊断，如与长期卧床导致皮肤受压有关的"有皮肤完整性受损的危险"。只有那些护士不能预防和独立处理的才是合作性问题，如手术后伤口出血主要与术中伤口结扎缝合不良有关，护士无法通过护理措施阻止其发生，此时应提出"潜在并发症：出血"这一合作性问题，护士的主要作用是严密观察手术后患者的伤口是否有出血发生。再如，急性广泛前壁心肌梗死的患者，在发病后 24 小时内最易出现较为严重的心律失常，如频发期前收缩、室性心动过速，甚至室颤，由于护士无法通过护理措施预防心律失常这一并发症的发生，故可以提出"潜在并发症：心律失常"这一护理诊断，通过连续心电监测以期及早发现严重心律失常的发生。

二、合作性问题的陈述方式

所有合作性问题均以"潜在并发症（potential complication）"开始，其后为潜在并发症的名称，如"潜在并发症：低钾血症"，"潜在并发症：心律失常"等。

一旦被护士诊断为潜在并发症，就意味着患者可能发生或正在发生某种并发症，无论是哪一种情况，护士都应将病情监测作为护理的重点，以及时发现并与医生合作，共同处理。

在书写合作性问题时，护士应确保不要漏写"潜在并发症"，以表明与之相关的是护理措施，否则就无法与医疗诊断相区别了。

第六节　护理诊断的思维方法和步骤

护理诊断的过程是一个对评估所获取的资料进行分析、综合、推理、判断，最终得出符合逻辑的结论的过程。这一过程一般需要经过收集资料、整理资料、分析资料和最后选择适宜的护理诊断 4 个步骤。

一、收集资料

收集资料（data collection）是作出护理诊断的基础。资料收集的重点在于确认患者目前和既往的健康状况、功能状况，对疾病、治疗和护理的反应，潜在健康问题的危险因素及对更高健康水平的希望。资料的内容、资料收集的方法见第二章。

二、整理资料

（一）核实资料

资料是否全面系统和真实可靠直接影响到护理诊断和相应护理计划的正确程度。为确保所收集的资料是真实、准确的，在完成资料收集后需要对资料进行核实。

1. 核实主观资料　核实主观资料的必要性在于有时患者自认为是正常或异常的健康情况与医学上的正常或异常并不相同，有时患者自己也会因对自己所患疾病的恐惧而对病情加以夸大或隐瞒，因而需要用客观资料对主观资料进行核实。如一产妇认为"我的乳汁分泌很正常"，而护士经观察发现其婴儿经常因饥饿而哭闹，证明产妇的乳汁并不充足。

2．**澄清模糊不清的资料**　如患者主诉"我排便正常"，这项资料不够确切，护士应进一步询问患者排便的具体情况，如次数、性状、排便是否费力等，以确认和补充新的资料。

（二）对资料进行分类

在对经问诊、体格检查、实验室检查所获得的资料进行综合、归纳的基础上，采用适当的方法，将相关的资料组合在一起，为形成护理诊断提供线索和可能性，此即对资料进行分类的过程。分类方法有：

1．**马斯洛的需要层次论分类法**　按马斯洛的需要层次论，将资料分为生理需要、安全需要、爱与归属的需要、尊重与被尊重的需要及自我实现的需要 5 个方面。这种分类法可促使护士从生理、心理和社会等各个层面去收集护理对象的资料，但与护理诊断没有直接的对应关系。

2．**戈登的 11 个功能性健康型态分类法**　按戈登的 11 个功能性健康型态对资料进行分类。由于戈登的每个功能性健康型态下都有与之相关的一组护理诊断，当护士发现从属于某型态中的资料出现异常时，只需从该型态下所属的护理诊断中进行选择，而不必从所有的护理诊断中去挑选。正因为此分类法具有这样的便利之处，目前临床多以此为框架收集和分析资料。

三、分析资料

资料的分析过程，即对资料的解释和推理过程。

（一）找出异常

在对资料进行解释和推理时，护士可根据所学的基础医学知识、护理知识、人文科学知识，按 FHPs 的模式检查每一功能型态，并与正常相比较，以发现异常。

（二）找出相关因素或危险因素

发现异常后，应进一步寻找引起异常的相关因素。如患者诉"最近我总是感到非常疲乏，但不知是为什么"，护士通过阅读血常规检查的结果，发现患者血红蛋白只有 70g/L，这样就找到了引起异常的原因。至于危险因素，是指患者目前虽处于正常范围，但存在着促使其向异常转化的因素。找出相关因素和危险因素对指导护士制订相应的护理措施具有重要的意义。

四、选择护理诊断

护理诊断建立在一组诊断依据或标准的基础上。为作出正确的护理诊断，护士应将分析资料时所发现的异常情况与 FHPs 各型态下所属护理诊断的诊断依据进行比较，以寻找这些资料与待拟的一个或几个护理诊断的已知指标之间的相似或匹配关系，一旦在一组资料与某一护理诊断的诊断依据之间建立了匹配关系，即产生了一个诊断假设。但在作出明确的护理诊断前，应考虑其他护理诊断的可能性，通过进一步收集资料，予以排除或确定，最终选出正确的护理诊断。

第十一章 护理病历书写

对经评估收集的资料进行分析、归纳和整理，并以文件的形式记录下来，即形成所谓的护理病历。护理病历是医疗护理文件的重要组织部分，其书写内容是处理医疗纠纷的法律依据之一。作为护理人员对患者身心整体护理的全部记录和总结，反映了护理工作的内涵，又是临床教学、科研工作不可缺少的重要资料，同时也是衡量医院护理质量的重要标志。每个护理人员都应刻苦学习，以认真负责、实事求是的科学态度书写好护理病历。

第一节　书写护理病历的基本要求

1. **内容要全面真实**　护理病历必须真实客观地反映患者病情及已采取的护理措施，不能有漏项和缺项，不能以主观猜测代替真实客观的评估。

2. **书写要规范、准确**　护理病历应按规范的格式和要求书写，书写时应使用医学词汇和中西医术语，重点突出，层次分明，文句通顺，标点正确。

3. **文字工整，字迹清楚**　书写护理病历时文字应工整，不得随意涂改或粘贴。如果必须修改，应用同色笔双线划在错字上再作修改，不得以刮、擦、粘、涂等方法掩盖或去除原来的字迹，要求保持原记录清晰可辨。

4. **各种记录及时负责**　一般新患者入院，病历书写应在 24 小时内完成。危急患者因抢救未能及时书写，抢救结束后应立即据实补记，并标注"补记"。各种记录之末必须清楚地签上记录者的全名，并注明日期、时间以备查考。实习期和试用期护理人员书写的病历，需经合法执业的护士审阅、修改并签名。

第二节　护理病历的格式与内容

护理病历是护理工作的记录，护理病历的格式和内容目前尚未统一，一般由护理病历首页（入院评估表）、护理计划、护理记录和健康教育计划等部分组成。

整体护理进入我国后，护理病历的记录方式，由以往的"流水账"一样的文字记录，改为表格方式的记录，体现了以患者为中心、以解决问题为导向的护理理念。表格式记录能较准确、全面地反映患者的情况，书写亦较简便、省时，符合临床护理工作节奏快的特点。

一、护理病历首页

护理病历首页是患者入院后首次进行的系统的健康评估记录，其主要内容包括一般资料、病史、体格检查、实验室及其他检查、主要护理诊断等。一般要求在患者入院后8 小时内完成。

护理病历首页的格式是以相应的护理理论框架为指导而设计的。目前中医护理病历首页主要是以中医的望、闻、问、切四诊为模式设计的入院评估表，见表11－1。西医院较常用的是按戈登（Gordon）的 11 个功能性健康型态理论设计的表格式为主、填写式为辅的评估表，见表11－2。护士按表格的顺序和内容收集和记录患者入院资料，记录方式为在预留的方框内打钩，必要时加以简单的文字描述。表格可以帮助护士全面收集资料，避免漏项，同时还可减少文字记录的时间，使护士有更多的时间为患者提供直接护理。

表 11 －1　护理病历首页（按中医四诊设计）

科别：＿＿＿＿＿病室：＿＿＿＿＿床号：＿＿＿＿＿住院号：＿＿＿＿＿

一般资料

姓名：　　　　　　　　　　　　　　性别：

年龄：　　　　　　　　　　　　　　婚姻：

民族：　　　　　　　　　　　　　　职业：

出生地：　　　　　　　　　　　　　文化程度：

现住址：　　　　　　　　　　　　　工作单位：

联系人：　　　　　　　　　　　　　联络方式：

主管医师：　　　　　　　　　　　　主管护士：

入院时间：　　　　　　　　　　　　发病季节或节气：

入院方式：　　　　　　　　　　　　记录日期：

入院诊断：中医　　　　　　　　　　西医

主诉：

现病史：

既往史：

家族遗传疾病史：无□　有□　（　　　　　　　　　　　　　　　　　　　　　　　　）

过敏史：无□　有□　（　　　　　　　　　　　　　　　　　　　　　　　　　　　　）

四诊资料

体温：＿＿＿＿℃　脉搏：＿＿＿＿次/分　呼吸：＿＿＿＿次/分　血压：＿＿＿＿mmHg

身高：＿＿＿＿cm　体重：＿＿＿＿kg

（一）望诊

1. 望神　有神□　失神□　烦躁□　恍惚□　谵妄□　嗜睡□　昏迷□　其他□　（　　　　　）

2. **望面色**　常色□　潮红□　少华□　苍白□　青紫□　晦滞□　其他□　（　　　　　）

3. **望形态**　正常□　肥胖□　消瘦□　倦卧□　步履不稳□　半身不遂□　其他□　（　　　　）

4. **望头面五官**

头面：正常□　囟门迟闭□　方颅□　面肿□　口眼歪斜□　其他□　（　　　　　　）

颈项：正常□　瘿瘤□　项强□　青筋显露□　其他□　（　　　　）

头发：正常□　发白□　稀疏□　发结如穗□　其他□　（　　　　）

眼：正常□　目赤□　目黄□　目眶凹陷□　眼睑浮肿□　失明□　其他□　（　　　　　）

耳：正常□　耳内流脓□　耳鸣□　耳聋□　重听□　其他□　（　　　　）

鼻：正常□　外观畸形□　嗅觉减弱□　鼻流清涕□　浊涕□　其他□　（　　　　）

口唇：正常□　深红□　淡白□　青紫□　口糜□　其他□　（　　　　）

齿龈：正常□　齿疏□　齿落□　义齿□　牙龈（出血□　红肿□　淡白□）　其他□　（　　　）

咽喉：正常□　红□　肿□　痛□　腐点□　其他□　（　　　　）

5. **望皮肤**　正常□　黄染□　水肿□　皮损□　褥疮□　斑疹□

6. **望胸腹**　正常□　桶状胸□　腹膨大□　青筋显露□　其他□　（　　　　　）

7. **望呕吐物与分泌物**

痰：无□　有□　少□　多□　黄□　稠□　稀□　白□　黏□　痰中带血□　其他□　（　　　）

呕吐物：无□　有□（性质_____，量_____

8. **望舌**

舌质：淡红□　淡白□　红□　紫□　舌疮□　齿印□　歪斜□　其他□　（　　　　）

舌苔：薄□　白□　腻□　黄□　灰黄□　干□　少□　剥落□　其他□　（　　　　）

（二）闻诊

1. **听声音**　正常□　音哑□　失音□　呻吟□　谵语□　语言謇涩□　其他□　（　　　　）

2. **呼吸**　平稳□　气粗□　少气□　缓慢□　哮□　喘□　其他□　（　　　　）

3. **咳嗽**　无□　顿咳□　阵咳□　干咳□　咳声重浊□　咳声无力□　其他□　（　　　　）

4. **嗅气味**　正常□　臭味□　腥味□　口气氨味□　口气烂苹果味□　其他□　（　　　　）

（三）问诊

1. **寒热**　无□　恶寒□　发热□　寒热往来□

2. **汗**　无□　微汗□　自汗□　盗汗□　大汗□　手足心汗□　头汗□　其他□　（　　　　）

3. **感知**　无异常□　疼痛□　麻木□　瘙痒□　（性质_____，
部位_____）

4. **饮食与口味**

口渴与饮水：正常□　口渴多饮□　喜冷饮□　喜热饮□　渴不欲饮□

食欲：正常□　纳呆□　厌油□　多食易饥□　饥不欲食□　其他□　（　　　　）

口味：正常□　口甜□　口苦□　口咸□　口淡□

5. **睡眠**　寐安□　夜寐欠沉□　多梦□　彻夜不寐□　嗜睡□　其他□　（　　　　）

6. **大便**　正常□　便秘□（____日未行）　泄泻□（____次/日）　失禁□
造瘘口□　便血□　用缓泻剂□（　　　）　其他□　（　　　　）

7. **小便**　正常□　量多□（____ml/d）　减少□（____ml/d）　失禁□
留置导尿□　膀胱造瘘□　其他□　（　　　

8. **妇女**

月经：公式_____痛经□　闭经□　绝经□　其他□　（　　　　）

带下：正常□　量多□　色白□　色红□　色黄□　臭味□

（四）切诊

1．**脉诊**　平□　迟□　数□　洪□　细□　弦□　滑□　结代□

　　其他□　（　　　　　　　　　　　　　　　　　　　　　　　　　　　）

2．**按诊**

　　脘腹：正常□　压痛□　反跳痛□　胀满□　包块□　其他□　（　　　　　　　）

日常生活方式及自理程度

1．**居住情况**　独居□　与配偶同住□　与子女同住□　与父母同住□

　　其他□　（　　　　　　　　　　　　　　　　　　　　　　　　　　　）

2．**有害健康的生活行为**

　　吸烟：无□　有□（＿＿＿＿＿年，平均＿＿＿＿＿支/日。戒烟□＿＿＿＿年）

　　嗜酒：无□　有□（＿＿＿＿＿年，平均＿＿＿＿＿两/日。戒酒□＿＿＿＿年）

　　药瘾：无□　有□　（　　　　　　　　　　　　　　　　　　　　　　　）

3．**家庭成员关系**　和睦□　不协调□（原因　　　　　　　　　　　　　　　）

4．**自理程度**　全部自理□　部分自理□

　　协助项目：进食□　排便□　洗漱□　穿着□　行走□　如厕□　床上活动□

　　　　　　　其他□　（　　　　　　　　　　　　　　　　　　　　　　　）

社会情况

1．**工作环境**　满意□　一般□　不满意□

2．**人际关系**　融洽□　一般□　紧张□

3．**经济情况**　良好□　一般□　拮据□

4．**住院费用**　公费□　医保□　自费□　其他□　（　　　　　　　　　　　　）

5．**宗教信仰**　无□　有□　（　　　　　　　　　　　　　　　　　　　　　）

6．**对疾病认识程度**　了解□　一般□　不了解□

辨证分析

1．**病因**　外感六淫□（风□　寒□　暑□　湿□　燥□　火□）

　　　　　内伤七情□（喜□　怒□　忧□　思□　悲□　恐□　惊□）

　　　　　饮食□（不节□　不洁□）　劳倦□　外伤□　疫疬□

　　　　　其他□　（　　　　　　　　　　　　　　　　　　　　　　　　　　）

2．**病位**　心□　肝□　脾□　肺□　肾□　小肠□　胆□　胃□　大肠□

　　　　　膀胱□　脑□　女子胞□　筋骨□　经络皮毛□　其他□　（　　　　　）

3．**证候**　＿＿＿＿＿＿＿＿＿＿＿＿＿＿＿＿＿＿＿＿＿＿＿＿＿＿＿＿＿＿＿＿

实验室及其他检查（可作护理诊断依据的各种实验室、器械等检查结果）

主要护理诊断

签名

日期

表 11 −2 护理病历首页（按戈登功能性健康型态设计）

科别：　　　　　病室：　　　　　床号：　　　　　住院号：

姓名：　　　　　　　　　　　性别：男□　女□
年龄：　　　　　　　　　　　婚姻：
民族：　　　　　　　　　　　籍贯：
职业：　　　　　　　　　　　文化程度：
工作单位：　　　　　　　　　联系人：
入院日期：　　　　　　　　　入院方式：
病史叙述者：　　　　　　　　可靠程度：
主管医生：　　　　　　　　　主管护士：

病　史

主诉：

现病史：

既往史：
既往健康状况：良好□　一般□　差□
曾患疾病或传染病史：无□　有□　（　　　　　　　　　　　　　　　　　　　）
外伤史：无□　有□　（　　　　　　　　　　　　　　　　　　　　　　　　　）
手术史：无□　有□　（　　　　　　　　　　　　　　　　　　　　　　　　　）
过敏史：无□　有□　（过敏原：　　　　　　　　临床表现：　　　　　　　　）
目前用药史：
目前用药情况：无□　有□

药物名称	剂量与用法	末次用药时间	疗效	不良反应

功能性健康型态

1. 健康感知与健康管理

自觉健康状况：良好□　一般□　较差□
家族遗传疾病史：无□　有□　（　　　　　　　　　　　　　　　　　　　　　）
吸烟：无□　有□（约＿＿＿＿＿年，平均＿＿＿＿＿支/日。戒烟：未□　已□＿＿＿＿年）
嗜酒：无□　有□（约＿＿＿＿＿年，平均＿＿＿＿＿两/日。戒酒：未□　已□＿＿＿＿年）
其他个人嗜好：无□　有□　（　　　　　　　　　　　　　　　　　　　　　　）
遵从医务人员健康指导：是□　否□（原因　　　　　　　　　　　　　　　　　）
对所患疾病原因：知道□　不知道□
环境中危险因素：无□　有□　（　　　　　　　　　　　　　　　　　　　　　）
寻求促进健康的行为：无□　有□　（　　　　　　　　　　　　　　　　　　　）

2. 营养与代谢

饮食型态：普食□（＿＿＿餐/日）　软食□（＿＿＿餐/日）　半流食□（＿＿＿餐/日）

流食□（＿＿餐/日）　禁食□（＿＿餐/日）　忌食□　（　　　　　）

治疗饮食□（　　　　）

食欲：正常□　亢进□　食欲减退□

近期体重变化：无□　有□（体重增加约＿＿ kg/m，体重减轻约＿＿ kg/m）

饮水：正常□　多饮□（＿＿ ml/d）　限制饮水□（＿＿ ml/d）

咀嚼困难：无□　有□（原因：　　　　　　　　　　　　　　　　　　　　　　　　　）

吞咽困难：无□　有□（原因：　　　　　　　　　　　　　　　　　　　　　　　　　）

3．排泄

排便：正常□　便秘□　腹泻□（＿＿次/日）　失禁：无□　有□（＿＿次/日）

造瘘：无□　有□（类型　　　　　　　　，能否自理　能□　否□　）

应用泻药：无□　有□（药物名称＿＿＿＿＿＿，用法＿＿＿＿＿＿＿＿＿＿）

排尿：正常□　增多□　（＿＿次/日）　减少□（＿＿次/日）　颜色（＿＿＿＿）

排尿异常：无□　有□（类型＿＿＿＿＿＿＿＿＿＿＿＿＿＿＿＿＿＿＿＿＿＿＿）

4．活动与运动

生活自理能力：（在空格中相应数字下打钩，1 = 完全自理；2 = 部分自理；3 = 完全不能自理）

项目	1	2	3
进食			
转位			
洗漱			
如厕			
洗澡			
穿衣			
行走			
上下楼梯			
购物			
备餐			
理家			

活动耐力：正常□　容易疲劳□

咳嗽：无□　有□　咳痰：无□　易咳出□　不易咳出□　吸痰□

5．睡眠与休息

睡眠：正常□　入睡困难□　多梦□　早醒□　失眠□

睡眠/休息后精力充沛：是□　否□

辅助睡眠：无□　有□（药物　　　　　　　　　　　　　　　　　　　　　　　　　）

6．认知与感知

疼痛：无□　有□（部位　　　　　　　　　　　　　　　　　　　　　　　　　　　　）

视力：正常□　近视□（右□　右□）　远视□（右□　右□）　失明□（左□　右□　）

听力：正常□　耳鸣□　减退（左□　右□　）耳聋（左□　右□　）

助听器：无□　有□

眩晕：无□　有□（原因：　　　　　　　　　　　　　　　　　　　　　　　　　　　）

定向力：正常□　障碍□

记忆力：良好□ 减退（短时记忆□ 长时记忆□ ） 丧失□

注意力：正常□ 分散□

语言能力：正常□ 失语□ 构音困难□

7．自我感知与自我概念

自我感觉：良好□ 不良□

情绪状态：满意□ 喜悦□ 快乐□ 紧张□ 焦虑□ 抑郁□ 愤怒□ 恐惧□ 悲哀□ 痛苦□ 绝望□

8．角色与关系

就职情况：胜任□ 短期不能胜任□ 长期不能胜任□

家庭关系：和睦□ 紧张□

社会交往：正常□ 较少□ 回避□

角色适应：良好□ 不良□（角色冲突□ 角色缺如□ 角色强化□ 角色消退□ ）

家庭及个人经济情况：足够□ 勉强够□ 不够□

9．性与生殖

月经：正常□ 紊乱□ 经量：正常□ 较多□ 较少□

孕次：（ ）产次：（ ）

10．压力与压力应对

对疾病和住院反应：否认□ 适应□ 依赖□

过去 1 年内重要生活事件：无□ 有□ （ ）

适应能力：能独立解决问题□ 需要帮助□ 依赖他人解决□

支持系统：照顾者：胜任□ 勉强□ 不胜任□

家庭应对：忽视□ 能满足□ 过于关心□

11．价值与信念

宗教信仰：无□ 有□ （ ）

体格检查

生命体征 体温_____℃ 脉搏_____次/分 呼吸_____次/分 血压_____mmHg

一般状况 身高_____cm 体重_____kg

　　　　　营养：良好□ 中等□ 不良□ 肥胖□ 消瘦□ 恶病质□

　　　　　面容：正常□ 病容□（类型： ）

　　　　　意识状态：清醒□ 障碍□ （ ）

　　　　　体位：自动体位□ 被动体位□ 强迫体位□ （类型： ）

　　　　　步态：正常□ 异常□（类型 ）

皮肤黏膜 色泽：正常□ 潮红□ 苍白□ 发绀□ 黄染□ 色素沉着□

　　　　　湿度：正常□ 干燥□ 潮湿□

　　　　　温度：正常□ 热□ 冷□

　　　　　弹性：正常□ 减退□

　　　　　完整性：完整□ 皮疹□ 皮下出血□（部位及分布： ）

　　　　　压疮：无□ 有□ （ ）

　　　　　瘙痒：无□ 有□ （ ）

　　　　　水肿：无□ 有□ （ ）

淋巴结 　正常□ 肿大□ （ ）

头部 　　眼睑：正常□ 水肿□

　　　　　结膜：正常□ 水肿□ 出血□

巩膜：正常☐　黄染☐

瞳孔：等大☐　等圆☐　左_____mm，右_____mm

对光反射：正常☐　迟钝☐　消失☐

口唇：红润☐　发绀☐　苍白☐　疱疹☐

口腔黏膜：正常☐　出血点☐　溃疡☐　其他　（　　　　　　　　　　　　　　　）

颈部　颈项强直：无☐　有☐

颈静脉：正常☐　充盈☐　怒张☐

气管：居中☐　偏移☐　（　　　　　　　　　　　　　　　　　　　　　　　　）

肝颈静脉回流征：阴性☐　阳性☐

胸部　呼吸方式：自主呼吸☐　机械呼吸☐　（　　　　　　　　　　　　　　　　）

呼吸节律：规则☐　不规则☐（类型：　　　　　　　　　　　　　　　　　　　）

呼吸困难：无☐　有☐　（　　　　　　　　　　　　　　　　　　　　　　　　）

吸氧：无☐　有☐（类型及氧浓度：　　　　　　　　　　　　　　　　　　　　）

呼吸音：正常☐　异常☐　（　　　　　　　　　　　　　　　　　　　　　　　）

啰音：无☐　有☐　（　　　　　　　　　　　　　　　　　　　　　　　　　　）

心率：____次/分　心律：齐☐　不齐☐　（　　　　　　　　　　　　　　　　）

杂音：无☐　有☐　（　　　　　　　　　　　　　　　　　　　　　　　　　　）

腹部　外形：正常☐　膨隆☐　蛙状腹☐（腹围_____cm）肠型☐

腹肌紧张：无☐　有☐　（　　　　　　　　　　　　　　　　　　　　　　　　）

肝肿大：无☐　有☐　（　　　　　　　　　　　　　　　　　　　　　　　　　）

压痛：无☐　有☐　（　　　　　　　　　　　　　　　　　　　　　　　　　　）

反跳痛：无☐　有☐　（　　　　　　　　　　　　　　　　　　　　　　　　　）

移动性浊音：阴性☐　阳性☐

肠鸣音：正常☐　亢进☐　减弱☐　消失☐

肛门直肠　未查☐　正常☐　异常☐　（　　　　　　　　　　　　　　　　　　）

生殖器　未查☐　正常☐　异常☐　（　　　　　　　　　　　　　　　　　　　）

脊柱四肢　脊柱：正常☐　畸形☐　（　　　）活动：正常☐　受限☐

四肢：正常☐　畸形☐　（　　　）活动：正常☐　受限☐

神经系统　肌张力：正常☐　增强☐　减弱☐

瘫痪：无☐　有☐　（　　　　　　　　　　　　　　　　　　　　　　　　　　）

肌力：_____级

巴宾斯基征：阴性☐　阳性☐

实验室及其他检查（可作护理诊断依据的各种实验室、器械等检查结果）

主要护理诊断

签名

日期

二、护理计划

护理计划是护理人员为患者在其住院期间所制订的护理计划及效果评价的系统的记录，其内容包括确立护理诊断/合作性问题的日期及名称、护理目标、护理措施、制订者签名、停止日期、效果评价和停止者签名，见表 11 - 3。通过护理计划可了解：①患者入院时所确立的护理诊断/合作性问题、护理措施及实施后的效果；②住院期间确立的护理诊断/合作性问题、护理措施，或对原有护理诊断/合作性问题的修改和补充；③出院时患者所有的护理诊断/合作性问题是否得到解决，如未能解决，是否需要在出院后进一步采取措施等。

表 11 -3　护理计划单

科室	病室	床号	姓名	住院号	医疗诊断		页码
日期	护理诊断/合作性问题	护理目标	护理措施	签名	停止日期	效果评价	签名

书写护理计划单可以培养护士全面考虑问题、促进其思维，但在使用过程中存在重复书写大量常规护理措施的问题，因此护理工作者开始研究制订一套"标准护理计划"，将每种疾病最常见的护理诊断/合作性问题及相应的护理目标、护理措施等以文字的形式使其程式化为"标准护理计划"。原有的护理计划单则演变为护理诊断项目表，见表 11 -4。若患者不存在标准护理计划以外的护理诊断/合作性问题，在护理诊断项目表中，护士按优先顺序列出患者的护理诊断/合作性问题，并标明相应护理计划是在标准护理计划中。若患者存在"标准护理计划"以外的护理诊断/合作性问题，则将与其相应的护理目标、护理措施等书写在"附加护理计划单"上，并标明相应护理计划是在附加护理计划单中，见表 11 -5。

表 11 -4　护理诊断项目表

科室	病室	床号	姓名	住院号	医疗诊断		页码
日期	护理诊断/合作性问题	标准	附加	签名	停止日期	效果评价	签名

表 11 -5　附加护理计划单

科室	病室	床号	姓名	住院号	医疗诊断	页码
日期	护理诊断/合作性问题	护理目标	护理措施	签名		

三、护理记录

护理记录是有关患者在整个住院期间健康状况的变化及护理过程的全面记录。护理记录包括一般护理记录、危重护理记录、观察记录等部分。

(一) 一般护理记录

一般护理记录是指护士根据医嘱和病情对患者在住院期间护理过程的客观记录，其内容包括日期，时间，病情、护理措施及效果和签名，见表 11-6。

表11-6　一般护理记录单

科室	病室	床号	姓名	住院号	医疗诊断	页码
日期	时间	病情、护理措施及效果				签名

病情、护理措施及效果主要记录患者住院期间经常性、连续性的护理经过，患者的主诉，对症治疗和护理措施及其效果。首次一般护理记录应与护理病历首页同步完成，要求在患者入院后 8 小时内完成。之后的一般护理记录频度要求为：1 级护理患者每班记录，1 日 3 班；2 级护理患者至少每 3 日记录 1 次；3 级护理患者至少每 5 日记录 1 次。如患者病情有变化由当班护士酌情增加记录。

一般护理记录单眉栏用蓝色或黑色碳素墨水书写，表格中内容从上午 7 点至下午 5 点用蓝色或黑色碳素墨水书写，下午 5 点至次日 7 点用红色墨水书写。

(二) 危重护理记录

危重护理记录适用于住院的病危或病重的患者，其内容包括日期、时间、体温、脉搏、呼吸、血压、药物治疗、尿、粪、引流液、饮食、病情、护理措施及效果和签名等，见表 11-7。

表11-7　危重护理记录单

科室	病室	床号	姓名	住院号	医疗诊断	页码
日期 时间 体温 脉搏 呼吸 血压 药物治疗 尿 粪 引流液 饮食					病情、护理措施及效果	签名

危重护理记录中的药物治疗包括所有的静脉和肌肉给药。病情、护理措施及效果一栏内病情是指患者的意识、肢体活动、皮肤颜色，是否有发绀、黄染等异常情况；护理措施及效果指护士为患者进行的相关护理，如物理降温、导尿、吸氧，或使用特殊药物如镇痛药、利尿药、血管活性药后的效果观察。患者在本班内的主要护理问题和护理措施、效果评价及继续观察的内容和项目，记录于病情、护理措施和效果一栏内，每天每班均应有小结。

（三）观察记录

观察记录适用于需要记录某些专项内容而又无需记录危重护理记录单的患者，如化疗药物使用的记录、高热患者的观察记录等。观察记录的内容包括日期、时间、体温、脉搏、呼吸、血压、血氧饱和度、治疗情况、特殊观察内容和签名等，见表11-8。

表11-8 观察记录单

科室	病室	床号	姓名	住院号	医疗诊断	页码
日期	时间	体温	脉搏	呼吸	血压	血氧饱和度	治疗情况	特殊观察内容	签名

观察记录的记录频度同一般护理记录单，1级护理患者每班记录，1日3班；2级护理患者至少每3日记录1次；3级护理患者至少每5日记录1次。

四、健康教育计划

健康教育计划是护士为患者及其亲属制订的具体的健康教育方案，是护理计划的主要组成部分，同时亦是护理病历的主要组成部分。健康教育的内容涉及与恢复和促进患者健康有关的各方面知识和技能，主要包括入院宣教、疾病知识或手术前后指导、药物知识指导、检查知识指导、康复及出院指导等部分。内、外科标准患者教育计划见表11-9、11-10。

表11-9 内科标准患者教育计划

科室		病室	床号	姓名	住院号		医疗诊断		
项目	教育内容			指导日期	对象患者	家属	签名	指导日期	对象患者 家属 签名
入院宣教	1. 介绍自己、主管医生、护士长的姓名 2. 介绍病区环境、呼叫器等的使用方法 3. 介绍有关休息、探视、陪客、物品保管等制度								

（续表）

项目	教 育 内 容	指导日期	对象 患者	对象 家属	签名	指导日期	对象 患者	对象 家属	签名
疾病知识指导	1. 有利于疾病康复的心理指导								
	2. 导致或诱发本疾病的主要因素								
	3. 本疾病的症状和特点								
	4. 预防本疾病发展的有关措施								
	5. 饮食注意点								
	6. 活动及功能锻炼								
药物知识指导	1. 向患者解释疾病的主要治疗								
	2. 主要药物的名称及用法								
	3. 服药时的注意事项								
	4. 静脉用药的目的、注意点及滴速								
	5. 特殊药物的注意事项								
检查知识指导	1. 有关本疾病常规检查的目的及注意事项								
	2. 本疾病特殊检查的目的及注意事项 项目_____								
康复及出院指导	1. 预防疾病的自我保健知识								
	2. 饮食								
	3. 康复期相关治疗的注意事项								
	4. 功能锻炼								
	5. 建立良好的健康行为								
	6. 出院后随访的有关注意事项								

表 11-10 外科标准患者教育计划

科室＿＿＿＿ 病室＿＿＿＿ 床号＿＿＿＿ 姓名＿＿＿＿ 住院号＿＿＿＿ 医疗诊断＿＿＿＿

项目	教 育 内 容	指导日期	对象 患者	对象 家属	签名	指导日期	对象 患者	对象 家属	签名
入院宣教	1. 介绍自己、主管医生、护士长的姓名								
	2. 介绍病区环境、呼叫器等的使用方法								
	3. 介绍有关休息、探视、陪客、物品保管等制度								

（续表）

项目	教 育 内 容	指导日期	对象 患者	对象 家属	签名	指导日期	对象 患者	对象 家属	签名
术前指导	1．有利于疾病康复的心理指导 2．术前各项准备的配合 3．术前特殊检查的目的、注意事项 　项目＿＿＿＿＿＿＿＿ 　项目＿＿＿＿＿＿＿＿ 4．术前示范训练：咳嗽、咳痰、床上排 　便法 5．其他								
术后指导	1．术后进食的时间和种类 2．卧位选择的目的和配合 3．床上活动的目的、注意点 4．下床活动的目的、时间、注意点 5．各类导管的目的、注意点 6．特殊功能锻炼的方法与步骤 7．伤口的管理方法 8．特殊治疗的目的和注意事项								
康复及出院指导	1．心理与疾病的关系 2．饮食种类及注意事项 3．带管出院的注意事项 4．康复期相关治疗的注意事项 5．功能锻炼 6．建立良好的健康行为 7．出院后随访的有关注意事项 8．其他								

　　一般标准患者教育计划的详细内容每个病区都有一套标准版本，以便经验不足的护士使用。标准患者教育计划使用时，必须是做一项，记录一次。记录方法依次为填写指导日期，选择教育对象（患者还是家属），以及实施者签名。

　　根据患者及家属的具体情况，制订一份系统的、有针对性的健康教育计划是有效实施和评价健康教育的重要保证。

附录　NANDA 护理诊断分类系统

领域	护理诊断
1．健康促进	
	执行治疗方案有效
	执行治疗方案无效
	家庭执行治疗方案无效
	社区执行治疗方案无效
	寻求健康行为
	保持健康无效
	持家能力受损
2．营养	
	无效性婴幼儿喂养型态
	吞咽障碍
	营养失调：低于机体需要量
	营养失调：高于机体需要量
	有营养失调的危险：高于机体需要量
	体液不足
	有体液不足的危险
	体液过多
	有体液失衡的危险
3．排泄	
	排尿异常
	尿潴留
	完全性尿失禁
	功能性尿失禁
	压力性尿失禁
	急迫性尿失禁
	反射性尿失禁
	有急迫性尿失禁的危险
	排便失禁
	腹泻

便秘

有便秘的危险

感知性便秘

气体交换受损

4. 活动/休息

睡眠型态紊乱

睡眠剥夺

有废用综合征的危险

身体移动障碍

床上移动障碍

借助轮椅移动障碍

转移能力障碍

行走障碍

娱乐活动缺乏

漫步

穿衣/修饰自理缺陷

沐浴/卫生自理缺陷

进食自理缺陷

如厕自理缺陷

手术后恢复延迟

能量场紊乱

疲乏

心输出量减少

自主呼吸受损

低效性呼吸型态

活动无耐力

有活动无耐力的危险

功能障碍性撤离呼吸机反应

组织灌注无效（特定类型：肾、脑、心肺、胃肠、外周）

5. 感知/认知

单侧性忽视

认知环境障碍综合征

感知觉异常（特定的：视觉、味觉、嗅觉、听觉、运动觉）

知识缺乏（特定的）

急性意识模糊

慢性意识模糊

记忆受损

思维过程异常

语言沟通障碍

6. 自我感知

自我认同障碍

无能为力

有无能为力的危险

绝望

有孤独的危险

长期低自尊

情景性低自尊

有情景性低自尊的危险

身体意象紊乱

7. 角色/关系

照顾者角色紧张

有照顾者角色紧张的危险

父母不称职

有父母不称职的危险

家庭运行中断

家庭运行功能不全：酗酒

有亲子依恋受损的危险

母乳喂养有效

母乳喂养无效

母乳喂养中断

无效性角色行为

父母角色冲突

社交障碍

8. 性/生育

性功能障碍

无效性性生活型态

9. 应对/压力耐受

迁居压力综合征

有迁居压力综合征的危险

强暴创伤综合征

强暴创伤综合征：沉默

强暴创伤综合征：复合性反应

创伤后综合征

有创伤后综合征的危险

恐惧

焦虑

死亡性焦虑

长期悲伤

无效性否认

预期性悲哀

功能障碍性悲哀

调节障碍

应对无效

家庭无能力应对

家庭妥协性应对

防卫性应对

社区应对无效

家庭有增强应对的愿望

社区有增强应对的愿望

自主性反射失调

有自主性反射失调的危险

婴幼儿行为紊乱

婴幼儿有行为紊乱的危险

有增强调节婴幼儿行为的愿望

颅内适应能力下降

10. 生命准则

有增进精神健康的愿望

精神困扰

有精神困扰的危险

决策冲突（特定的）

不依从（特定的）

11. 安全/防护

有感染的危险

口腔黏膜受损

有受伤的危险

有围手术期体位性受伤的危险

有摔倒的危险

有外伤的危险

皮肤完整性受损

有皮肤完整性受损的危险

组织完整性受损

牙齿受损

有误吸的危险

有窒息的危险

清理呼吸道无效

有外周血管神经功能障碍的危险

防护无效

有自伤的危险

自我伤害

有对他人施行暴力的危险

有自我暴力行为的危险

有自杀的危险

有中毒的危险

乳胶过敏反应

有乳胶过敏反应的危险

有体温平衡失调的危险

体温调节无效

体温过低

体温过高

12. 舒适

急性疼痛

慢性疼痛

恶心

社交孤立

13. 生长/发展

生长发展迟缓

成人丧失活力

有不成比例生长的危险

有发展迟缓的危险